달인이 될 수 있는
디지털 시대의 치관수복

Narae Publishing, Inc.

SK V1 Tower 1507
Younmujang 5 gagil 25, Sungdong-gu
Seoul 04782, Korea
TEL: +82-2-922-7080
FAX: +82-2-922-0841
E-mail: nrpub@naver.com
Website: www.nrbooks.kr

Original Japanese Title : 必ず上達 デジタル時代の歯冠修復
萩原 芳幸 著

달인이 될 수 있는 디지털 시대의 치관수복

발행일 2025년 10월 5일
저자 Hagiwara Yoshiyuki
역자 한금동 · 최진
발행인 최용원
편집디자인 김애선
표지디자인 김애선
교정 · 교열 최용원
발행처 **나래출판사** (등록 제2012-000051호/1994.6.10)
주소 서울시 성동구 연무장 5가길 25, 성수역 SK V1 Tower 1507호
전화 (02) 922-7080
팩스 (02) 922-0841
이메일 nrpub@naver.com
홈페이지 www.nrbooks.kr

ISBN 979-11-7133-196-3

정가 80,000원

Printed in Korea

The Crown & Bridge Restoration Manual for Digital Age

달인이 될 수 있는

디지털 시대의

치관수복

Hagiwara Yoshiyuki (萩原 芳幸) 저

한금동 · 최 진 역

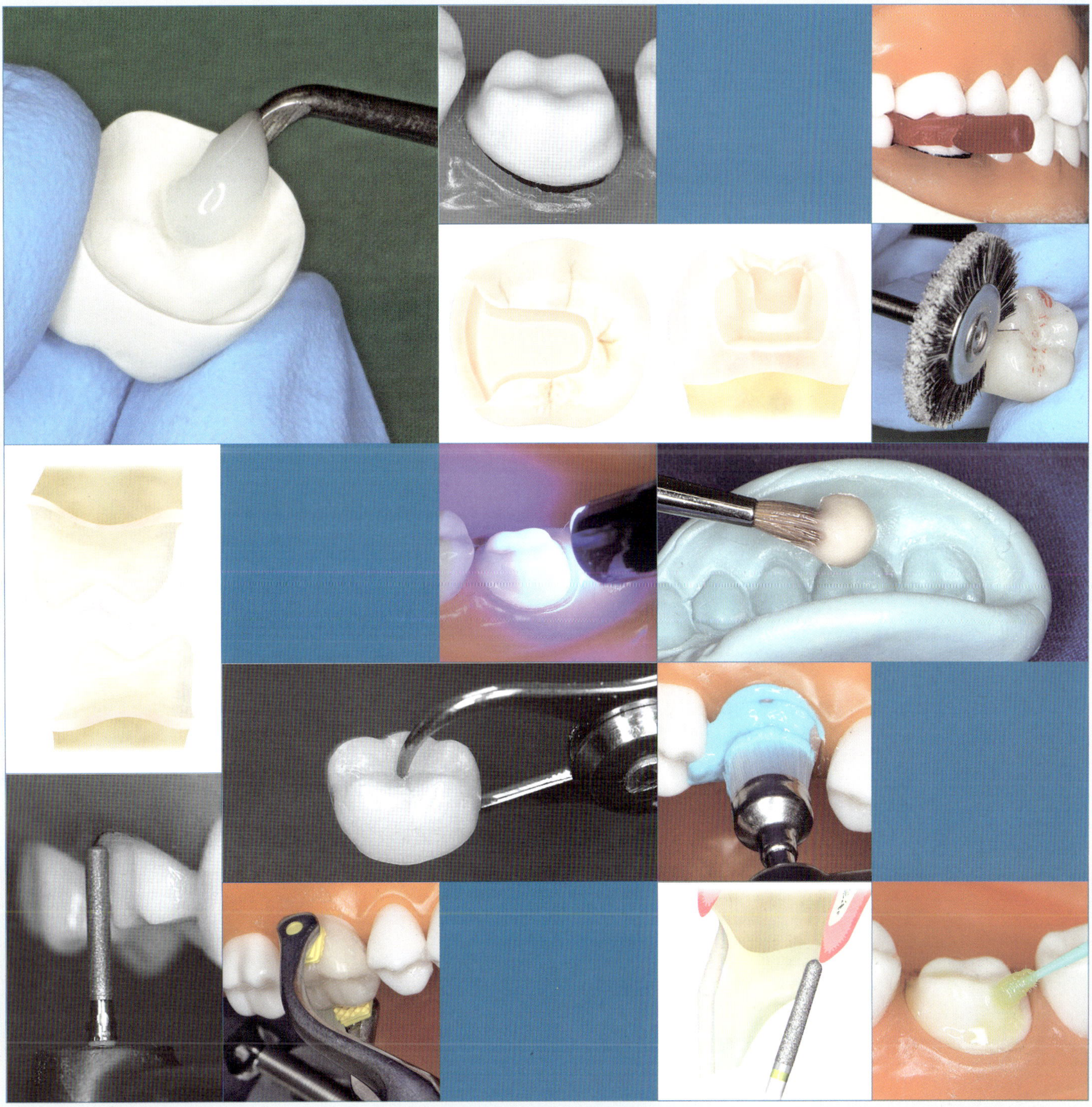

dh 나래출판사

저자 소개

Hagiwara Yoshiyuki (萩原 芳幸)

《약력》

1985년 일본대학 치학부 졸업
1989년 일본대학 대학원 치의학연구과 수료(치의학 박사)
1990년 일본대학 조교(치학부 치과보철학 제Ⅲ강좌)
1993년 케이스웨스턴리저브대학 치학부 부속 Mt. Sinal Medical Center 객원연구원(미국)
1993~1995년 오하이오주립대학 치학부 임플란트 부문(미국)
2001년 일본대학 전임강사(치학부 치과보철학 제Ⅲ강좌)
2002년 일본대학 조교수(치학부 치과보철학 제Ⅲ강좌)(직명 변경으로 2007년부터 부교수)
2002년 일본대학 치학부 부속치과병원 치과임플란트과 과장(현재에 이름)
2022년 일본대학 교수(치학부 치과보철학 제Ⅱ강좌)(현재에 이름)

《연락처》

〒101-8310 일본국 도쿄도 지요다구 간다스루가다이 1-8-13
일본대학 치학부 치과보철학 제Ⅱ강좌

《주요 저서 및 역서》

『必ず上達 歯冠修復㊤』(クインテッセンス出版, 2009、単著)
『必ず上達 歯冠修復㊦』(クインテッセンス出版, 2010、単著)
『Color Atlas of Fixed Prosthodontics Vol.1』(Quintessence Publishing Co., Ltd, 2013、単著)
『Color Atlas of Fixed Prosthodontics Vol.2』(Quintessence Publishing Co., Ltd, 2016、単著)
『誰もが遭遇するインプラント補綴の合併症—原因・対処法・予防策—』(クインテッセンス出版, 2014、単著)
『歯科国試パーフェクトマスター 口腔インプラント学 第2版』(医歯薬出版, 2022、単著)
『スタンダードパーシャルデンチャー補綴学 第4版』(学建書院, 2024、共著)
『よくわかる口腔インプラント学 第4版』(医歯薬出版, 2023、共著)
『若手歯科医師のための海外留学指南』(口腔保健協会, 2018、編著)
『臨床歯科栄養学』(口腔保健協会, 2018、監著)
『歯科発アクティブライフプロモーション21 健康増進からフレイル予防まで』(デンタルダイヤモンド社, 2017、共著)
『歯科衛生士ベーシックスタンダード インプラント』(医歯薬出版, 2015、編著)
『50歳からのインプラント』(小学館, 2005、共著)
『インプラント歯学の実際』(クインテッセンス出版, 2006、分担訳)

《소속 학회》

일본보철치과학회(전문의, 지도의, 기구인정 전문의)
일본구강임플란트학회(전문의, 지도의)
International Association for Dental Research
Academy of Osseointegration
American Academy of Fixed Prosthodontics
International College of Prosthodontists
Carl O. Boucher Prosthodontic Society

출판에 즈음하여

저자가 'QDT'에 "실천! 젊은 임상의를 위한 치관수복 매뉴얼. 먼저 여기서부터"의 연재를 시작한 것이 2007년 6월이었다. 그 후 이 연재를 바탕으로 "실력 향상 치관수복"(상, 하)[상: 2009년 퀸테센스출판(2011년, 한국퀸테센스출판에서 번역, 출판). 하: 2010년 퀸테센스출판(2019년, 도서출판 웰에서 번역, 출판)]을 출판하여 현재는 영어, 한국어, 폴란드어, 러시아어, 중국어로 번역되었다(그림 1). 이 책은 젊은 치과의사(연수 치과의사)를 대상으로 치관수복의 임상 기초 술식을 설명한 것으로, 신소재와 새로운 기술은 언급하지 않았다.

그 책이 십 수 년이 지나도 여전히 국제적으로 평가를 받는 것은 기초 기술의 중요성과 교육의 보편성 때문일 것이다. 지난 10년간 CAD/CAM 기술의 진화, 지르코니아의 응용 확대, 금속 재료비의 급등, CAD/CAM 복합레진 크라운의 임상 응용 확대 등의 요인으로 치관수복은 큰 변혁을 이루어, 바야흐로 '디지털 치과'의 시대가 되었다. 기존의 아날로그 방식 치관수복을 CAD/CAM의 디지털 방식이 대신하게 되어, 앞으로 학교 교육의 내용도 시대에 맞게 변화할 것으로 예상된다.

그러나 디지털 시대가 되어도 치관수복은 지대치 형성을 비롯하여 다양한 아날로그 작업(수작업) 위에 성립하며, 현재의 선두주자들은 확실한 아날로그 기초 기술을 습득하고 나서 디지털 기술을 충분히 사용하고 있음을 잊어서는 안 된다.

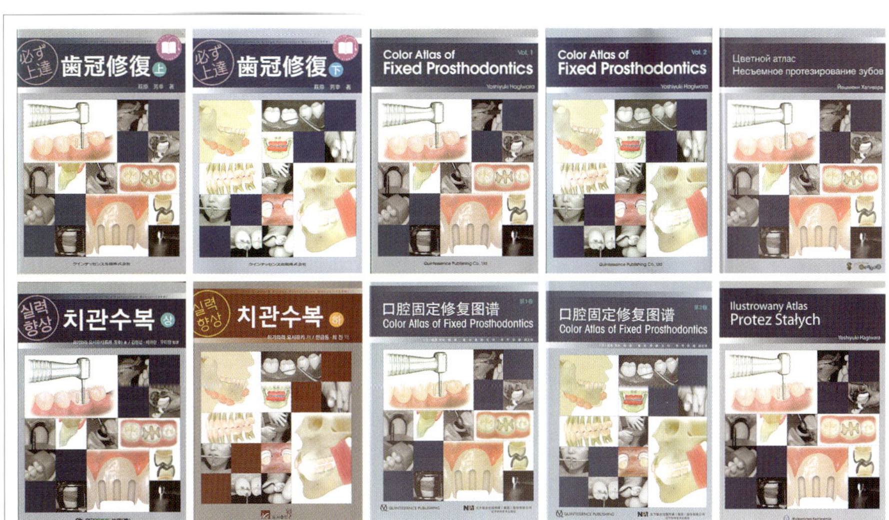

그림 1. "실력 향상 치관수복(상, 하)"은 여러 나라에서 번역, 출판되었다.

역자 소개

한 금 동

전남대학교 치과대학 졸업

첨단미르치과병원 원장

최 진

전남대학교 치과대학 졸업

일본 심미치과협회 회원

Basic Dental Practice Group(BDPG) 정회원

서울미르치과의원 원장

역자 서문

치과 진료실에서 아날로그 인상 채득이 점점 줄고, 심지어 모든 수복물을 구강 스캐너와 같은 디지털 기기를 이용하는 곳도 있다고 합니다. 디지털은 이제 치과에서도 대세라고 할 수 있습니다. 이 책은 디지털 덴티스트리가 대세가 되는 시대적 흐름에 즈음하여, 다시금 지대치 형성의 기본을 되짚어 보고, CAD/CAM을 비롯한 디지털 수복에서 고려해야 할 점들을 정리하여 엮은 것입니다.

치관 수복은 치과 치료에서 기본이 되는 것이라 할 수 있으며, 지대치 형성에 대한 주제는 치과 수복 치료의 아주 중요한 화두여서, 이와 관련된 수많은 교재들이 있습니다. 이 책은 디지털 시대의 지대치 형성에 대한 개론에서 시작하여, 대구치, 소구치, 전치 등의 개별 치아에 대한 치관 수복물의 특징과 실제 지대치 형성에 대한 도해와 사진을 중심으로 상세한 설명이 있어, 임상을 시작하는 초심자 선생님들에게 많은 참고가 될 것으로 생각합니다.

지대치 형성에 대해서는 삭제량이나 치아별 형성 원리, 수복물을 위한 적절한 공간 확보, 마진의 위치나 형태 같은 기술적인 면에 일차적인 관심이 갈 수밖에 없지만, 적절한 삭제를 통해 수복을 하려면 치수를 비롯한 치아의 해부학적인 특징을 이해하고 치열의 흐름과 대합 관계, 나아가 교합에 대한 고려도 중요하다는 것을 느끼게 됩니다. 저자가 책을 통해 말하고 싶은 내용도 수복에 대한 기술적인 측면에 그치지 않고, 오래 가는 수복물을 위한 여러 요소들을 고려할 것을 제안하고 있습니다. 아울러, 디지털 수복에 대한 소재의 재료학적 성질과 가공 장비의 특성에 부합하는 기술적 고려사항을 참조할 것을 제안합니다.

저자가 본문에서도 이야기했듯이 "실력 향상 치관수복" 상권이 출판된 지 이미 15년이 지났고, 2년 후 한국어로 번역 출판되었는데, 하권이 번역되지 않아 책 내용을 궁금해 하던 중 번역이 결정되어 즐겁게 번역에 임했던 기억이 있습니다. "실력 향상 치관수복"에서 얻은 기초를 토대로, 디지털 시대에도 성공적인 치아 수복을 위한 기술을 익혀가는 데 이 책이 큰 도움이 될 수 있으리라 생각합니다. 경험과 지식이 쌓이면 누구나 자신에 맞는 방법을 찾아가겠지만, 저자가 설명하는 이 책의 여러 내용들이 임상에서 오류를 줄이고 보다 효과적인 지대치 형성을 할 수 있는 이정표가 되기를 기대합니다.

2025년 9월

역자 일동

목차

Chapter 1 디지털 시대의 지대치 형성 개론 ······ 1

1. 디지털 시대의 크라운 분류 ······ 2
2. 지대치 형성의 주의사항 ······ 3

Chapter 2 하악 대구치의 지대치 형성 ······ 13

1. 하악 대구치에서 CAD/CAM을 응용한 치관수복물의 특징 ······ 14
2. 하악 대구치에서 CAD/CAM을 응용한 치관수복물 지대치 형성의 실제 ······ 15
3. CAD/CAM을 응용한 각종 치관수복물 이미지의 비교(하악 대구치) ······ 30

Chapter 3 상악 대구치의 지대치 형성 ······ 31

1. 상악 대구치에서 CAD/CAM을 응용한 치관수복물의 특징 ······ 32
2. 상악 대구치에서 CAD/CAM을 응용한 치관수복물 지대치 형성의 실제 ······ 34
3. CAD/CAM을 응용한 각종 치관수복물 이미지의 비교(상악 대구치) ······ 47

Chapter 4 상·하악 소구치의 지대치 형성 ······ 49

1. 소구치의 특징과 역할 ······ 50
2. 상·하악 소구치에서 CAD/CAM을 응용한 치관수복물 지대치 형성의 실제 ······ 55
3. 하악 제2소구치의 CAD/CAM 복합레진 크라운 지대치 형성 ······ 56
4. 상악 제2소구치의 CAD/CAM 복합레진 크라운 지대치 형성 ······ 60

Chapter 5 상악 전치의 지대치 형성 ······ 65

1. 디지털 시대의 전치부 지대치 형성의 실제 ······ 66

Chapter 6 인레이 와동 형성 · · · · 79

1. CAD/CAM 응용 인레이 와동 형성에 사용하는 버의 종류 · · · · 80
2. CAD/CAM 응용 인레이 와동 형성에 관한 상세 설명과 유의사항 · · · · 83
3. CAD/CAM 응용 인레이 와동 형성의 실제(1: II급 와동) · · · · 88
4. CAD/CAM 응용 인레이 와동 형성의 실제(2: 온레이 와동) · · · · 93

Chapter 7 임시 수복물 · · · · 97

1. 임시 수복물의 임상적 의의 · · · · 98
2. 임시 수복물 제작 방법의 종류와 실제 · · · · 98
3. 임시 수복물 제작에 사용하는 기구 · · · · 100
4. 임시 수복물 제작의 실제(1: 실리콘 인덱스를 이용한 직접법) · · · · 100
5. 임시 수복물 제작의 실제(2: 사전에 기공실에서 제작해 놓은 쉘을 사용한 간접법) · · · · 106
6. CAD/CAM을 이용한 임시 수복물 제작의 실제 (구강 내 스캐너를 이용한 광학 인상으로 제작) ~1: 상악 구치부~ · · · · 113
7. CAD/CAM을 이용한 임시 수복물 제작의 실제 (구강 내 스캐너를 이용한 광학 인상으로 제작) ~2: 상악 전치부~ · · · · 118

Chapter 8 보철물의 접착 · · · · 123

1. CAD/CAM을 응용한 보철물에 사용하는 재료 · · · · 124
2. CAD/CAM을 응용한 보철물의 종류 · · · · 125
3. CAD/CAM을 응용한 보철물의 장착(접착조작) · · · · 128
4. 지대치 치면 청소와 지대치 처리 · · · · 134
5. 지르코니아 크라운 접착 과정의 실제 · · · · 140
6. CAD/CAM 복합레진 크라운 접착 과정의 실제 · · · · 146
7. PEEK 크라운 접착 과정의 실제 · · · · 153

마치며 · · · · 159
참고문헌 · · · · 160
찾아보기 · · · · 161

Chapter 1

디지털 시대의 지대치 형성 개론

1. 디지털 시대의 크라운 분류 2

2. 지대치 형성의 주의사항 3

이 Chapter에서 배울 포인트

① 디지털 시대의 지대치 형성 총론

② 디지털 시대 지대치 형성의 특징과 주의사항

1. 디지털 시대의 크라운 분류

기존의 주조를 통한 보철(수복)물과 비교하여 디지털 시대에서 자주 이용되는 치관수복물의 형태는 1) 전부 피복 크라운, 2) 인레이와 온레이이다. 그리고 사용되는 주요 재료는

① 지르코니아
② 이규산리튬
③ 복합레진(CAD/CAM 복합레진 크라운)
④ PEEK(PEEK 크라운) 등이다.

지대치 형태와 치료 순서는 보철(수복)물에 따라 다르므로, 먼저 보철(수복)물의 종류와 재료(재질)를 결정해 둘 필요가 있다. 여기서는 임상에 종사하는 치과의사를 대상으로 하므로 국가시험을 대비해 암기한 것과는 약간 다르지만, 실용적인 분류를 소개한다(표 1).

이 책에서는 인레이와 온레이도 언급하지만, 외측성 보철물과는 개념이 다르기 때문에 와동 형성(형태)에 관해서는 따로 설명한다.

크라운의 분류

	보철물의 종류		자세한 내용	CAD/CAM 제작의 가능성
전부 피복 크라운	전부 금속 크라운		전부 주조 크라운, 귀금속 계열	×(귀금속은 디스크나 블록이 없다)
			Ti 크라운, Co–Cr 크라운	◎
	전장 크라운(메탈 코핑의 경우)		도재 전장 금속 크라운	○(Co–Cr), △(Ti은 전장용 도재를 선택하기 어렵다)
			레진 전장 크라운	◎(Co–Cr, Ti)
	재킷 크라운(레진, 도재 등의 심미 재료를 단독으로 사용한 크라운 구조의 총칭)	레진 재킷 크라운	PMMA 레진	○(임시 수복물)
		복합레진 크라운	CAD/CAM 복합레진 크라운	◎
		PEEK 크라운	PEEK 크라운	◎
		올 세라믹 크라운	장석 계열 세라믹	◎
			금속산화물 계열(지르코니아) 세라믹	◎풀 지르코니아 크라운(단일체) ◎도재 전장 지르코니아 크라운(지르코본드)
			리튬 함유 실리케이트 세라믹(이규산리튬)	○(CAD 형식: IPS e.max CAD, e.max CAD–on) ×(Press 형식: IPS e.max Press)
부분 피복 크라운	기존에는 금속 수복을 가정	Pin ledge	주조만 가능, 사용 빈도는 낮다	×
		3/4 크라운, 4/5 크라운, 7/8 크라운, Proximal half 크라운	사용 빈도는 낮다, 전부 피복 크라운으로 수복하는 것이 바람직하다	×복잡한 지대치 형태 ○단순화한 지대치 형태
		인레인, 온레이	각종 재료로 응용이 가능	◎와동을 형성할 때 형태 배려가 필요
	라미네이트 베니어		각종 세라믹 계열 재료로 응용이 가능	○
	접착 브리지		증례에 따라서는 지르코니아로 제작이 가능	○

표 1. 디지털 시대의 크라운 분류.

2. 지대치 형성의 주의사항

이 책에서는 CAD/CAM을 응용한 디지털 시대의 지대치 형성을 설명한다. 그 때문에 기존의 주조 크라운 수복을 가정한 지대치 형성의 기본 개념과 주의사항은 준수하면서도,[1] 여기에 더해 디지털 시대의 지대치 형성에 필요한 유의사항을 생각해 보고자 한다(표 2).

1) 치수 보호

올 세라믹 크라운이나 CAD/CAM 복합레진 크라운의 지대치 형성은 기존의 전부 주조 크라운에 비해 치질 삭제량이 많은 것이 특징이다. 생활치에서 치수 보호를 위해서는 치수강의 해부학적 형태와 특징을 알고 동시에 삭제 조작을 할 때 치수 보호의 기본 원칙에 따라 지대치를 형성해야 한다(그림 1, 표 3).

지대치 형성의 철칙

1. 지대치 형성의 기본 술식은 기존의 전부 주조 크라운과 도재 전장 금속 크라운(porcelain fused to metal 크라운, 이하 'PFM 크라운')의 기준을 따른다.
2. 디지털 치의학의 워크플로우를 이해하고 나서 수복 재료를 선택하고 그에 적합하게 지대치를 형성한다.
3. STL 데이터 처리를 고려한 지대치 형태(① 예각이 없고, ② 둥근 모양)를 부여한다.
4. 지대치 형성은 가능하면 마이크로 모터(5배속 콘트라 앵글)를 사용한다(맨 처음의 대략적인 형성은 하이스피드 핸드피스도 가능함).
5. CAD/CAM 복합레진 크라운, 풀 지르코니아 크라운(단일체), 도재 전장 지르코니아 크라운의 지대치 전체 모양은 비슷하지만 삭제량이 다르다.

표 2. 디지털 시대 지대치 형성의 원칙.

치수에 대한 배려

치수 손상의 요인	대응(체크 항목)
치수의 크기와 형태 • 치아 종류, 나이, 현재 보철(수복)물의 상태	**◆형성 전에 치수의 크기를 안다** ☑ 구강 내 표준 방사선사진 응용 ☑ 2차 우식과 건전 치질의 상태
치수의 온도 상승 • 다이아몬드 버와 삭제 치면의 마찰	**◆저자극의 지대치 형성(회전 삭제 기구의 취급)** ☑ 충분한 주수(주수량과 주수 구멍의 수, 주수 구멍 막힘 방지) ☑ 삭제 효율이 좋은 버(신품 사용, 버에 찌꺼기가 있는지 여부 확인) ☑ 적절한 접촉 압력(feather touch: 100gf ≒ 1N)
치질 삭제량 • 필요한 지대치 형태(삭제량)와 치수의 관계	**◆치관수복의 종류에 맞는 지대치 형태** ☑ 지대치의 모양을 이미지화할 수 있는가? ☑ 필요하고 충분한 삭제량을 파악 ☑ 삭제 부족이 되기 쉬운 부위 파악(11쪽 그림 13 참조)
형성 치면의 보호 • 외부 자극의 영향 • 미세 누출과 세균 침입	**◆적절한 임시 보철물의 중요성** ☑ 마진 부적합으로 인한 외부 자극의 차단 ☑ 형성 치면의 오염 방지

표 3. 치수에 대해 고려해야 할 사항.

치수강의 해부학적 형태를 안다

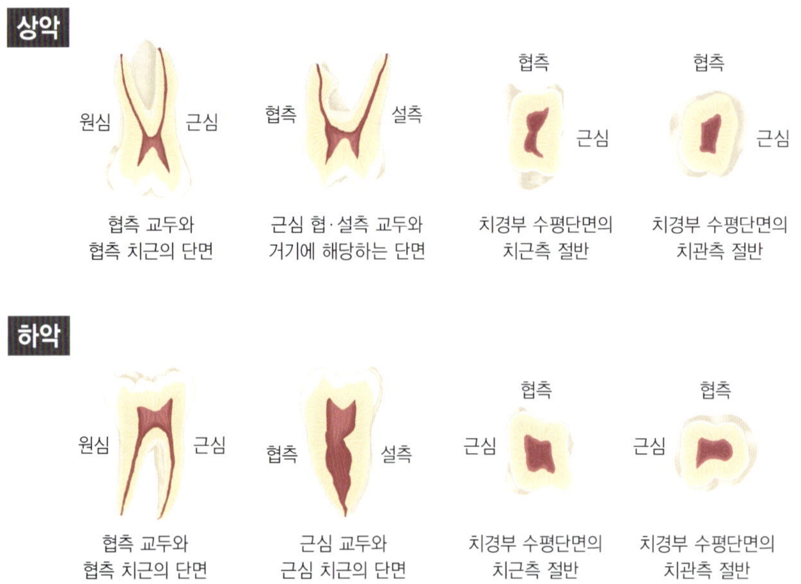

상악
치수실은 치아 형태와 비슷한 정육면체로 협·설 폭은 근·원심 폭보다 넓다. 각각의 교두에 대해 치수각이 돌출되어 있는데, 협측 교두에 대한 치수각이 가장 높고 예각이다.

하악
상악과 마찬가지로 치수실은 정육면체로, 치수각은 협측 교두에 대한 치수각이 가장 높고 예각이다.

그림 1. 상·하악 제1대구치의 치수강(참고문헌 2에서 변경 인용). 치수실과 치수각은 나이가 들면서 변하지만, 지대치를 형성할 때 치수 노출이 일어나기 쉬운 부위를 파악해 둘 필요가 있다.

2) 피니시라인의 설정 위치

피니시라인의 설정 위치를 치은연상 혹은 치은연하로 할 것인지는 ① 대상 치아의 종류, ② 우식 경향, ③ 심미적 요건에 따라 다르다. 여기에 더해, 디지털 시대의 지대치 형성에서는 '인상 채득 방법'의 차이도 영향을 미친다. 광학 인상 채득의 경우는 치은연 혹은 치은연상이 바람직하다(표 4). 피니시라인 설정에 관한 기본 사항과 고려할 점을 그림 2, 3에 제시한다.

피니시라인의 설정 위치별 장·단점과 특징

설정 위치	장점	단점	특징
치은연/ 치은연상	• 지대치 형성, 임시 보철물 제작, 인상 채득이 쉽다 • 보철물의 적합성 확인이 쉽다 • 장착 후의 청소가 쉽다	• 심미적인 제한이 있다 • 임시 보철물을 통한 치은 형태의 유도가 어렵다	• 광학 인상이 쉽다 • 물리적 인상이 쉽다
치은연하	• 심미적으로 유리하다 • 지각과민에 대해 대응할 수 있다 • 축면 contour를 크게 수정할 수 있다	• 지대치 형성과 인상을 채득할 때 치은 압배가 필요하다 • 광학 인상이 어렵다 • 치은의 상태와 피니시라인 설정 깊이를 결정할 때 주의가 필요하다 • 치질의 삭제량이 많아진다	• 광학 인상이 어렵거나 혹은 아이디어가 필요하다(치은압배 등) • 치주조직과의 조화가 중요하다(치은의 컨트롤) • Emergence profile을 통한 치관 형태 부여가 가능하다

표 4. 디지털 시대의 지대치 형성에서 피니시라인의 설정 위치. '치은연/치은연상'과 '치은연하'의 장·단점과 특징.

피니시라인의 설정 위치

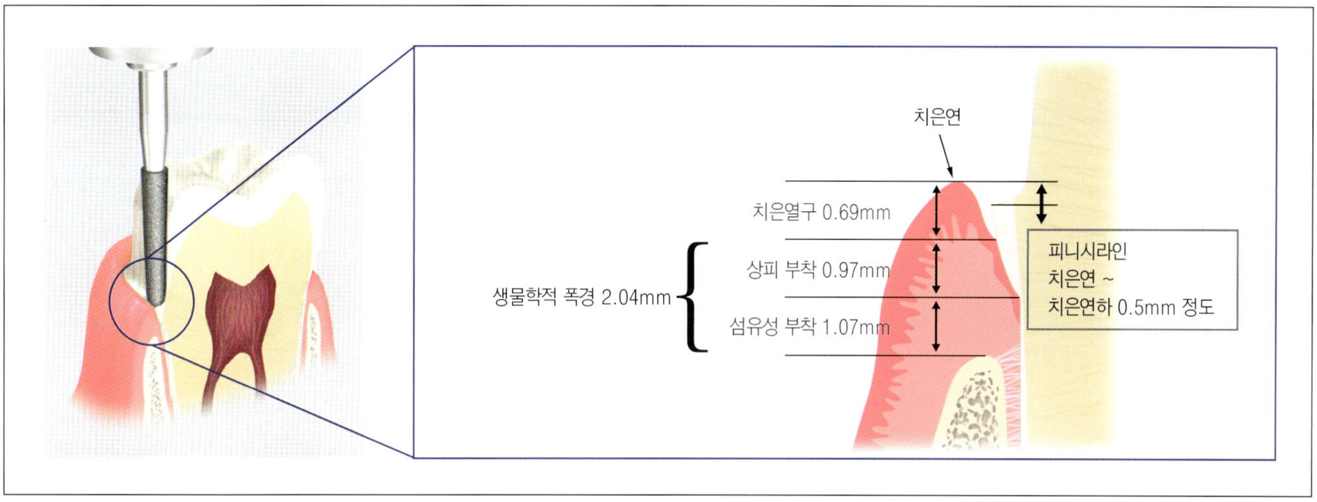

그림 2. 치은연하 피니시라인의 설정 위치. CAD/CAM을 응용해 크라운을 제작할 때는 치은연에서 치은연하 0.5mm 정도를 기준으로 한다.

치경선의 만곡은 전치에서 강하고 구치에서 약하다

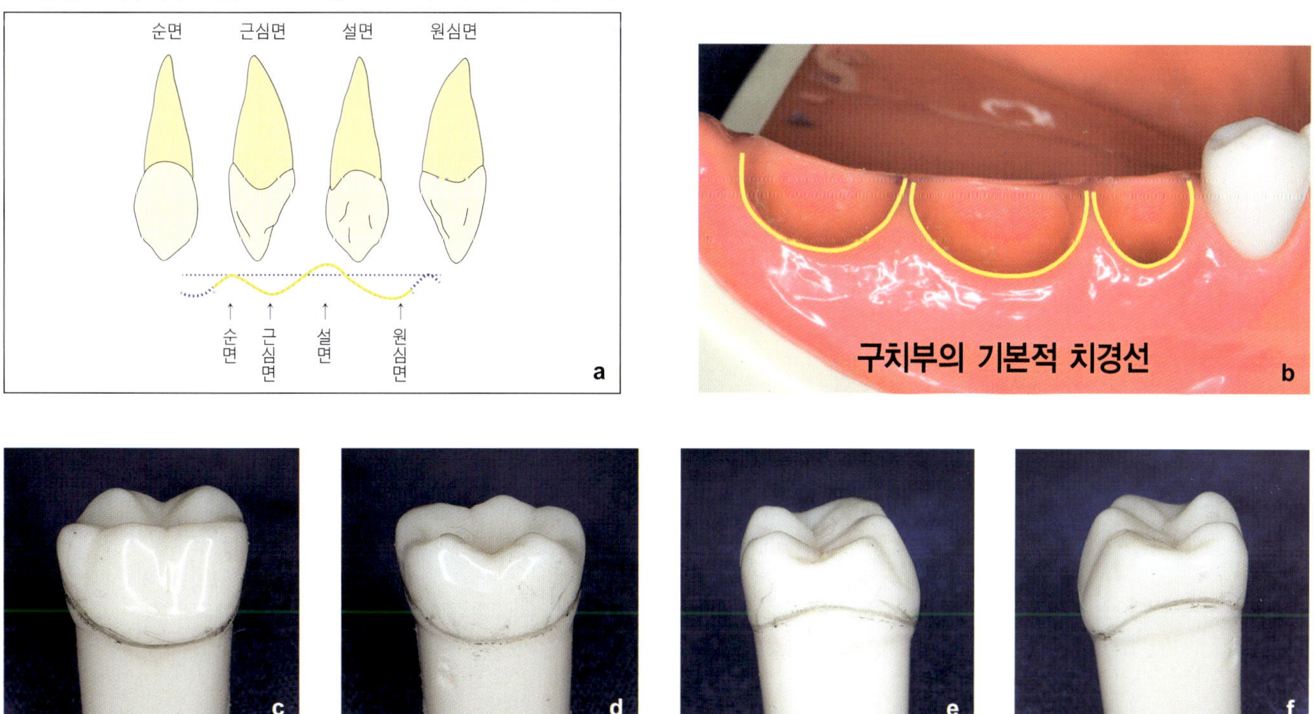

그림 3a~f. 견치와 절치에서는 치경선의 만곡이 뚜렷하지만, 소구치와 대구치에서는 만곡이 약하고 한 개의 수평면 위를 달리는 것처럼 보인다. **a:** 상악 견치의 치경선(참고문헌 3에서 변경 인용). **b:** 구치부의 치경선. **c~f:** 하악 제1대구치의 치경선.

3) CAD/CAM으로 제작하는 보철물에 적합한 지대치 변연 형태

치관수복에 이용하는 대표적 변연 형태를 그림 4에 제시한다. 디지털 시대의 지대치 형성에서는 주로 deep chamfer 혹은 rounded shoulder를 이용한다. 명확한 규칙은 없지만 CAD/CAM 복합레진 크라운이나 올 세라믹 크라운의 변연 형태는 deep chamfer 혹은 rounded shoulder이고, CAD/CAM 인레이나 올 세라믹 인레이의 와동 형성은 rounded shoulder가 바람직하다.

크라운의 피니시라인은 0.8~1.0mm 이상의 삭제량이 필요하며, 증례에 맞게 굵은 버를 사용한다. 끝이 둥근 버를 사용할 때 버 절반 이상의 깊이로 형성하면 유리 법랑질(free enamel)이 남아 jumping 마진이 된다(그림 5). 이것은 반드시 피해야 할 변연 형태이며, CAD/CAM 복합레진 크라운이나 올 세라믹 크라운에서는 마진 부위에 응력이 집중되어 파절의 원인이 되기 쉬울 뿐만 아니라 CAD 데이터 측정과 판독의 정밀도를 저하시킨다.

치관수복에 이용되는 변연 형태

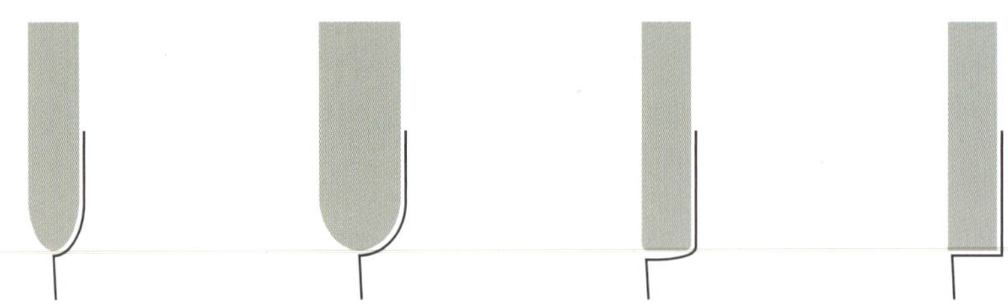

	Chamfer	Deep(heavy) chamfer	Rounded shoulder	Shoulder
전부 주조 크라운	○	○	△	×
PFM 크라운	×	△	○	○
CAD/CAM 크라운	×	○	○	△/×
올 세라믹 크라운	×	○	○	△/×

그림 4. 치관수복에 이용되는 대표적 변연 형태.

버의 종류와 작업 부위 지름

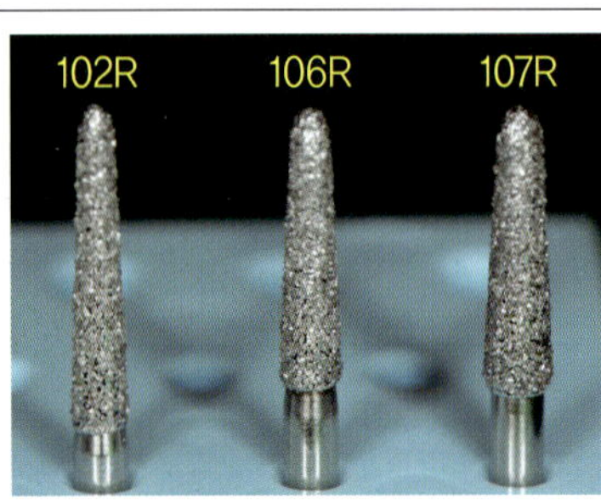

작업 부위

끝 지름	1.0mm	1.3mm	1.5mm
최대 지름	1.7mm	2.1mm	2.3mm

그림 5a. 버의 종류와 작업 부위 지름(Shofu 다이아몬드 버의 예).

버의 지름과 jumping 마진

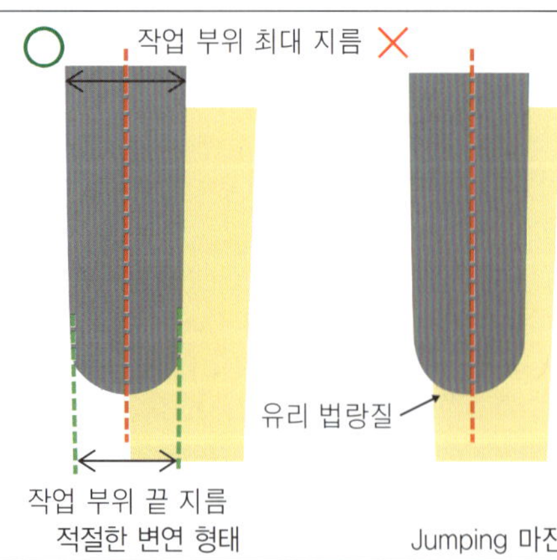

그림 5b. 끝이 둥근 버를 사용할 때 작업 부위 끝 지름의 절반 이상 깊이로 형성하면 jumping 마진이 된다.

4) CAD/CAM으로 제작하는 보철물에 적합한 지대치 형태

지대치 형성에서는 치아 종류에 관계없이 최종적인 지대치 형태의 이미지를 명확하게 가져야 한다. 기본적으로 전부 피복 크라운의 지대치 형태는 치아의 외형과 비슷하므로, 지대치의 법랑질을 제거한 형태를 이미지한다(그림 6).[4] 올 세라믹 크라운이나 CAD/CAM 복합레진 크라운의 경우는 전부 주조 크라운과 비교하여 전체적으로 삭제량이 많은데, 이 원칙은 변하지 않는다. 특히 CAD/CAM을 응용하는 경우는 치질 삭제량이 많아지기 때문에 치아의 해부학적 특징을 다시 확인해 둘 필요가 있다.

기본적으로 형성 축면은 치축(치아의 장축)에 평행하게 형성하는데, 치아 종류에 따라 근·원심 경사와 협·설 경사가 다르다(그림 7). 이것은 구강해부학에서 배운 '윌슨만곡'이나 '스피만곡'을 떠올려 봐도 분명한데, 이러한 해부학적 지식이 실제의 지대치 형성에 이론적으로 반영되는지는 의문이다.

지대치 형태는 상아질의 형태를 참고하여 이미지한다

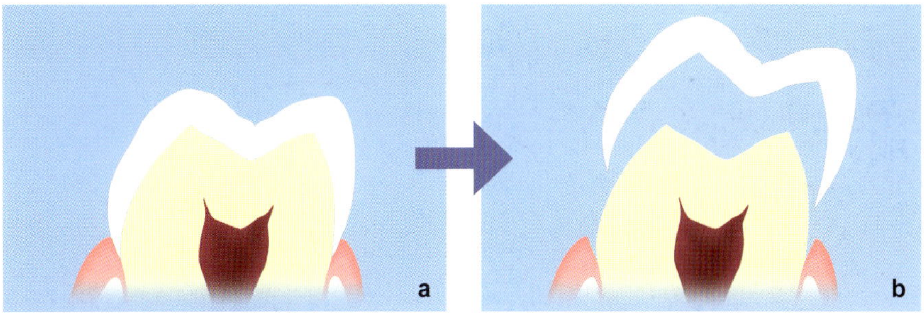

그림 6a, b. 법랑질 하부에 있는 상아질은 치관 외형과 비슷하다. 교두정 바로 아래의 상아질은 높고, 최대 풍융부 부근의 상아질은 두껍다. 이상적인 지대치 형태를 이미지할 때는 법랑질을 전부 제거한 형태를 참고하면 좋다.

지대치 형성을 할 때는 치아의 맹출 방향과 경사를 고려한다

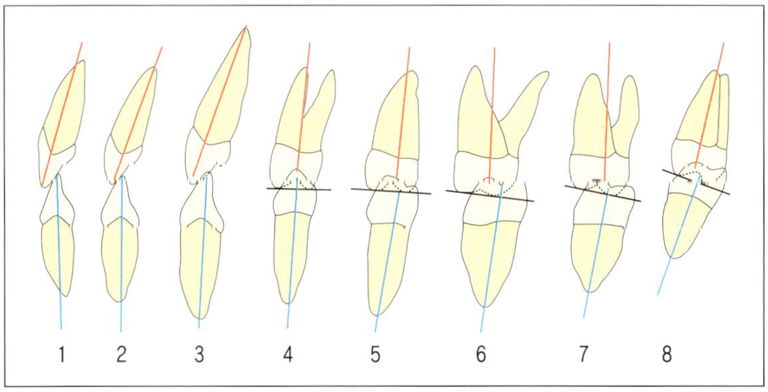

그림 7a. 근·원심 방향(시상 단면)에서 본 상·하 교합 상태. 상악 대구치는 전체적으로 교합평면에 거의 수직적인 식립을 보이며, 하악 소구치도 마찬가지로 교합평면에 수직적인 식립 방향을 보인다. 반면에 하악 대구치는 외관상으로 협측 교두가 수평적으로 높은 위치를 보이지만, 해부학 형태에서는 설측 교두가 높은 위치를 보인다(그림 7b의 윌슨만곡 참조). 이것은 하악 대구치가 설측 방향으로 경사져 맹출하기 때문인데, 이는 저작 작용에 있어서 하악 치아가 주로 운동하는 방향과 일치하기 때문이라고 생각한다(참고문헌 5에서 변경 인용).

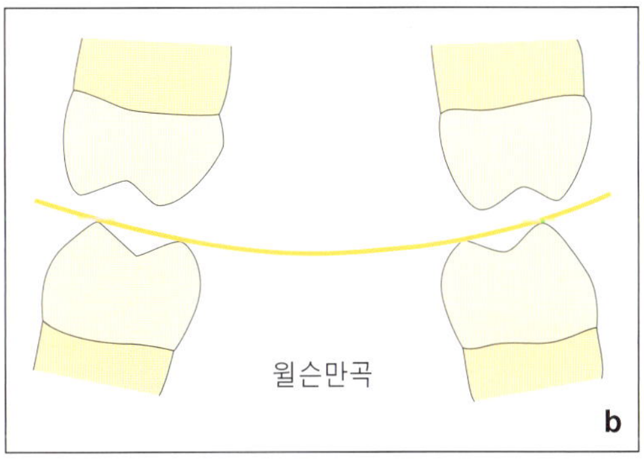

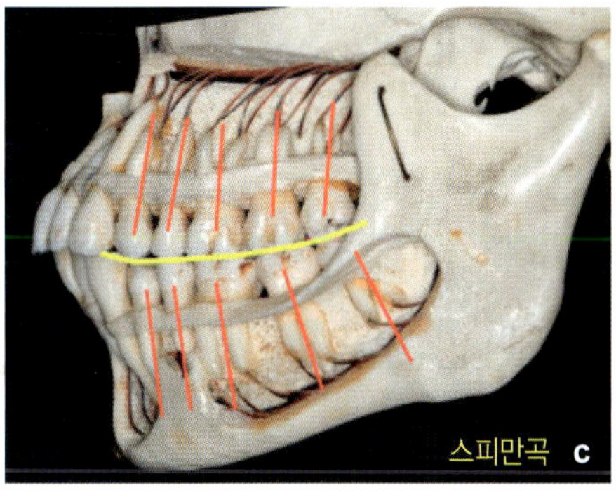

그림 7b. 윌슨만곡.
그림 7c. 스피만곡. 구치 치열은 근·원심으로 만곡을 보이는데, 그림 7a에서 설명한 것과 종합적으로 비춰보면 하악 대구치는 3차원적으로 복잡한 맹출 방향을 보이는 것이 분명하다.

학교에서는 기능 교두인 하악 구치 협측과 상악 구치 설측은 2면으로 형성하고, 비기능 교두인 하악 구치 설측과 상악 구치 협측은 1면으로 형성한다고 배웠다. 그러나 앞서 언급한 협·설 경사를 고려하면 비기능 교두도 2면 형성이 필요하며, 특히 상악 구치에서는 협측 교두의 심미성과 수복 재료 강도(두께의 확보)의 관점에서도 2면 형성은 필수이다(그림 8).

또한 최근에는 협·설면 모두 3면 형성을 부여하는 개념(Three Plane Concept)이 소개되었다(그림 9).[6] 이것은 고전적인 명저인 Shillingburg 등의 "Fundamentals of Tooth Preparations for Cast Metal and Porcelain Restorations"[7]에 기록되어 있는 기능 교두 베벨(Functional Cusp Bevel: FCB)(그림 9a)이나 Kuwata Masahiro(桑田正博)의 "PFM의 이론과 실제 크라운 브리지 제작을 위하여"[8]에 기록된 Three Plane Method와도 관련이 있다고 생각한다.

학생 때의 교육 내용에 더해, 치아와 치열의 해부학적 특징과 축면 형성의 개념을 종합적으로 고려하여 디지털 시대의 기본적인 전부 주조 크라운 지대치 형태(하악 대구치)를 제안하고자 한다(그림 9b). 이를 바탕으로 한 CAD/CAM 응용 치관수복의 기본적 지대치 형태를 그림 10~12에 제시한다. 기본 모양은 전부 주조 크라운의 기준을 따르지만, 상부 구조의 종류와 재질에 따라 피니시라인과 축면 삭제량이 다르다. 또한 형성할 때 삭제 부족이 지적되는 부위를 항상 의식할 필요가 있다(그림 13).

축면 형성의 기본 개념

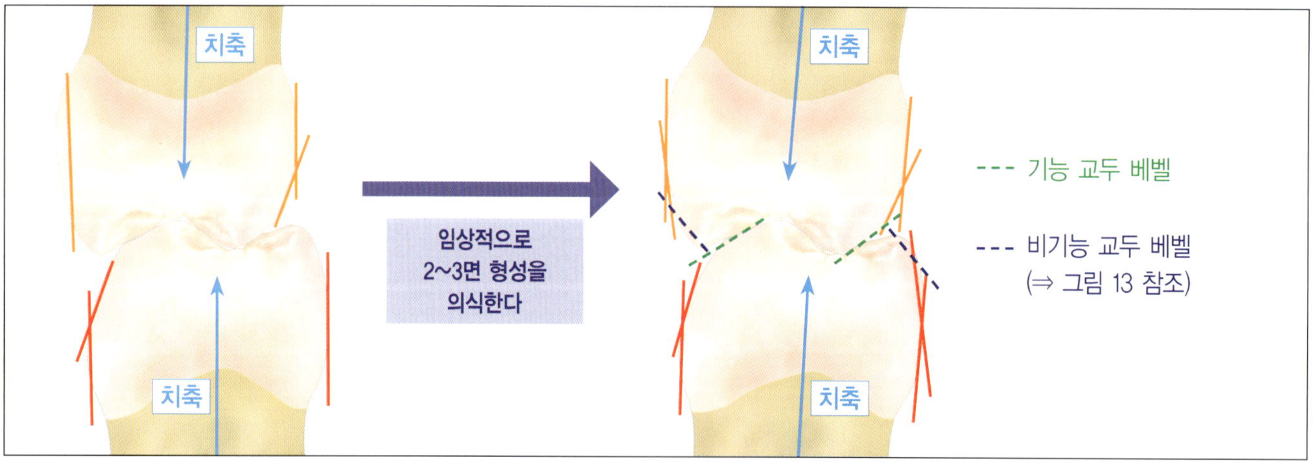

그림 8. 가이드 그루브를 부여할 때 버를 대는 방법(축면 형성)의 기본 개념. 학교에서는 비기능 교두를 1면으로 형성한다고 배웠으나(왼쪽), 실제 자연치열의 대구치는 협·설로 경사가 있다(그림 7 참조). 치관의 해부학적 형태와 맹출 방향을 고려하면 비기능 교두에도 2면 형성이 필요하다(오른쪽).

기능 교두 베벨

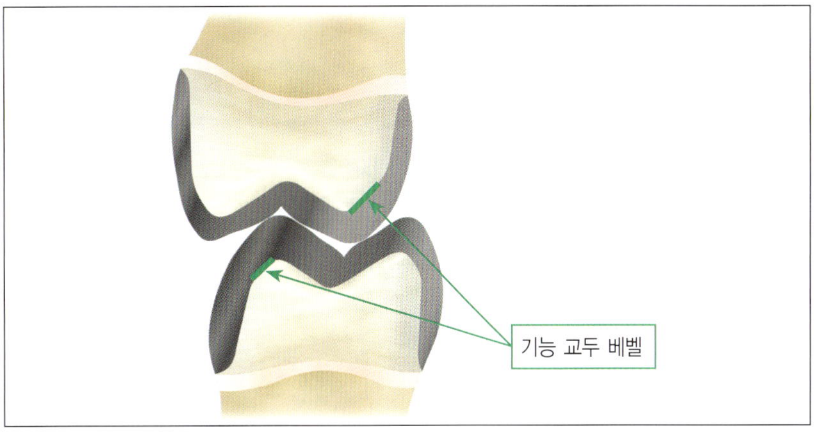

그림 9a. 기능 교두 베벨이란 수복물의 기능 교두 부분에 강도와 내구성을 갖게 하면서 치질을 최대한 보존하기 위해 기능 교두 외사면에 부여하는 베벨이다. 원래는 전부 주조 크라운의 지대치 형성을 할 때 기능 교두 부분의 충분한 클리어런스(전부 주조 크라운의 두께와 강도)를 확보하기 위해 Shillingburg[7]가 제창했다. 이 개념은 PFM 크라운부터 올 세라믹 크라운에 이르기까지 전장 재료와 크라운 자체의 파절 방지에 필수적이다.

기본이 되는 전부 주조 크라운의 지대치 형태(하악 대구치)

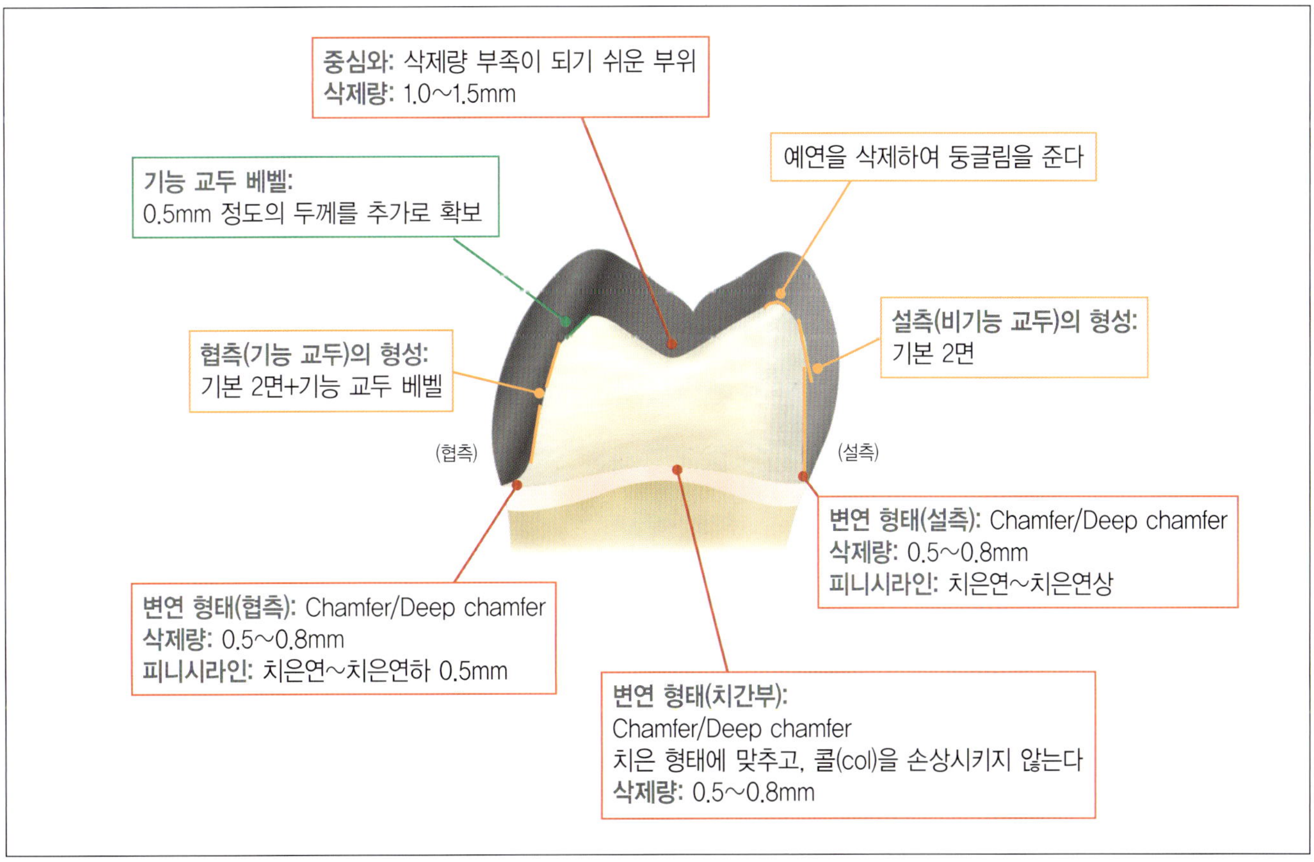

그림 9b. 기본이 되는 전부 주조 크라운의 지대치 형태(하악 대구치).

기본적인 지대치 형태와 삭제량의 비교

하악 대구치

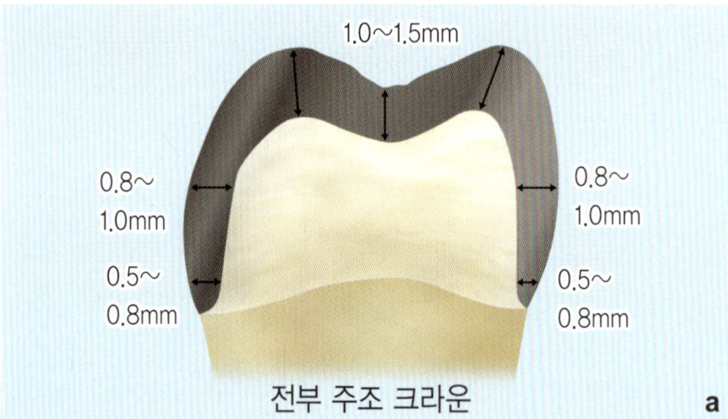

그림 10a~c. 하악 대구치에서 전부 주조 크라운(a), 지르코니아 크라운(단일체, b), CAD/CAM 복합레진 크라운(c)의 기본적인 지대치 형태와 삭제량의 비교.

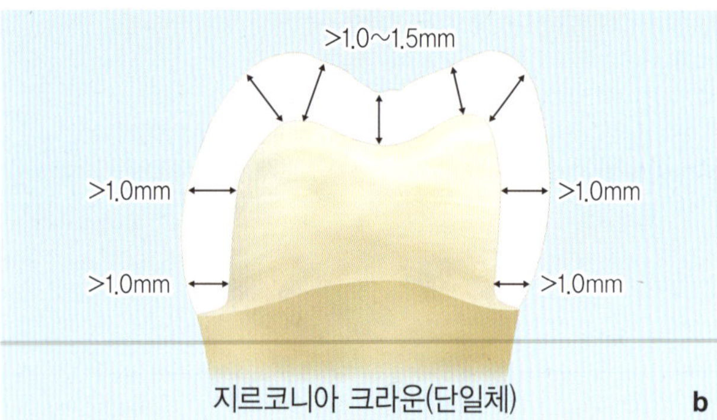

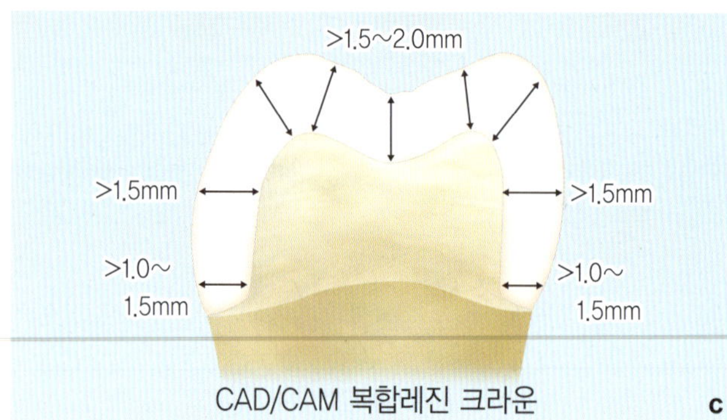

상악 대구치

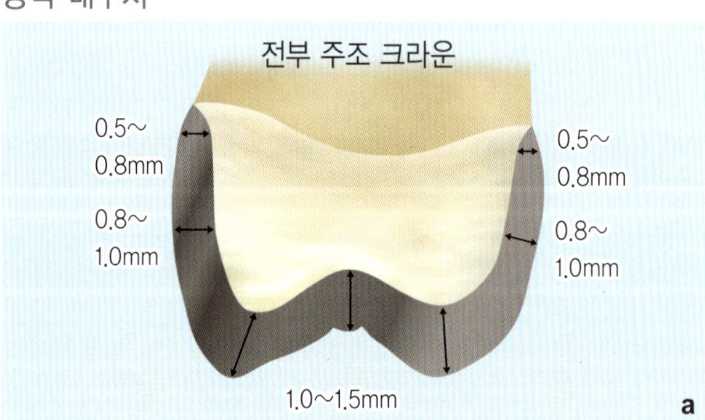

그림 11a~c. 상악 대구치에서 전부 주조 크라운(a), 지르코니아 크라운(단일체, b), CAD/CAM 복합레진 크라운(c)의 기본적인 지대치 형태와 삭제량의 비교.

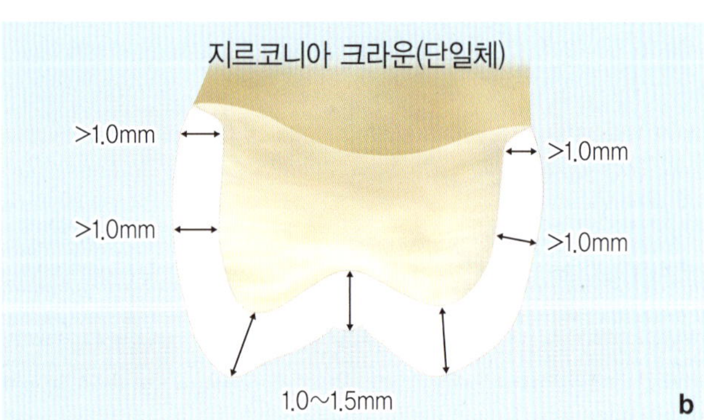

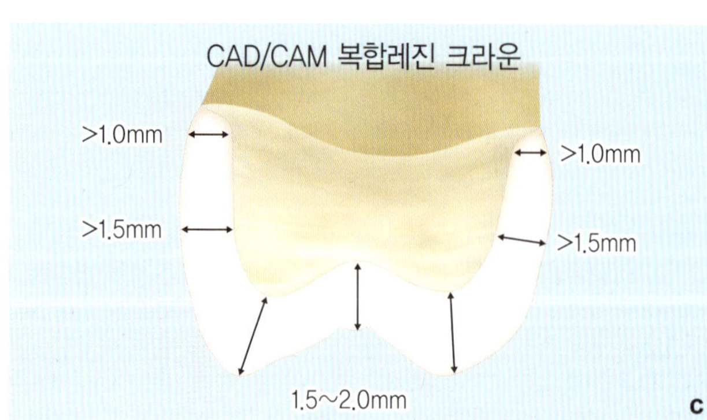

상악 전치

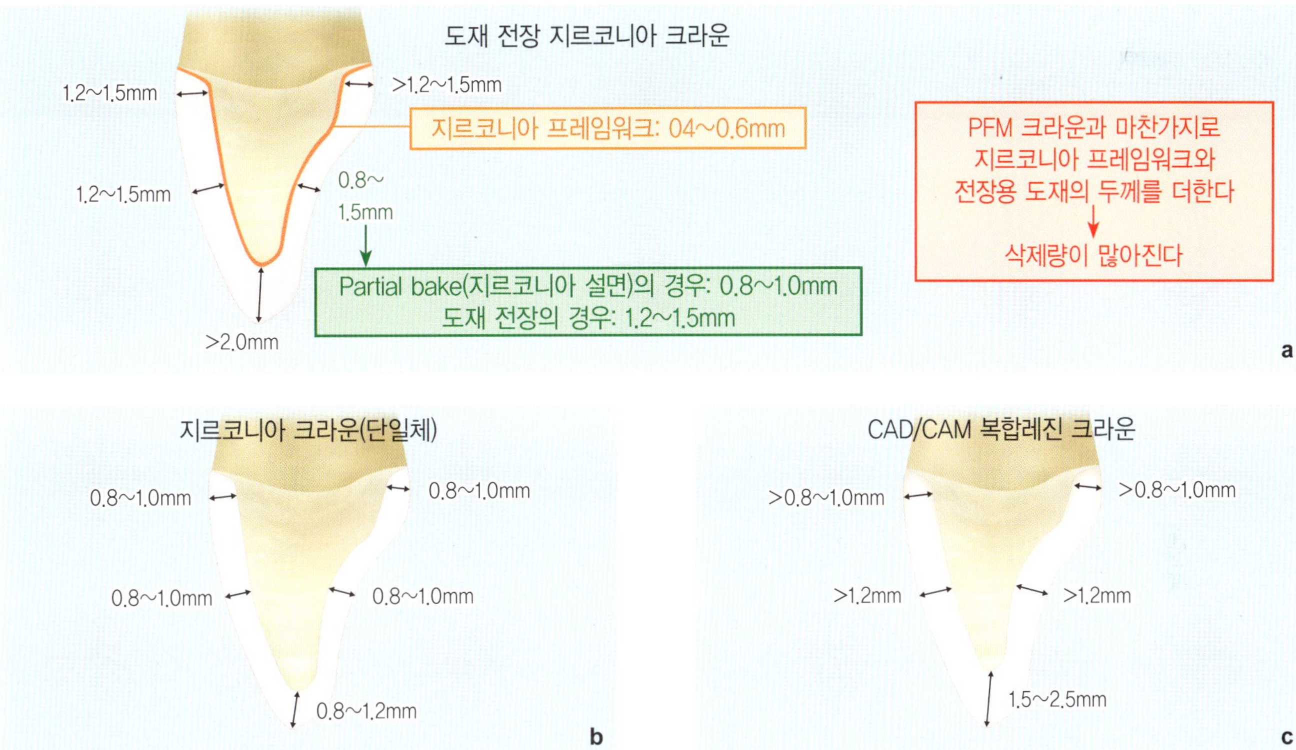

그림 12a~c. 상악 전치에서 도재 전장 지르코니아 크라운(a), 지르코니아 크라운(단일체, b), CAD/CAM 복합레진 크라운(c)의 기본적인 지대치 형태와 삭제량의 비교.

올 세라믹 크라운과 CAD/CAM 복합레진 크라운에서 삭제 부족이 되기 쉬운 부위

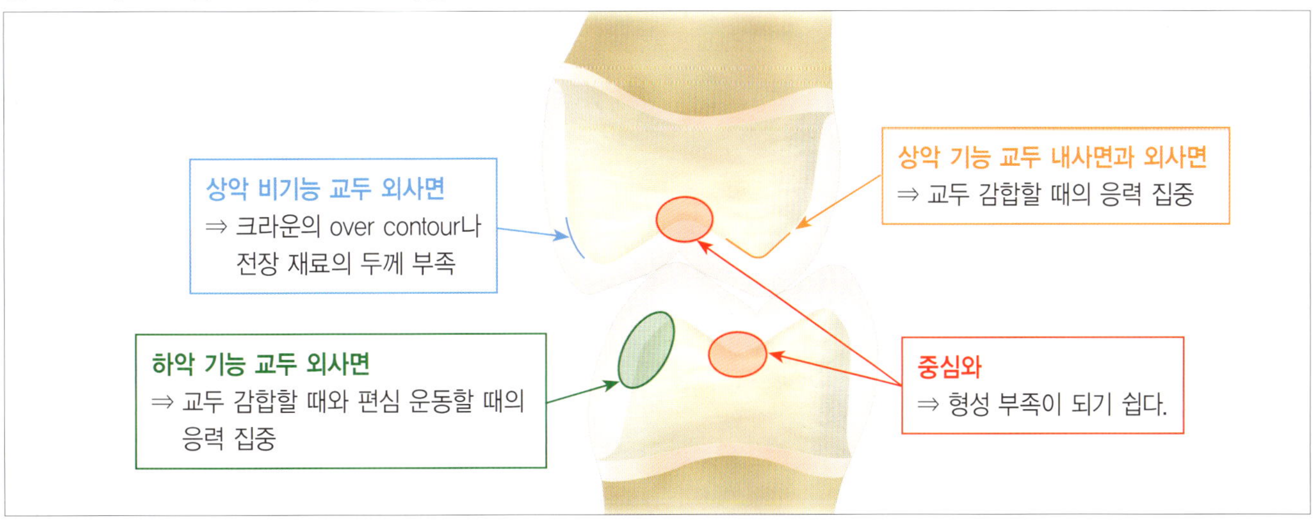

그림 13. 올세라믹 크라운과 CAD/CAM 복합레진 크라운을 형성할 때의 주의사항. 구치의 지대치 형성에서 형성 부족이 되기 쉬운 곳은 ① 중심와 ② 상·하악 기능 교두 외사면(FCB), ③ 상악 비기능 교두 외사면※이다.

※학교에서 배운 '비기능 교두의 1면 형성'을 의식하면 비기능 교두 교합면과 축면이 이루는 선각이 예각이 되기 쉽다. 이 부위의 삭제량(2~3면 형성)이 부족하면, 특히 대구치에서는 크라운 협면의 over contour나 전장 재료의 두께 부족을 초래하므로 주의가 필요하다. Rosenstiel 등은 이러한 지대치 형성의 특징을 비기능 교두 베벨(Non-Functional Cusp Bevel)이라고 이름을 붙였다.[0]

[POINT] 지대치 형성에 사용하는 삭제 기구의 종류와 사용 시 주의사항

삭제 기구(회전 수)	사용 목적, 특징, 주의사항 등
하이스피드 핸드피스 (35만~45만 회전/분)	1. 지대치 형성 삭제 전반에 사용할 수 있다 ⇒ 저자는 기본적으로 대략적인 형성(형태 부여)에만 사용한다 2. 고속 회전으로 세세한 작업을 하면 정확성이 떨어질 가능성이 있다
마이크로 모터 (콘트라 앵글) (5배속용: ~20만 회전/분)	1. 회전 토크가 강하고, 회전수를 미세하게 조정할 수 있다 2. 사용할 때 소리가 작고, 진동도 적으므로 환자 불쾌감이 준다 3. 하이스피드 핸드피스에 비해 회전수가 적고 버의 흔들림이 적기 때문에, 적절한 변연 형태나 부드러운 피니시라인의 마무리에 유리하다(미세한 작동에 적합함) 4. 지대치 전체의 연마에 적합하다 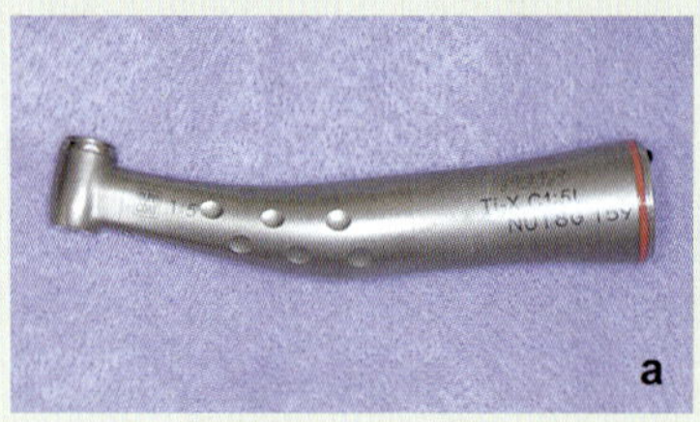 **그림 14a.** 지대치 형성에 사용하는 5배속 마이크로 모터. 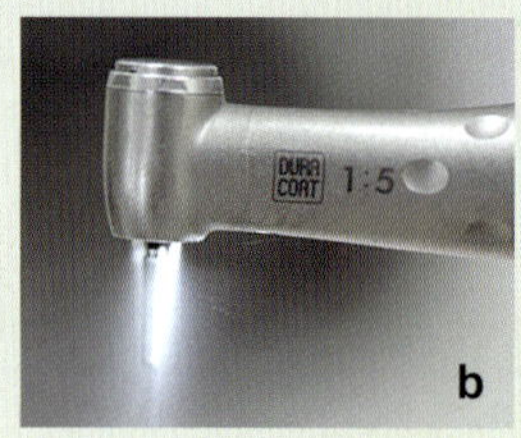 **그림 14b.** 충분한 냉각 효과를 가진다.
마이크로 모터 (스트레이트 앵글) (~수천 회전/분)	1. 원반 모양의 카보런덤 포인트 등을 이용하여 ① 구치부의 교합면과 축면 경계(Occluso-Axial Line Angle)의 둔화(둥글림을 줌), ② 상악 전치와 견치의 설면 형성(lingual concavity)에 사용한다

표 5. 지대치 형성에 필요한 회전 삭제 기구는 ① 하이스피드 핸드피스, ② 마이크로 모터, ③ 전기 엔진이며, 치아 종류나 부위에 따라 적절하게 가려 사용한다. 학교에서는 하이스피드 핸드피스를 사용한 삭제를 가르치지만, 최근의 임상 현장에서는 마이크로 모터(콘트라 앵글) 사용을 추천하는 경향에 있다. 저자는 표준적인 지대치 형성에는 마이크로 모터(5배 연속)의 사용을 적극 권장한다(그림 14).

Chapter 1의 정리

CAD/CAM 기술과 치관수복 재료의 진보, 사회 정서의 변화에 따른 금속 가격의 급등으로 인해 치관수복 임상은 큰 변화를 맞이했다. 그러나 치과의사가 하는 지대치 형성은 주조 기술이 도입된 이래 큰 기술 혁신은 없고, 지대치의 기본 형태도 오래된 전부 주조 크라운이 기본이다.

보철치료의 디지털화에 따라 사용하는 치관수복 재료의 선택지도 매우 늘었다. 우리는 사용 재료의 치과이공학적인 특징을 숙지하고, 각각에 적합한 지대치 형태(삭제량)를 형성해야 한다.

Chapter 2

하악 대구치의 지대치 형성

1. 하악 대구치에서 CAD/CAM을 응용한 치관수복물의 특징 ···· 14

2. 하악 대구치에서 CAD/CAM을 응용한
치관수복물 지대치 형성의 실제 ···· 15

3. CAD/CAM을 응용한 각종 치관수복물 이미지의 비교(하악 대구치) ···· 30

이 Chapter에서 배울 포인트

① 하악 대구치에서 CAD/CAM을 응용한 치관수복물과 지대치 형성의 특징

② 하악 대구치에서 기본적인 지대치 형성의 단계

1. 하악 대구치에서 CAD/CAM을 응용한 치관수복물의 특징

디지털 시대의 크라운 분류는 Chapter 1에서 설명했다. 주로 구치부에서 사용되는 것은

① 풀 지르코니아 크라운(단일체)

② 도재 전장 지르코니아 크라운(지르코본드: full bake/partial bake)

③ CAD/CAM 복합레진 크라운

이다(그림 1).

CAD/CAM을 응용한 각종 치관수복물에 대한 지대치 형성과 형태의 기본에는 큰 차이가 없고, 지대치 형성 순서와 지대치 형태는 전부 주조 크라운의 기준을 따른다. 하지만, 치관수복물의 종류와 사용 재료에 따라 적응 증례나 임상적 특징은 약간 달라서, 그에 따라 지대치 형태도 변화시켜야 한다. 따라서 구치부를 대상으로 해 각종 치관수복물의 특징에 대해 정리하고자 한다(표 1).

구치부에서 주로 사용되는 크라운의 분류

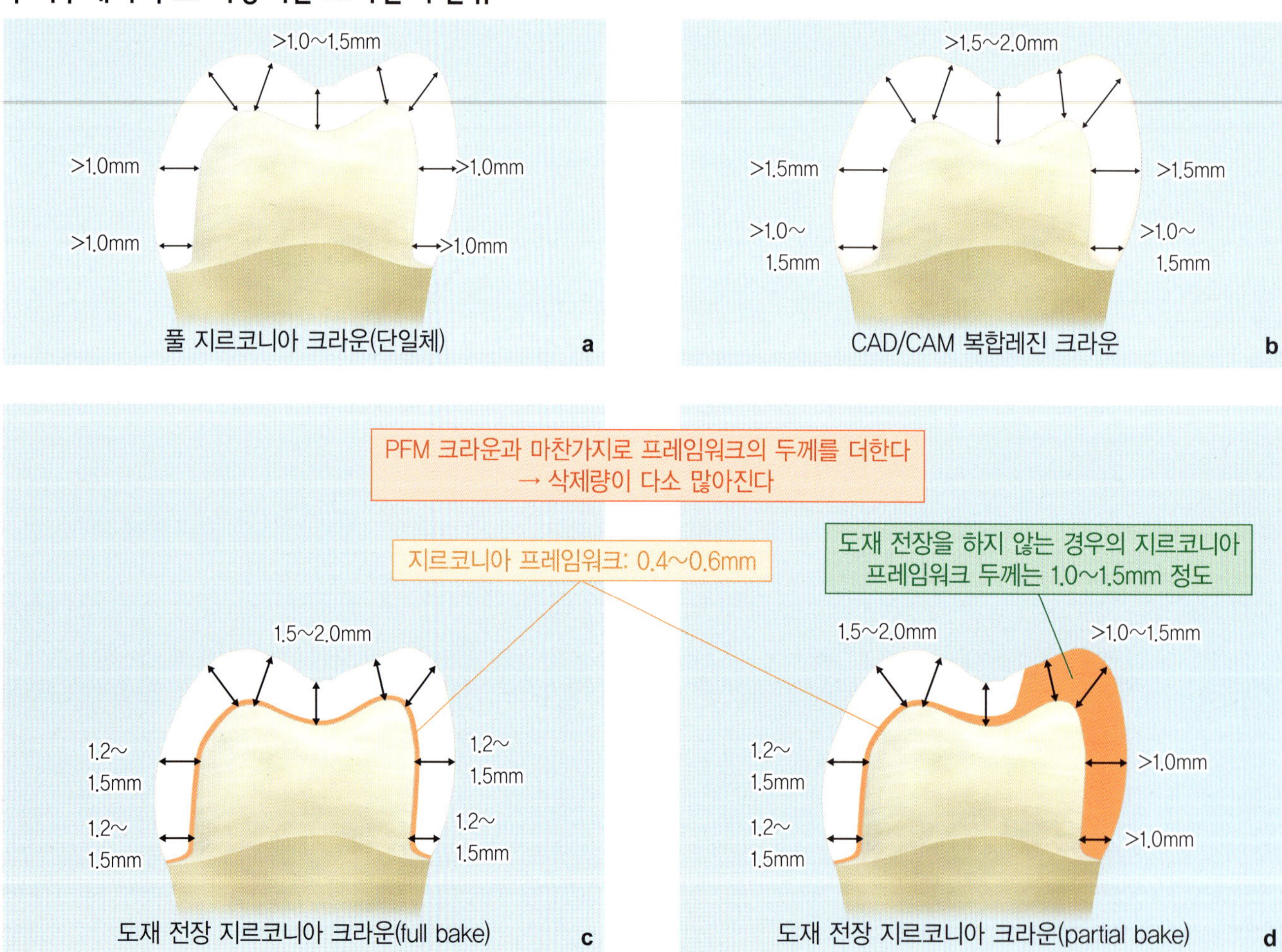

그림 1a~d. 구치부에서 사용되는 디지털 시대 크라운의 분류.

CAD/CAM을 응용한 치관수복물의 임상적 의미와 장·단점 등

임상적 의미	장·단점, 특기 사항
• 기존에 사용되어 온 금속을 사용하지 않는다(❶~❸) • 심미성이 뛰어나다(❶~❸) • 결손 치아 수나 사용 재료에 따라서는 브리지의 지대치가 된다(❶, ❷) • 광학 인상과 인상재를 이용한 인상이 모두 가능하다(❶~❸)	**[장점]** • 치아 전체적인 형태를 변화시킬 수 있다(❶~❸) • 강도와 생체친화성이 뛰어나다(❶, ❷) • 금속 알레르기를 피할 수 있다(❶~❸). • 치태가 부착하기 어렵다(❶, ❷)
	[단점] • 치질 삭제량은 전부 주조 크라운에 비교하여 많다(❶~❸) • 재료의 진화는 계속된다(❶~❸) • CAD/CAM 등의 전용 설비가 필요하다(❶~❸) • 전용 접착 시스템이 필수이다(❶~❸)
	[재료별 특기 사항] • 부분 의치의 지대치로도 사용할 수 있다(❶, ❷) • 재료의 선택지가 많다(❶~❸)

표 1. CAD/CAM을 응용한 치관수복물의 임상적 의의와 장·단점 등.
표 안의 숫자는 ❶ 풀 지르코니아 크라운(단일체), ❷ 도재 전장 지르코니아 크라운, ❸ CAD/CAM 복합레진 크라운이다.

2. 하악 대구치에서 CAD/CAM을 응용한 치관수복물 지대치 형성의 실제

여기서는 풀 지르코니아 크라운(단일체)을 예로 들어 지대치 형성의 순서(표 2, 그림 3~12)를 제시한다. 또한, 지대치 형성 순서와 치질 삭제량을 보다 잘 이해할 수 있도록 대상 치아를 매직잉크로 칠하고 사진을 찍었다. 치경부까지 칠했기 때문에 치은연과 피니시라인의 위치 관계, 치질 삭제량은 관찰하기 쉽지만, 일상적인 치아의 이미지와는 다소 다르다는 것을 미리 이해해 주었으면 좋겠다.

이 책에서는 삭제 장치로서 마이크로 모터(① 콘트라 앵글. 5배속용: ~20만 회전/분, ② 스트레이트 앵글: ~수천 회전/분)와 삭제 기구로서 다이아몬드 버(이하, 버로 줄임)를 사용한다. 버는 많은 제조사로부터 다양한 모양이 판매되고 있다.

버의 모양(크기와 형태)은 적절한 지대치 형태를 형성하기 위한 최적의 것을 선택해야 하며, 특히 CAD/CAM을 응용한 치관수복물은 재료학적으로 필요한 지대치 형태나 삭제량의 기준이 제시되어 있다. 초심자는 먼저 각 제조사의 지대치 형성용 키트를 사용하고 나서, 익숙해지면 자신이 사용하기 쉬우면서도 목적에 맞는 버를 사용할 것을 권장한다(16, 17쪽의 [POINT] 참조).

[POINT] 사용하는 버의 형태와 크기

하악 대구치에서 풀 지르코니아 크라운(단일체)의 형성 순서

형성 순서	버의 종류, 기구	상세한 설명, 주의사항 등
1. 지대치 형성 전의 준비(그림 3)	해당 치아에 퍼티 타입 고무 인상재로 인덱스(실리콘 인덱스)를 제작해 둔다	• 각 단계마다 ① 삭제량, ② 축면 각도, ③ 피니시라인의 상태와 형성 폭 등의 확인에 사용한다
2. 교합면 가이드 그루브와 교합면 삭제 (그림 4, 5)	중간 직경, 굵은 직경+끝이 둥근 테이퍼 모양의 버《102R 혹은 106RD》	• 교합면의 클리어런스 ⇒ 1.0~1.5mm • 기본 형태는 뒤집은 지붕 모양이다 • 자연치의 해부학적 형태와 비슷하다(main groove와 main ridge) • 실리콘 인덱스를 처음부터 사용하는 것을 권장한다
3. 축면 가이드 그루브와 축면 형성 (그림 6~8)	중간 직경, 굵은 직경+끝이 둥근 테이퍼 모양의 버《102R 혹은 106RD》	• 가이드 그루브는 버 두께의 1/2~2/3 정도이다(사용하는 버의 두께에 주의) • 피니시라인 부위에서는 크라운의 두께가 최소 1.0mm 정도가 필요하다 • 협측 ⇒ 기본 2축(기능 교두 베벨을 부여하면 최종적으로 3축) • 설측 ⇒ 하악에서는 2축(비기능 교두 베벨을 부여하면 최종적으로 3축) • 너무 강한 테이퍼에 주의한다(마주 보는 쪽과 평형성을 확보)
4. 인접면 슬라이스 컷 (그림 9)	① 가는 직경의 테이퍼 모양의 버(끝이 둥글어도 가능)《204, 104R》 ⇒ CAD/CAM 형성용 키트에는 포함되지 않는다 ② 중간 직경+끝이 둥근 테이퍼 모양의 버《102R》	• 되도록 인접치에 상처를 주지 않는다(①에서 제시한 가는 버로 슬라이스 컷을 함) • 접촉점을 포함해 법랑질을 일정량 삭제해 협·설로 공간이 생긴 뒤에 ②의 버를 사용한다 • 치간유두에 상처를 주지 않는다
5. 전체 둘레의 축면 형성(그림 10)	중간 직경, 굵은 직경+끝이 둥근 테이퍼 모양의 버《102R 혹은 106RD》	• 각각의 우각 부위를 이행적이면서도 활택하게 4면을 연결한다 • 원심 설측 우각이 가장 어렵다 • 너무 강한 테이퍼에 주의한다(마주 보는 쪽과 평형성을 확보)
6. 전체의 형태 부여 (그림 11)	• 굵은 직경+끝이 둥근 테이퍼 모양의 버《106R/107RD》 • 배(pear) 모양의 버《265R》 • 평평한 모양의 버《SF151》	• 적절한 때 실리콘 인덱스를 이용해 형태와 삭제량 등을 점검한다 • 교합면 클리어런스를 확인한다 • 지대치 형태의 전체적인 모양을 점검해 언더컷이나 피니시라인의 불연속성에 주의한다
7. 피니시라인 (그림 11)	굵은 직경+끝이 둥근 테이퍼 모양의 버《106R/107RD, SF106RD/SF107RD》	
8. 지대치 형태의 평가(그림 11)	• 실리콘 인덱스 • 유틸리티 왁스(교합면 클리어런스 확인) • 형성량 확인용 기구	
9. 마무리+연마 (그림 12)	• 굵은 직경+끝이 둥근 테이퍼 모양의 버《106R/107RD, SF106RD/SF107RD》 • 중간 직경+스트레이트 모양의 버《114, 115SF》 • 배 모양의 버《265R》(SF는 super fine: 연마용)	• 피니시라인의 폭, 치은연과의 위치 관계를 확인한다 • 피니시라인의 연속성을 확인한다 • 선각, 우각에 둥글림을 준다

표 2. 하악 대구치에서 풀 지르코니아 크라운(단일체)의 기본적인 형성 순서.

표 2에 지대치 형성의 순서와 사용하는 삭제 기구, 주의 사항을 적었다. 특히 가이드 그루브, 축면과 피니시라인을 형성하는 버 끝의 모양과 굵기(끝 지름과 최대 지름)를 충분히 파악한 후에 각 단계의 목적에 맞게 가려 사용해야만 한다. 이 Chapter에서 사용하는 버 종류와 사용 목적, 크기 등을 그림 2에 제시했다.

이 책에서 사용하는 삭제 기구

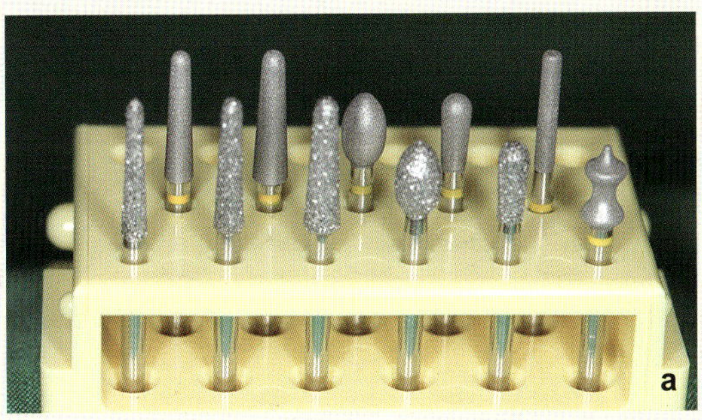
a

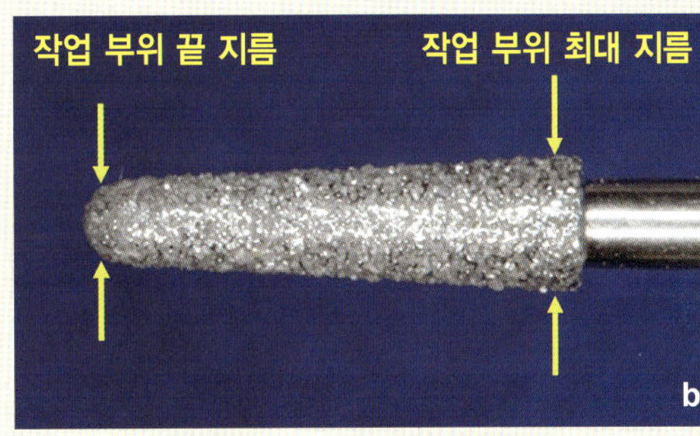

b

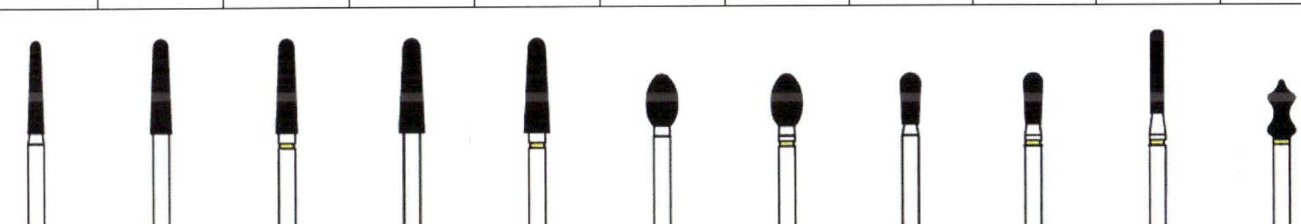

	102R	106RD	SF106RD	107RD	SF107RD	145	SF145	265R	SF265R	SF114	SF151
작업 부위 끝 지름	1.1	1.3	1.2	1.5	1.4	–	–	–	–	–	–
작업 부위 최대 지름	1.7	2.1	2.1	2.3	2.3	2.9	2.9	2.1	2.0	1.3	2.8
슬라이스 컷	△ (그림 9, 10 참조)										
가이드 그루브	○	○									
교합면 형성/연마	○	○		○				○			○
			○		○				○		
축면 형성/연마		○		○							
			○		○						
구개면 형성/연마(전치)						○					
							○				
피니시라인 형성/연마		○		○							
			○		○					○	

c

그림 2a~c. 이 책에서는 Shofu의 CAD/CAM 형성용 키트를 기본적인 삭제 기구로 사용한다. 이 외에 인접면 슬라이스 컷을 위해 가는 테이퍼 모양의 다이아몬드 버(204, 101R, 104R: 그림 9c 참조)도 사용한다.

1) 지대치 형성 전의 준비

디지털 시대의 지대치 형성에서는 피니시라인을 포함하여 보철물의 강도 유지를 위해 충분한 치질 삭제량을 확보하고, 전체에 둥근 모양을 부여할 필요가 있다.

정밀도가 높은 지대치 형성을 위해 술전에 퍼티 타입의 고무 인상재로 실리콘 인덱스를 제작해 두는 것을 권장한다. 이것은 각 단계마다 ① 삭제량, ② 축면 각도, ③ 피니시라인의 상태와 형성 폭 등의 확인에 사용한다(그림 3).

실리콘 인덱스 제작

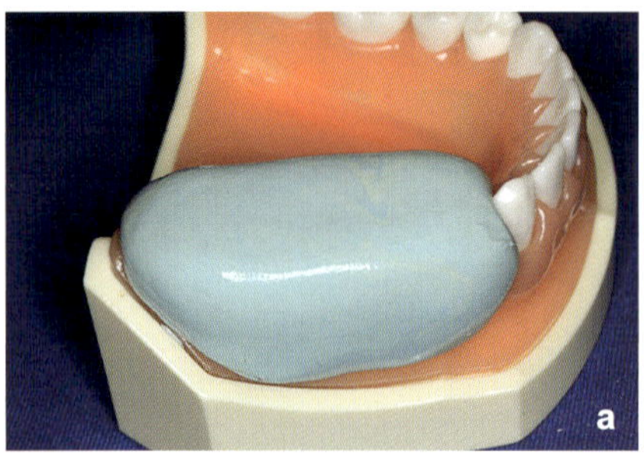

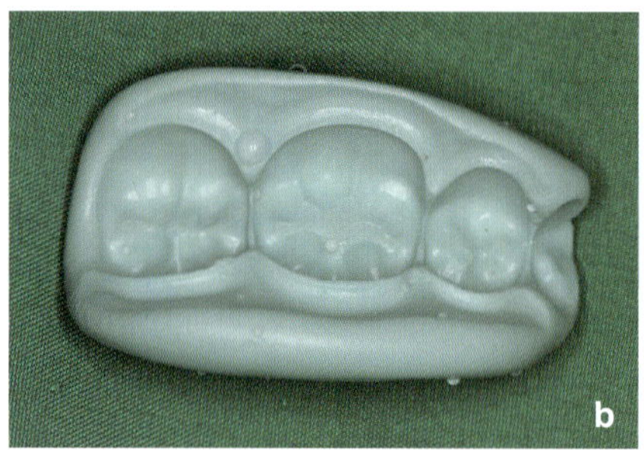

그림 3a, b. 이 Chapter에서는 #46을 예로 들어 설명한다. 치료 시작 전에 대상 치아의 실리콘 인덱스를 제작해 둔다.

2) 교합면 가이드 그루브와 교합면 삭제

교합면 가이드 그루브

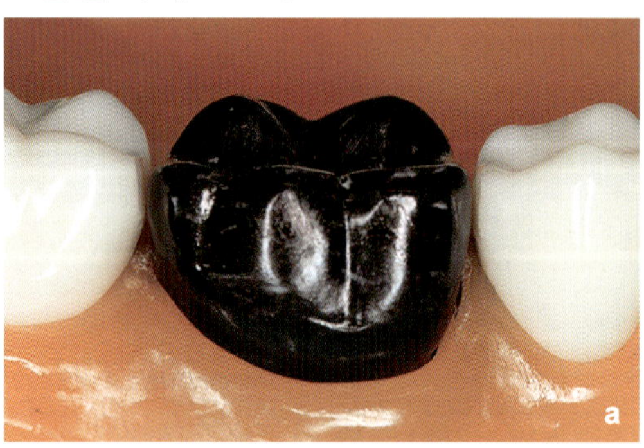

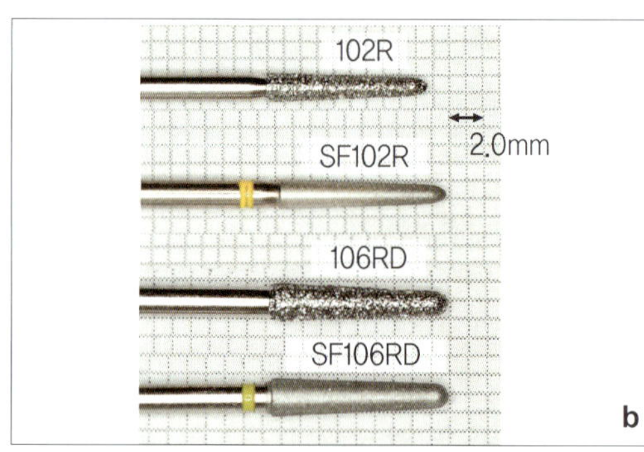

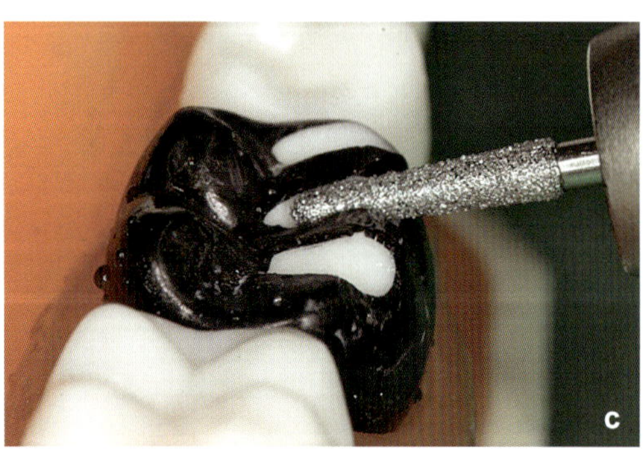

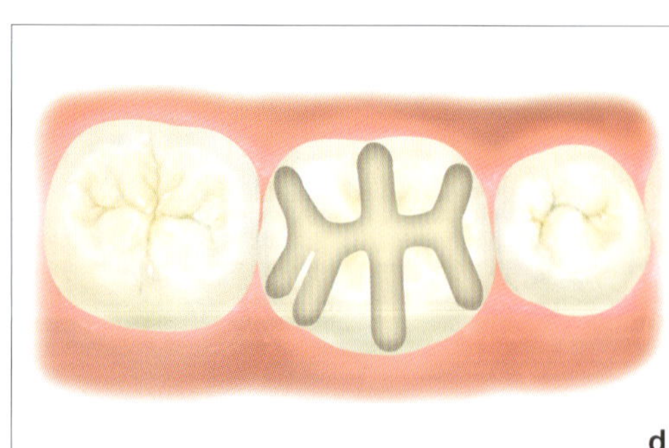

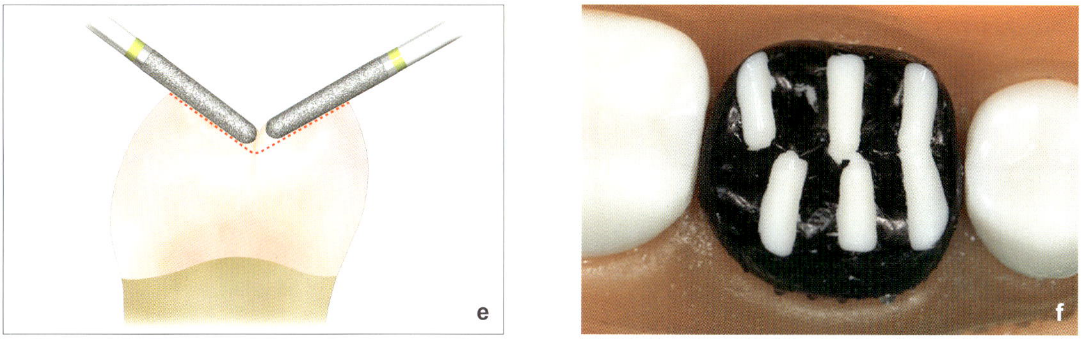

그림 4a~f. 가이드 그루브와 교합면 형성은 같은 버를 사용한다. 이 Chapter에서 사용한 102R(끝 지름 1.1mm, 최대 지름 1.7mm)과 106RD(끝 지름 1.3mm, 최대 지름 2.1mm)는 버 작업 부위에 테이퍼가 부여되어 있어서, 버를 대는 방법과 대는 각도에 주의하지 않으면 핸드피스에 가까운 쪽의 삭제량이 많아진다(**a~c**). 반대로 중심와 부근의 치질 삭제량은 부족하기 쉬우므로, 교합면의 협·설측 내사면에 평행하게 버를 대고 main groove를 따라 가이드 그루브를 형성하도록 유의한다(**d~f**).

교합면의 치질 삭제

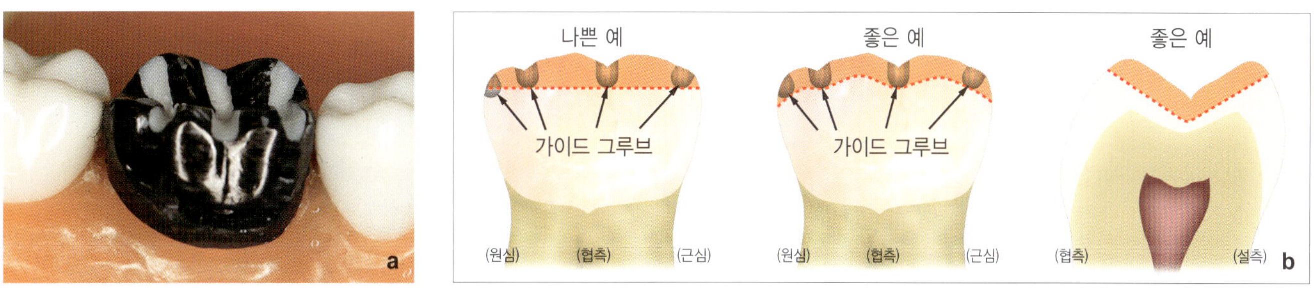

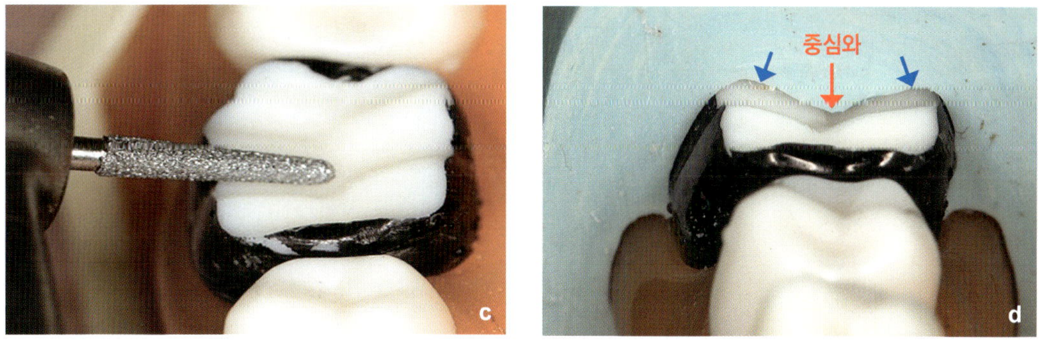

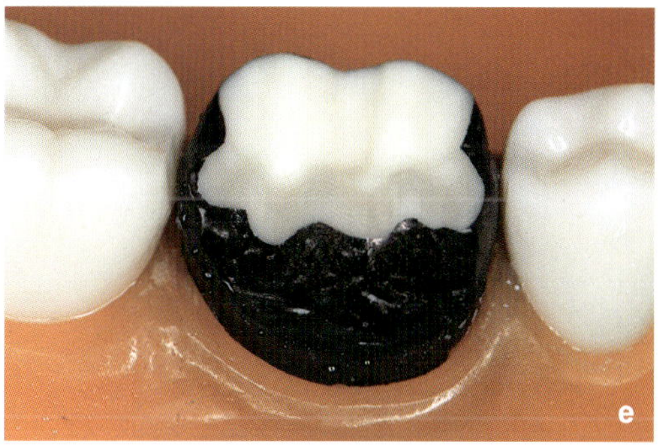

그림 5a~e. 가이드 그루브를 연결하듯이 균일한 두께의 교합면 치질을 삭제한다(**a, b**). 이때, 교합면 모양과 일치하도록 요철을 부여해 평평한 모양이 되지 않도록 주의한다. 형성할 때는 버의 각도에 주의하고, 교두의 내사면 경사에 거의 평행하게 버를 대고 볼록한 교두 모양을 모방하듯이 평행이동을 시킨다(**b, c**). 버를 대는 각도가 얕으면 중심와 부근의 형성량이 부족하게 된다(Chapter 1의 그림 13 참조). 실리콘 인덱스로 교합면 삭제량과 형성 부족 부위를 확인하고 수정한다. 이 단계에서는 '뒤집은 지붕 모양'이 적절한지와 삭제량이 어느 정도인지를 대략 확인하는 데 그치고, 최종적인 교합면 삭제량은 마무리 단계에서 조정한다(**d, e**).

3) 축면 가이드 그루브와 축면 형성

협측 축면의 가이드 그루브

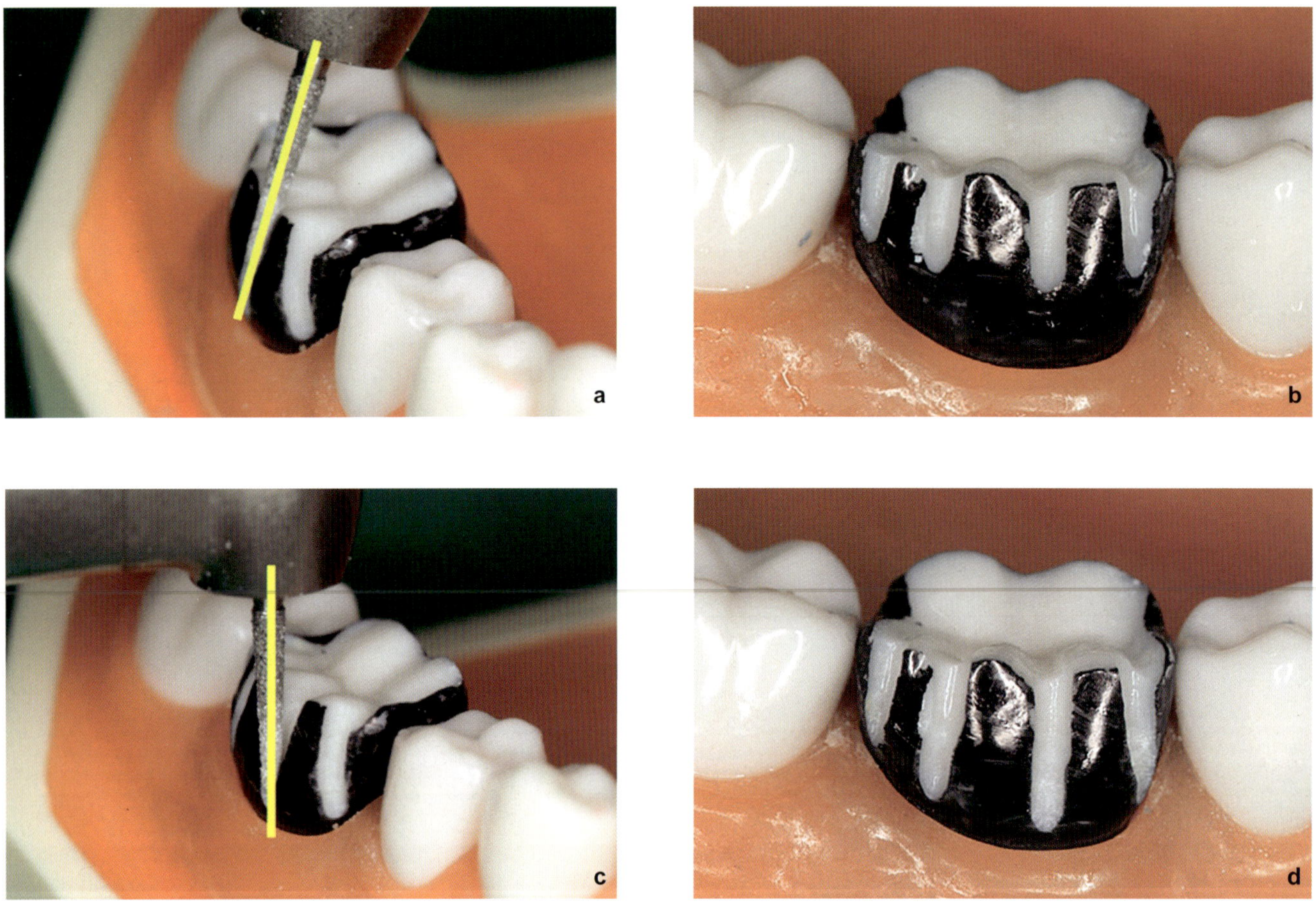

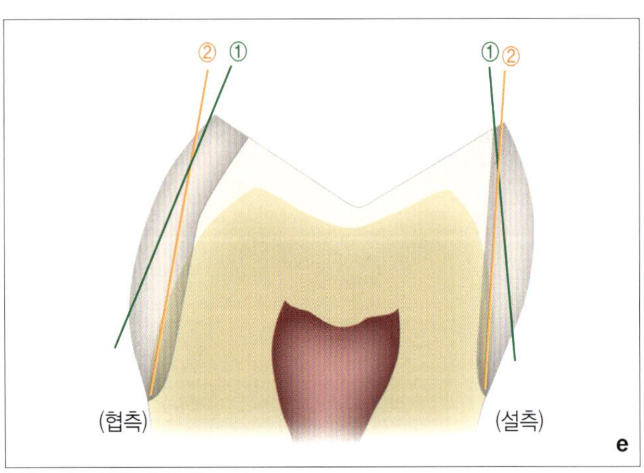

그림 6a~e, 하악 구치 협면의 기본적인 가이드 그루브는 2축으로 하고, 상·하를 1/2로 나눈 면에서 각각 형성한다(**a~d**). 가이드 그루브의 깊이는 106RD 두께의 약 1/2~2/3으로 하며, 협측의 풍융[치관측 1/2에서는 치축에 대해 약 15°, 치경부측 1/2에서는 치축에 평행(**e**)]에 맞추고, 협측 구(groove) 등을 이용하여 3~5개의 가이드 그루브를 넣는다.

협측 축면의 치질 삭제

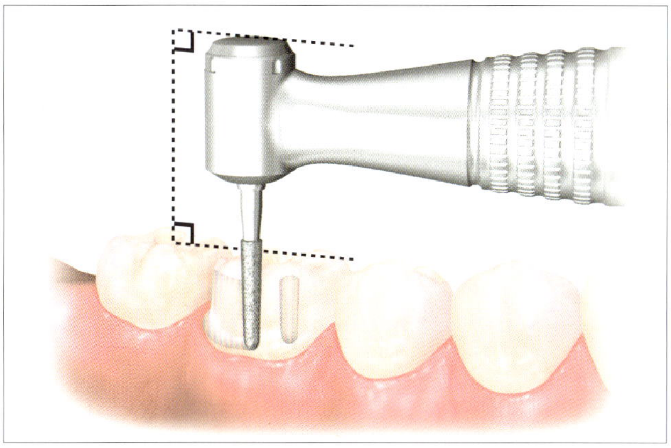

그림 7a. 축면 테이퍼는 버의 형태에 의존하므로, 적절한 축면 테이퍼의 확보는 버 이동 동작의 확실성에 좌우된다. 축면을 형성할 때의 기본 원칙은 버 장축의 각도를 일정하게 유지하는 것이다. 눈의 착각이나 대합치, 인접치의 영향으로 버의 각도가 기울어지면 지대치의 테이퍼가 커질 뿐만 아니라 삭제량이 많아지므로 주의가 필요하다.

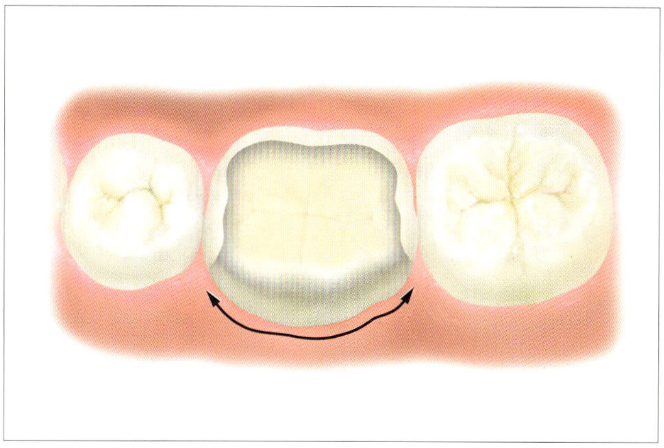

그림 7b. 협측 축면은 협면의 커브(협측 구와 원심협측 구로 구성되는 요철)에 맞추어 균일한 삭제량을 유지하면서 입체적으로 형성한다(주: 설측 축면도 마찬가지임).

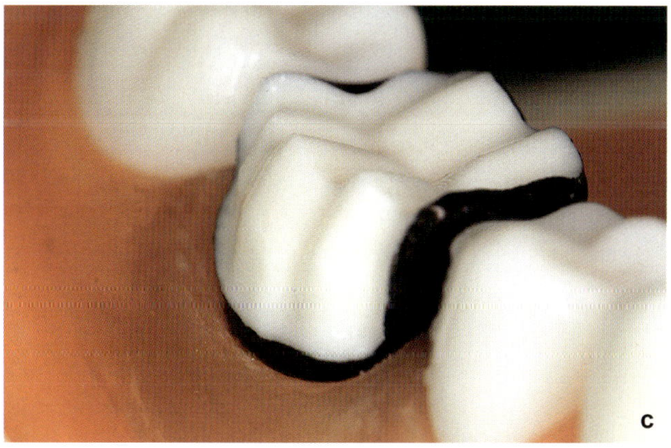

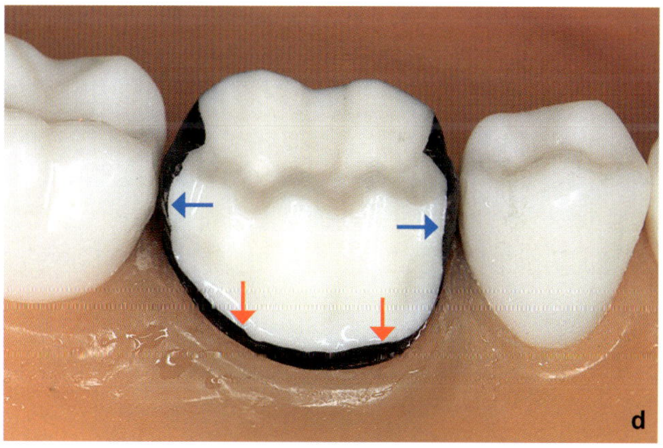

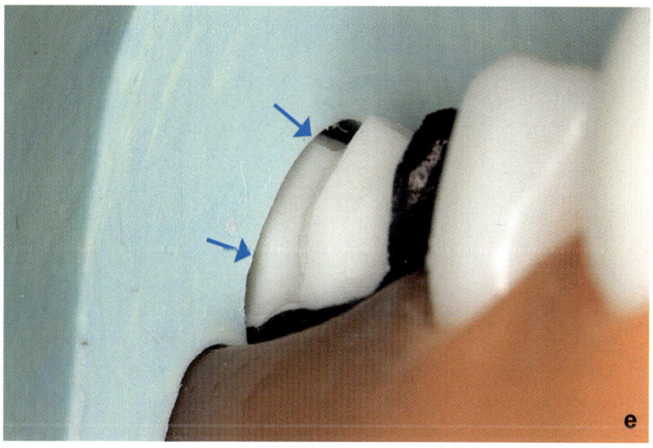

그림 7c~e. 가이드 그루브 사이에 남은 치질 삭제도 상·하를 1/2로 나눈 면에서 각각 형성한다. 형성할 때의 포인트는 ① 가이드 그루브의 각도에 맞추고, ② 각각의 교두로 구성되는 협측의 요철에 맞추어 파도를 타듯이 이동하고, ③ 폭 넓은 면으로 균등한 두께로 형성한다(c). 임시의 피니시라인은 치은연상에 두고(d: 빨간색 화살표), 근·원심 형성 한계는 인접면 바로 앞에서 멈춘다(d: 파란색 화살표). 실리콘 인덱스를 이용하여 형성 축면 각도와 삭제량을 확인해(e: 파란색 화살표), 필요에 따라 수정한다.

설측 축면 가이드 그루브와 치질 삭제

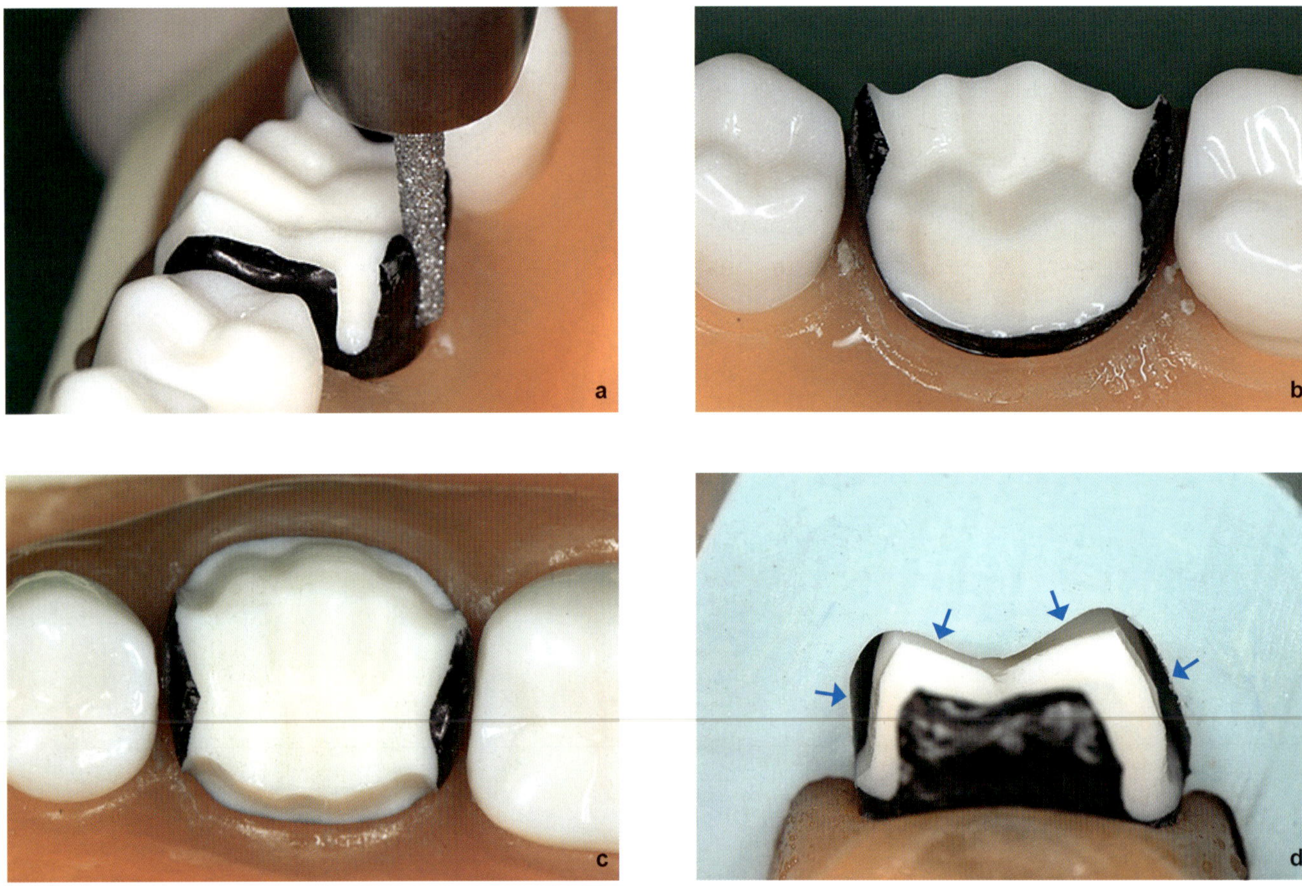

그림 8a~d. 하악 구치부 설면의 기본적인 가이드 그루브는 2축으로 하고, 상·하를 1/2로 나눈 면에서 각각 형성한다(**a**, **b**). 협측과는 달리 치관 풍융의 커브가 두드러지지 않으므로, 치관측 1/2의 축 각도는 약하다. 치경부측 1/2에서는 치축에 평행하게 하고(그림 6**e**), 설측 구 등을 이용하여 3개의 가이드 그루브를 넣는다. 가이드 그루브의 깊이는 106RD 두께의 약 1/2~2/3로 한다. 설측 축면의 치질 삭제는 협측의 기준을 따르며, 실리콘 인덱스로 확인(**d**: 파란색 화살표)하면서 삭제한다(**c**, **d**).

4 인접면 슬라이스 컷

인접면 슬라이스 컷은 지대치 형성에서도 가장 어렵고, 많은 젊은 치과의사들이 어려워하는 단계이다. 안접치에 상처를 주는 것을 두려워한 나머지, 근·원심의 테이퍼가 너무 강하면 이른바 '산 모양 형성'이 되기 쉽다. 또한 인접치 접촉점 주위의 법랑질에 상처를 주면 인접면의 형태나 풍융이 변할 우려가 있다. 형성을 끝냈을 때(혹은 임시 수복물을 제작할 때) 인접면의 형태를 수정하거나 연마하면 우식 발생의 방지와 적절한 접촉점 회복, 하부 고형 공극의 부여가 가능해진다.

인접면 슬라이스 컷

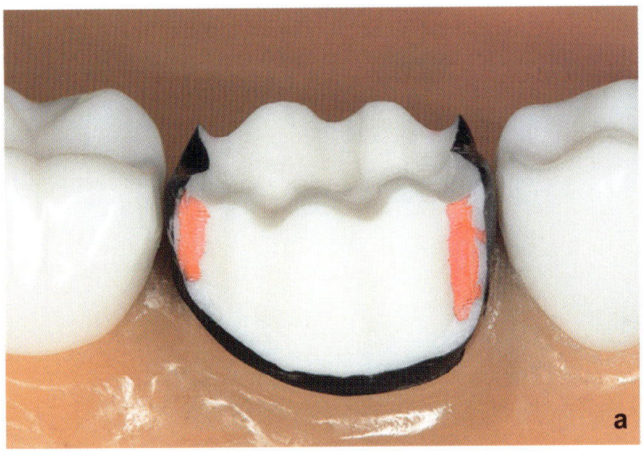

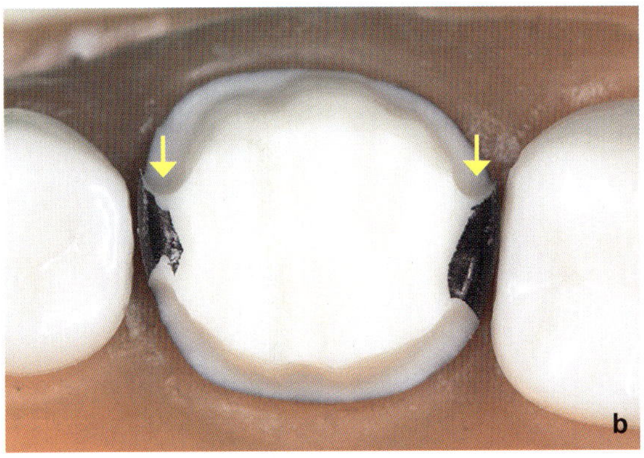

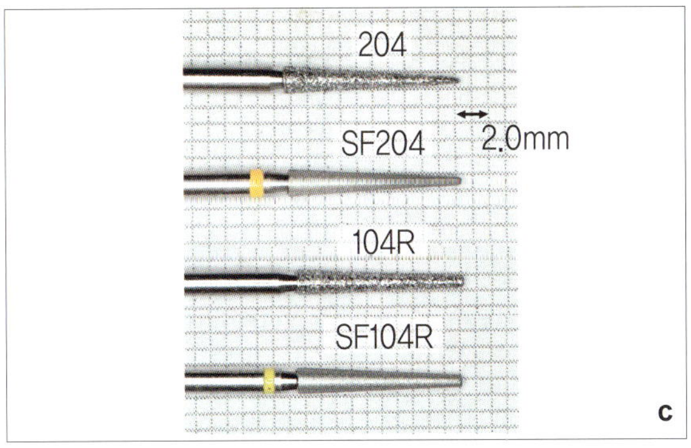

그림 9a~c. 협·설측 축면을 형성을 할 때는 형성 한계를 인접면 바로 앞에서 멈춘 부위에 두고(a: 빨간색 매직잉크로 표시), 슬라이스 컷 용도의 가는 버의 시작부로서 확실하게 함몰을 부여한다(b: 노란색 화살표). 인접면의 슬라이스 컷에는 204, 104R을 사용한다. 특히 204는 끝이 뾰족하고 버 자체의 테이퍼도 강해서 작업하기 쉽다(c).

[POINT] 슬라이스 컷에 성공하기 위해

① 협측에서 형성을 시작한다
② 버를 위로 빼내는 듯 한 움직임을 기본으로 한다
③ 인접면 접촉의 치질을 한층 남긴다는 생각으로 형성한다
④ 되도록이면 치간유두의 상처를 피한다
⑤ 인접치에 대한 상처는 불가피하지만 최소한으로 그치고, 반드시 최종 인상 채득 전까지 인접면의 형태를 수정하거나 연마한다.

(계속) 인접면 슬라이스 컷

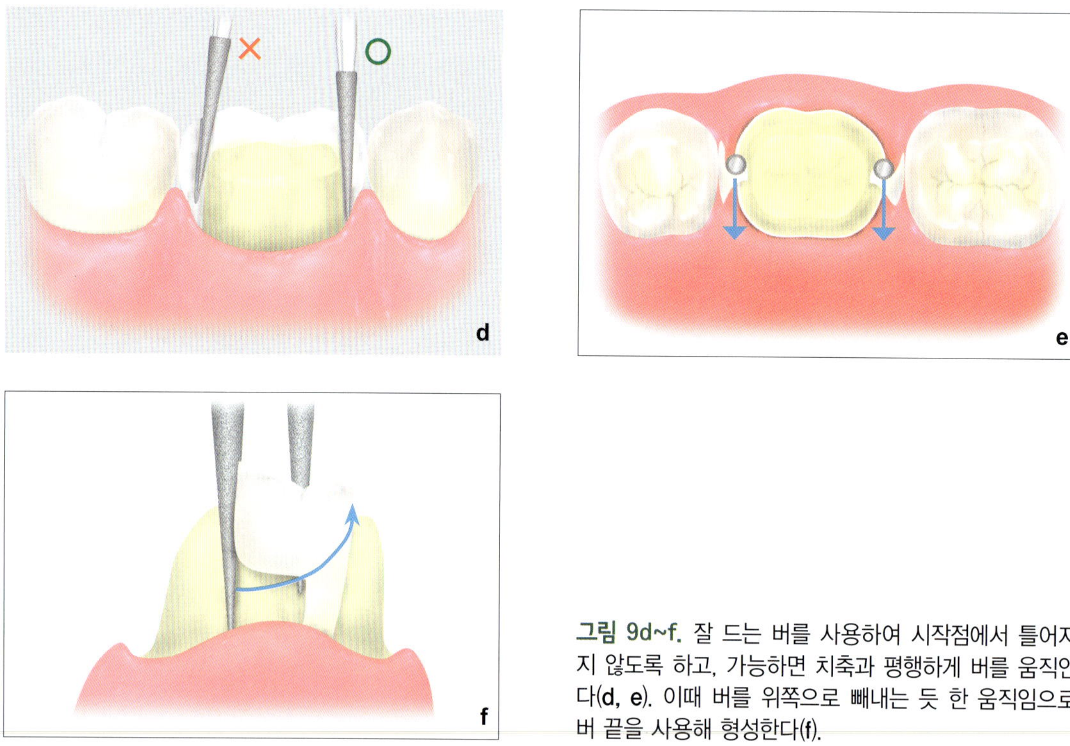

그림 9d~f. 잘 드는 버를 사용하여 시작점에서 틀어지지 않도록 하고, 가능하면 치축과 평행하게 버를 움직인다(**d, e**). 이때 버를 위쪽으로 빼내는 듯 한 움직임으로 버 끝을 사용해 형성한다(**f**).

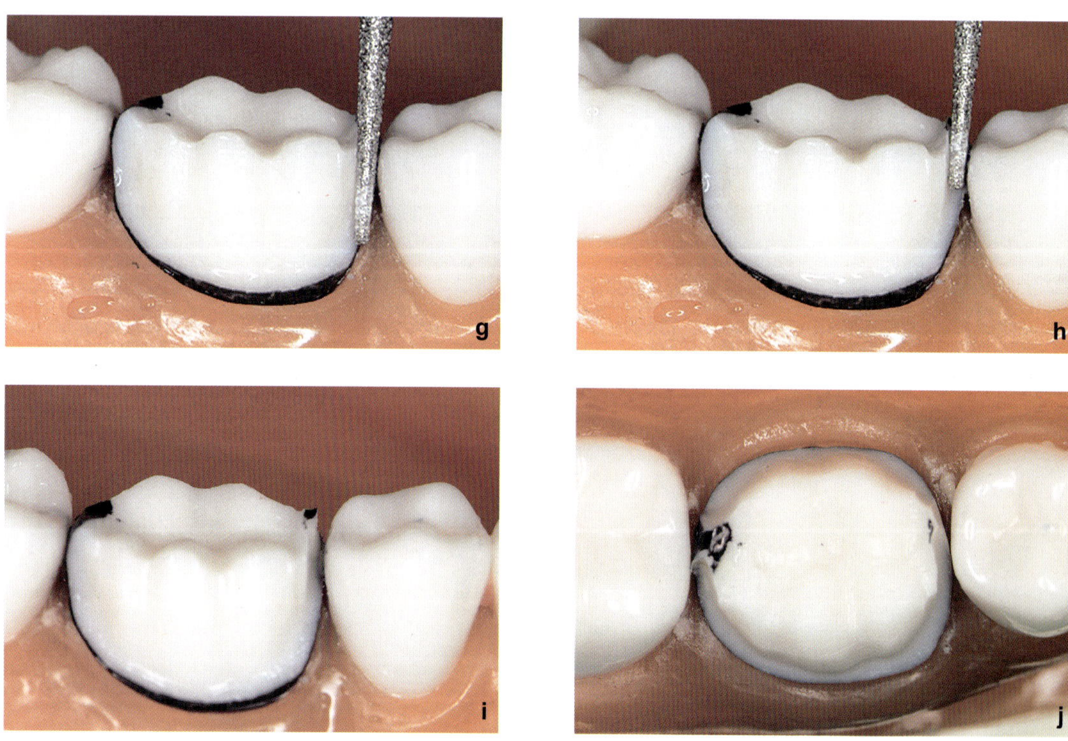

그림 9g~j. 인접면 슬라이스 컷을 할 때는 그림 9f와 같이 버를 위쪽으로 빼내듯이 움직이고, 버의 끝부분으로 인접면을 삭제한다(**g, h**). 이때 인접치의 영향으로 인해 삭제면의 요철이 커지고 테이퍼도 강해지기 쉽다. 되도록이면 인접치와 치은연의 손상을 피하고, 근·원심측도 협·설 모서리 부분까지 가는 버가 완전히 통과할 수 있으면 좋다(**i, j**).

5) 전체 둘레의 축면 형성

형성 순서와 사용하는 버의 선택은 ① 슬라이스 컷 부위와 인접치의 공간을 관찰해서 인접치를 손상시키지 않는 두께의 버(키트에 포함되지 않음: 104R/101R)를 먼저 선택해, ② 인접면에 충분한 공간을 확보한 후에 순차적으로 굵은 버로 교체하여(102R→106RD) 전체 둘레의 축면을 형성하고, ③ 동시에 피니시라인도 임시로 형성한다.

전체 둘레의 축면 형성

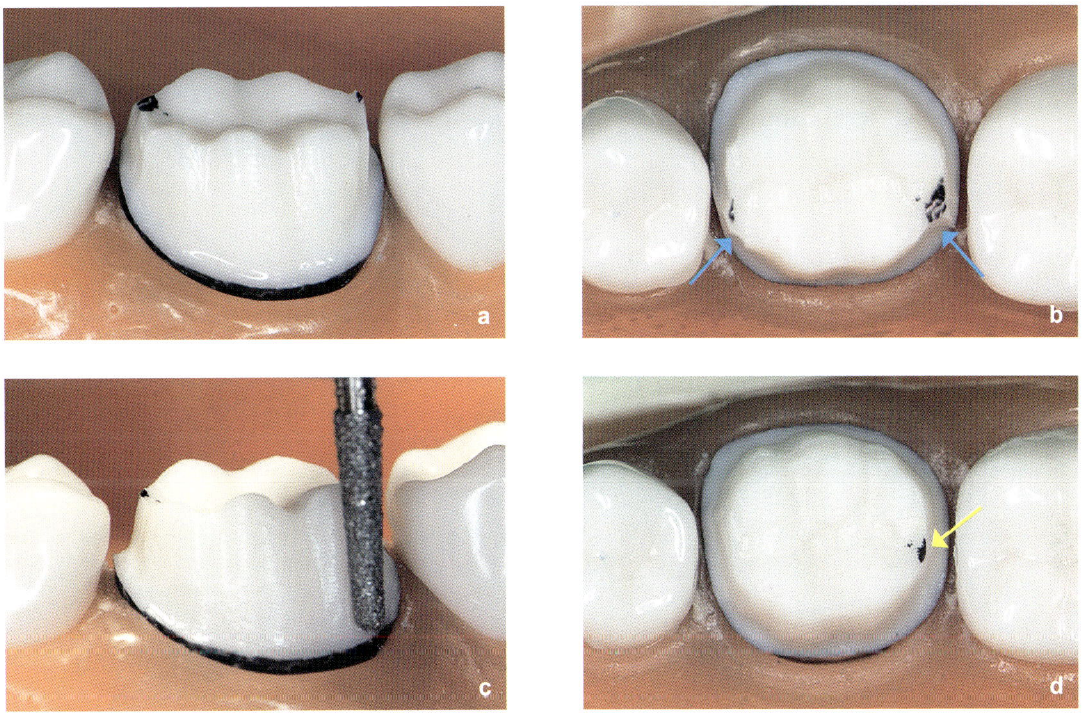

그림 10a~d. 슬라이스 컷을 할 때 설측의 근·원심 우각은 갭이나 언더컷이 생기기 쉽다(**b**: 파란색 화살표). 전체 둘레의 축면을 부드럽게 연결하고, 연속성이 있는 피니시라인을 형성하기 위해 직접 보면서 정성스럽게 형성한다(**c**). **d**는 전체 둘레의 축면 형성이 대체로 끝난 상태. 이 시점에서는 교합면과 축면 경계(Occluso-Axial Line Angle)의 형태 부여가 미완이다. 교합면의 삭제 부족(**d**: 노란색 화살표) 등이 관찰되더라도 다음 단계에서 수정하면 된다.

6) 지대치 형태 평가와 최종 형태의 형성

교합면 형태와 삭제량

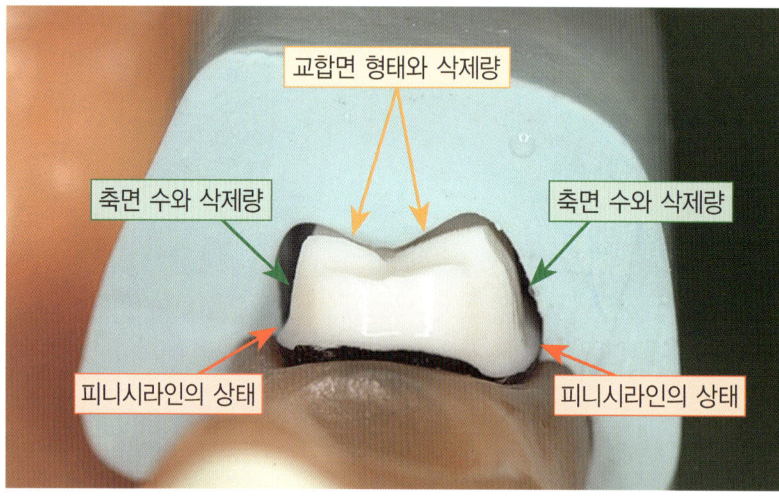

그림 11. 치아 전체 둘레에 걸친 축면 형성이 끝난 단계에서 실리콘 인덱스를 이용하여 현 시점의 지대치 형태를 확인한다. 확인해야 할 항목은 ① 교합면(형태와 삭제량), ② 축면(삭제량과 축면 수, 테이퍼), ③ 피니시라인(설정 위치와 삭제량)이다.

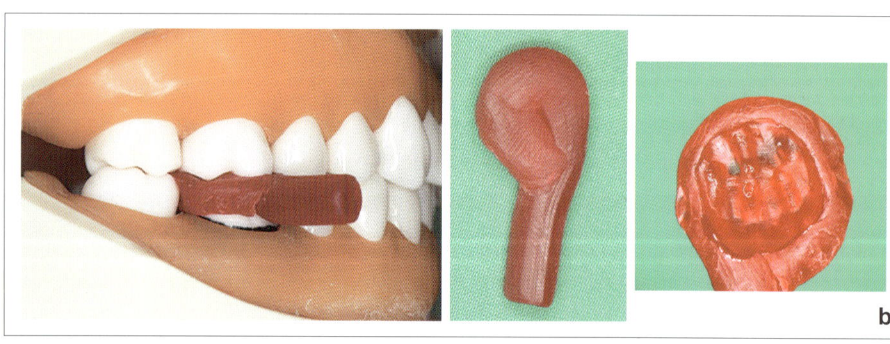

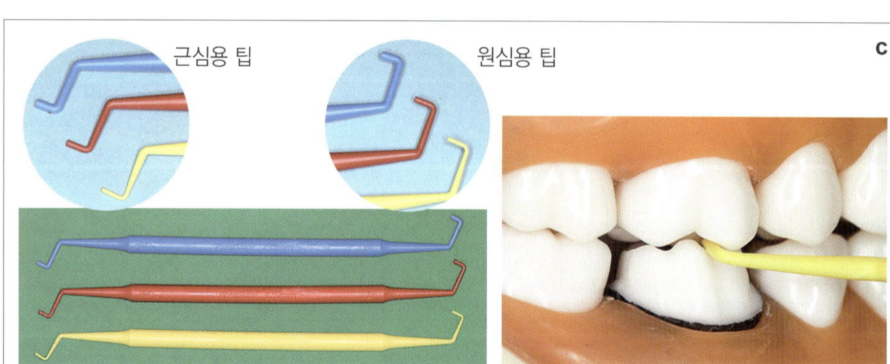

그림 11b, c. 삭제량 확인은 유틸리티 왁스(**b**) 또는 형성량 확인용 기구[지대치를 형성할 때 교합면, 협면, 설면, 치경부 등의 클리어런스를 확인하는 기구로 Prepsure II[c: Morimura, 끝의 지름이 1.0mm(노란색), 1.5mm(빨간색), 2.0mm(파란색)인 3종류를 가려 사용함]도 효과적이다.

최종 형태의 형성

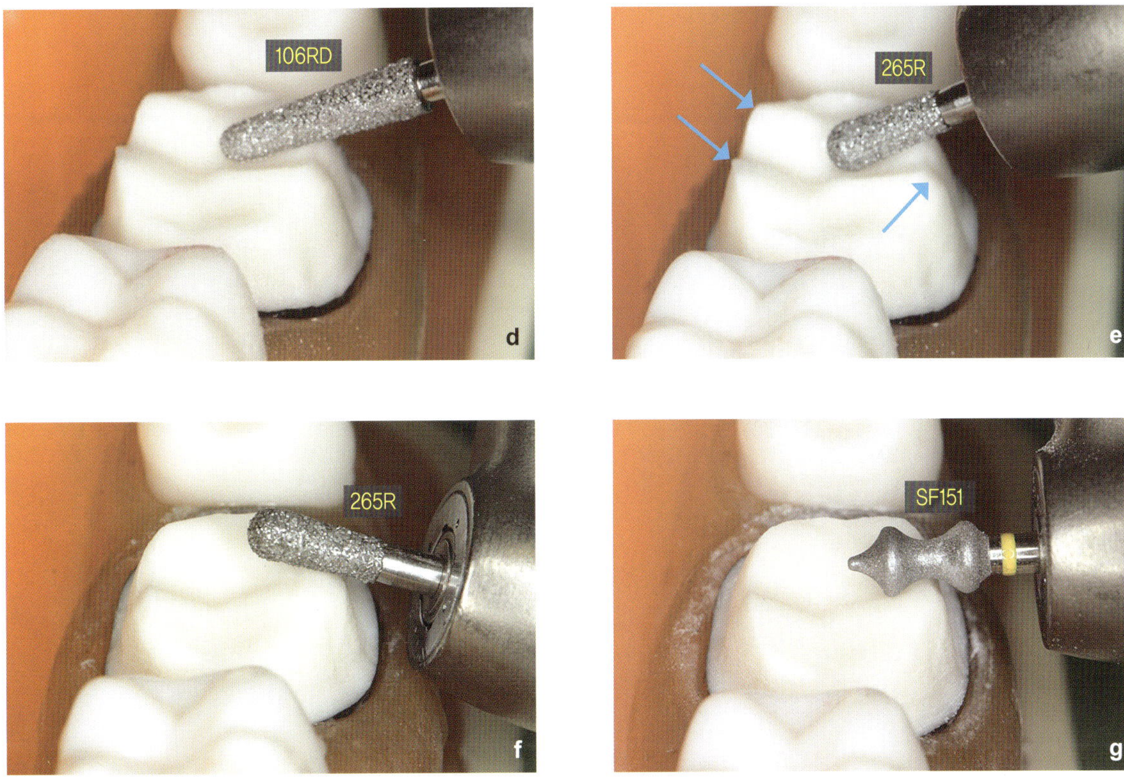

그림 11d~g. 교합면의 삭제는 106RD 또는 배 모양의 265R을 사용하여 크라운 종류에 맞게 적절한 삭제량을 확보한다(**d**, **e**). 다음으로 Occluso-Axial Line Angle의 예연(e: 파란색 화살표)을 삭제하여 둥글고 매끄러운 모양을 형성한다. 이때 265R, 265RF 혹은 SF151을 이용하여 버의 각도를 섬세하게 조정하면서 적절한 둥글림을 주고, 기능 교두 베벨과 비기능 교두 베벨도 의식하여 형성한다(**f**, **g**).

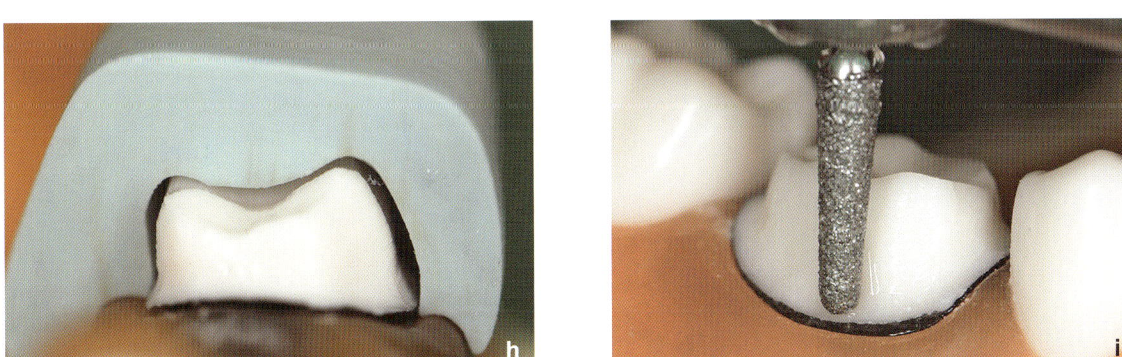

그림 11h, i. 적절한 때 실리콘 인덱스를 이용하여 지대치 형태와 삭제량을 확인하면서 이상적인 지대치 형태에 가깝게 형성한다(**h**). 최종적인 축면과 피니시라인의 삭제는 106RD나 107RD를 이용하여 치은연에 대해 설정하고자 하는 위치를 결정하고 피니시라인 폭을 형성한다. 또한 축면 수도 의식하면서 마무리한다(**i**).

7) 마무리와 연마

지대치 형태 평가와 최종 형태의 부여, 연마

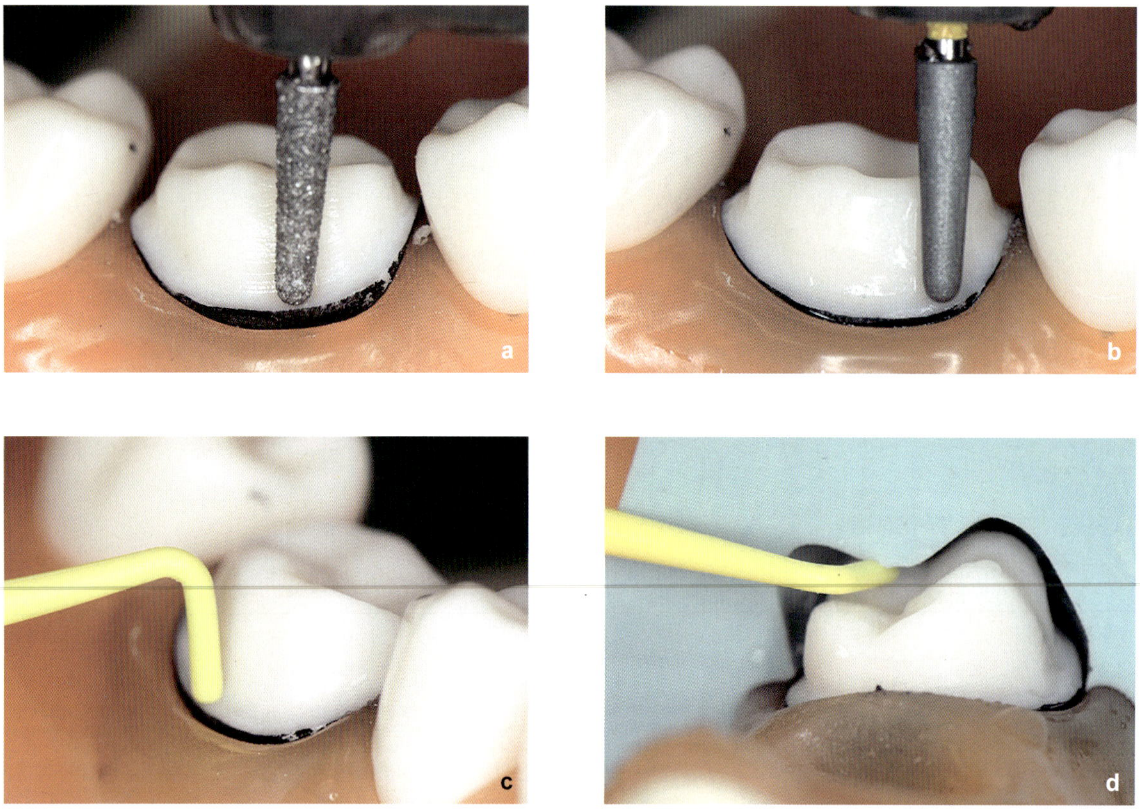

그림 12a~d. 피니시라인을 포함하여 세세한 수정과 마무리는 106RD/107RD, SF106RD/SF107RD를 이용하여 5배속 콘트라 앵글의 회전수를 줄여 50,000~100,000rpm 정도로 시행한다(버를 대는 방법이나 핸들링의 정밀도를 올리기 위함). 이때 치은연에 대한 피니시라인의 적절한 위치와 삭제 폭을 동시에 결정해 나간다(**a~c**). 객관적으로 지대치 형태를 평가하기 위해 실리콘 인덱스를 이용해 교합면 삭제량(클리어런스)도 마지막으로 확인한다(**d**).

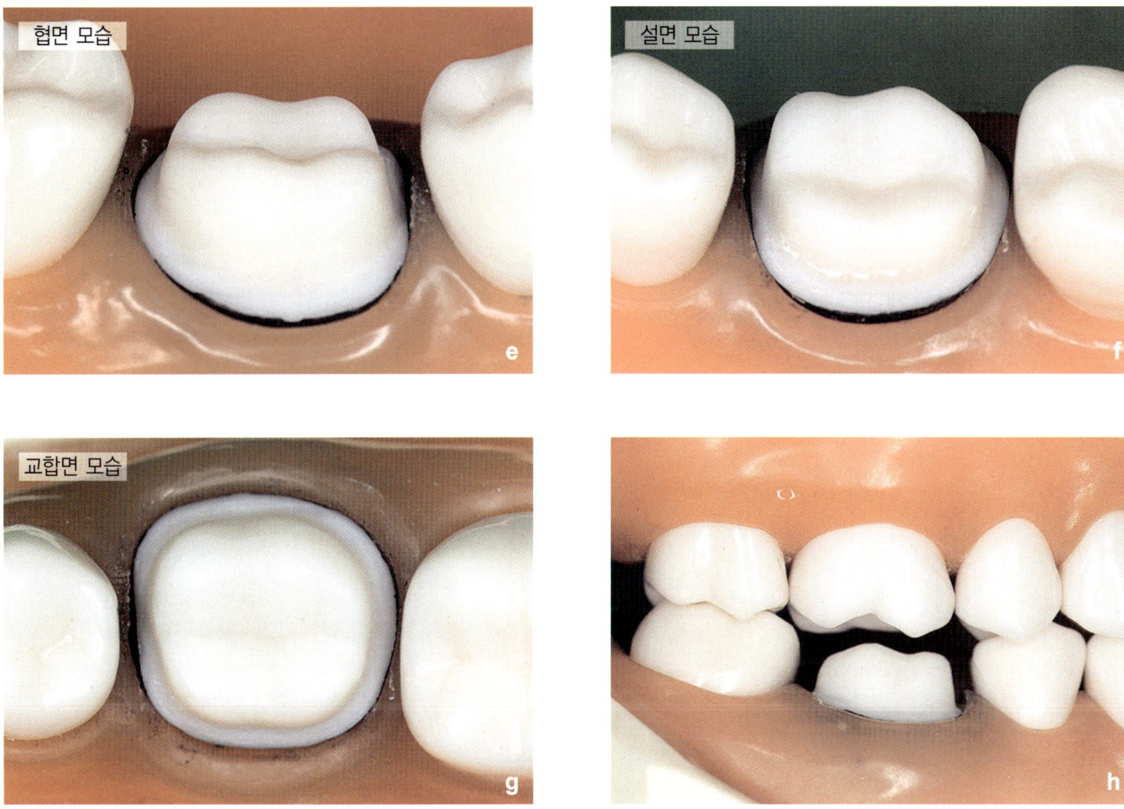

그림 12e~h. 완성된 #46의 풀 지르코니아 크라운(단일체)의 지대치(**e~g**)와 상·하악을 감합한 상태(**h**).

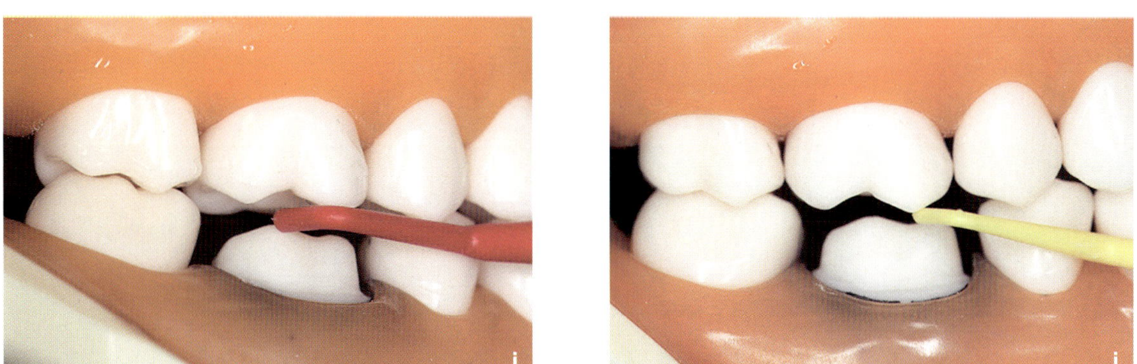

그림 12i, j. 형성 도중에도 적절한 때에 대합치와의 클리어런스나 편심운동의 상황 등을 확인한다(i, j).

3. CAD/CAM을 응용한 각종 치관수복물 이미지의 비교(하악 대구치)

전부 주조 크라운, 풀 지르코니아 크라운(단일체), CAD/CAM 복합레진 크라운의 지대치 형성 이미지 비교

전부 주조 크라운 | 풀 지르코니아 크라운(단일체) | CAD/CAM 복합레진 크라운

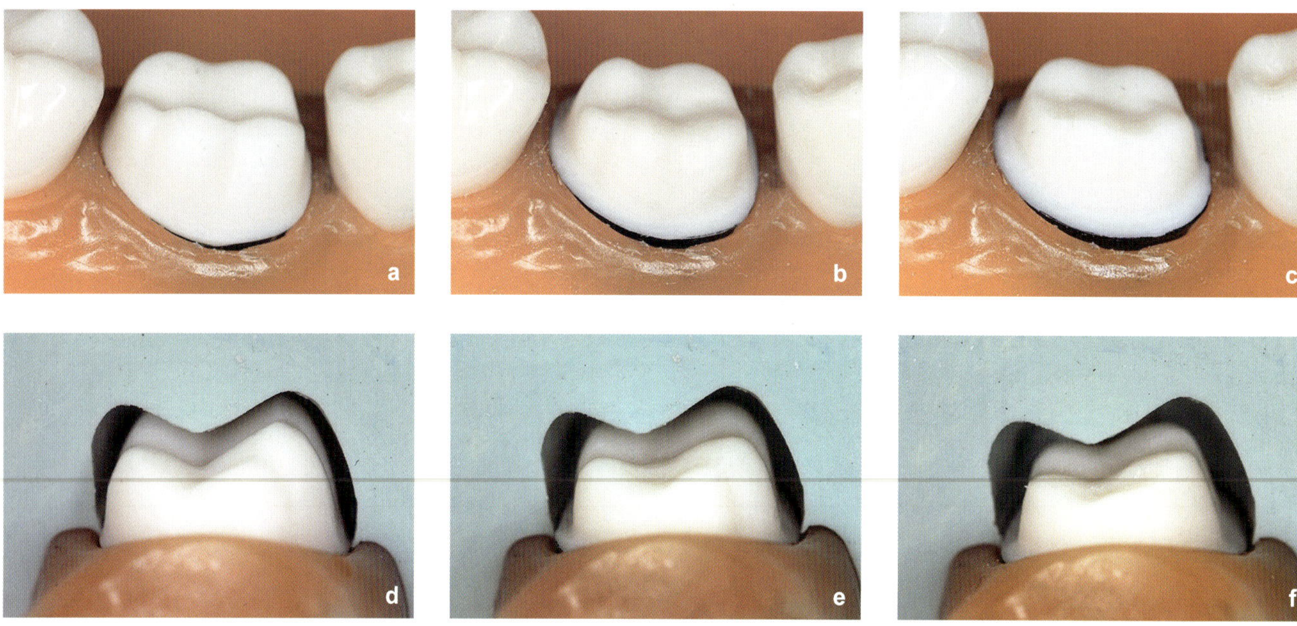

그림 13a~f. 전부 주조 크라운, 풀 지르코니아 크라운(단일체), CAD/CAM 복합레진 크라운의 실제 지대치 형태를 비교했다. 치질 삭제량과 피니시라인의 설정 위치, 형태 등은 그림 1과 Chapter 1의 그림 10을 참조하기 바란다. 지대치의 기본 형태는 전부 주조 크라운이며, 풀 지르코니아 크라운(단일체)과 CAD/CAM 복합레진 크라운의 재료학적 특성(강도, 심미성)에 맞추어 ① 지대치 전체의 모양, ② 축면과 교합면의 삭제량, ③ 피니시라인의 설정 위치와 삭제 폭에 변화를 준다.

Chapter 2의 정리

2025년 현재 학교에서는 전부 주조 크라운을 전제로 교육이 이루어지고 있다. 그러나 임상 현장에서는 분명하게 메탈프리 현상이 진행되어, CAD/CAM을 응용한 각종 치관수복물이 많이 사용되고 있다. 지대치 형성 개론(Chapter 1)에서도 언급했지만, 상·하악 대구치 지대치 형성의 기본은 전부 주조 크라운이다. 이 형태를 기본으로 하고 보철물 종류와 재질에 따라 교합면, 축면, 피니시라인의 삭제량을 조절할 필요가 있다.

일반적으로, 치질 삭제량은 부위 특이성이 있어 부족하기 쉬운 곳이 있다(Chapter 1의 그림 13 참조). 양호하면서 오래 가는 치관수복물을 환자에게 제공하기 위해서는 각 부위의 강도와 심미성에 필요한 삭제량을 확보하는 지대치 형성을 의식해야 한다.

Chapter 3

상악 대구치의 지대치 형성

1. 상악 대구치에서 CAD/CAM을 응용한 치관수복물의 특징 32
2. 상악 대구치에서 CAD/CAM을 응용한
   치관수복물 지대치 형성의 실제 34
3. CAD/CAM을 응용한 각종 치관수복물 이미지의 비교(상악 대구치) ... 47

이 Chapter에서 배울 포인트

① 상악 대구치에서 CAD/CAM을 응용한 치관수복물과 지대치 형성의 특징
② 상악 대구치에서 기본적인 지대치 형성의 단계

1. 상악 대구치에서 CAD/CAM을 응용한 치관수복물의 특징

상악 대구치에서 사용되는 것은

① 풀 지르코니아 크라운(단일체)

② 도재 전장 지르코니아 크라운(지르코본드: full bake/partial bake)

③ CAD/CAM 복합레진 크라운

④ PEEK 크라운이다.

상악 대구치 치관수복물도 전부 주조 크라운을 기본으로 하고, CAD/CAM을 응용한 각종 치관수복물에서 지대치 형태와 형성 순서에는 큰 차이가 없다. 하지만, 사용 재료에 따른 지대치 형태와 삭제량의 원칙을 지키지 않으면 장착 후에 치관수복물 파절이나 탈락 등의 문제로 이어지므로 주의하는 것이 좋다. 그림 1a에 풀 지르코니아 크라운(단일체)을 예로 들어 상악 대구치의 기본적인 지대치 형태와 형성할 때의 유의사항을 제시했다. 그리고 그림 1b~d에는 하악 대구치에서 각종 치관수복물의 종류와 지대치 형태, 치질 삭제량의 기준을 제시한다.

상악 대구치 풀 지르코니아 크라운(단일체)의 기본적인 지대치 형태

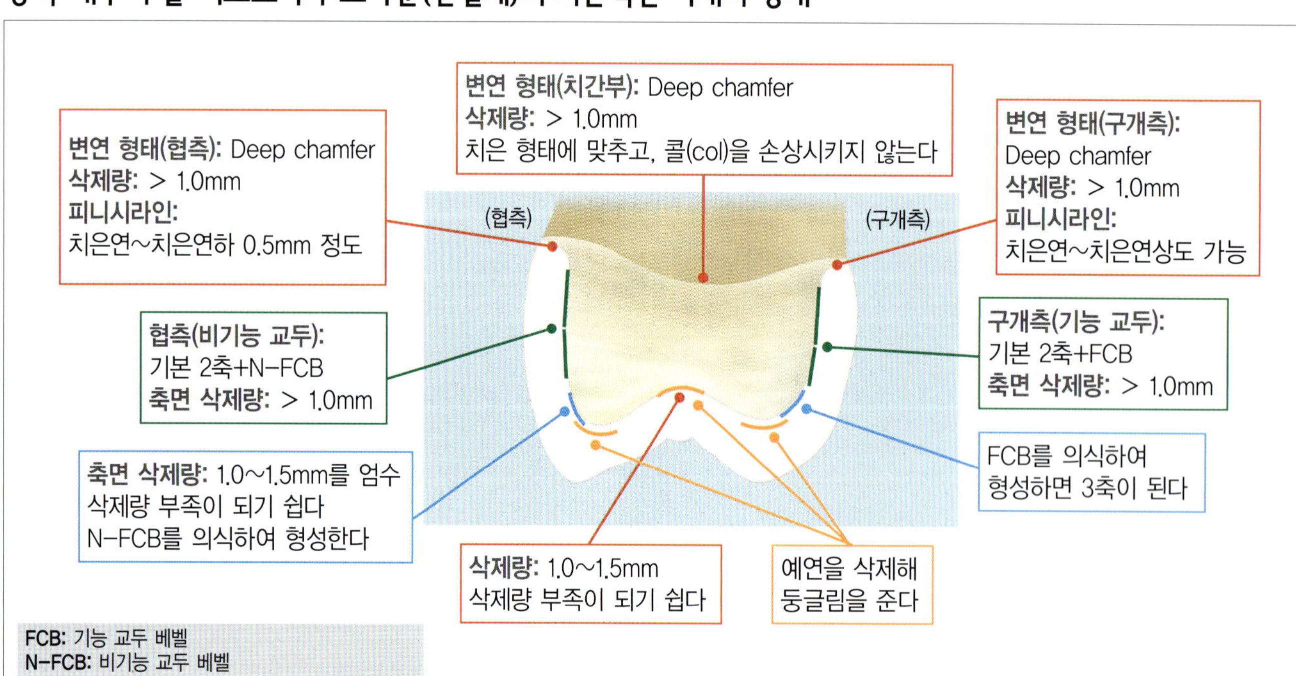

그림 1a. 상악 대구치 풀 지르코니아 크라운(단일체)의 기본적인 지대치 형태와 형성할 때의 유의사항.

상악 대구치의 기본적인 지대치 형태와 삭제량

그림 1b~d. 상악 대구치에서 전부 주조 크라운(b), 풀 지르코니아 크라운(단일체, c), CAD/CAM 복합레진 크라운과 PEEK 크라운(d)의 기본적인 지대치 형태와 치질 삭제량의 비교.

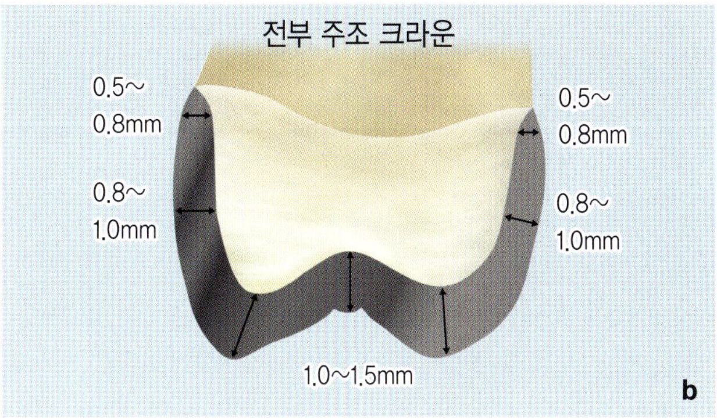

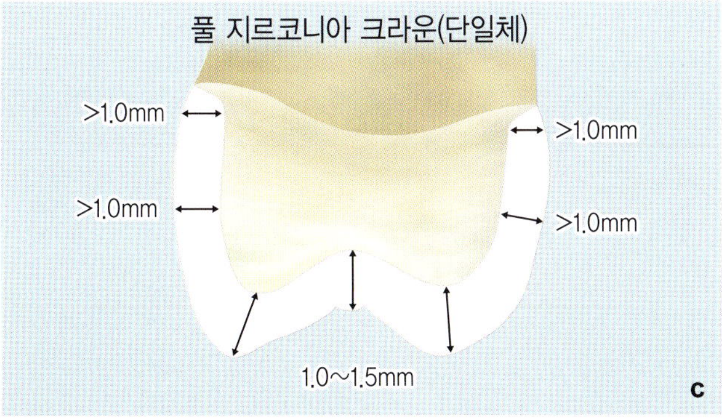

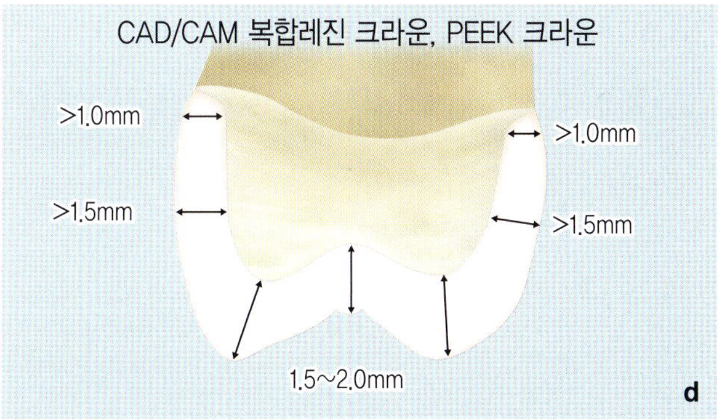

[POINT] 디지털 시대와 아날로그 시대에서 지대치 형성의 차이와 주의사항(상악 대구치)

		아날로그	디지털	
		전부 주조 크라운	풀 지르코니아 크라운(단일체)	CAD/CAM 복합레진 크라운, PEEK 크라운
치질 삭제량		적다	많다	더 많다
			특히 교합면(내사면, 외사면, 중심와)에 삭제량이 필요하다	
변연	변연 형태	Chamfer	Deep chamfer/Rounded shoulder	
		0.5~0.8mm 정도	1.0mm 이상	1.0~1.5mm 정도
	설정 위치	치은연~치은연하 0.5mm	치은연~치은연하 0.5mm(광학 인상을 고려하면 한없이 치은연에 가깝거나 혹은 치은연상이 바람직하다)	
선각		예연을 남기지 않는다	전부 주조 크라운보다 더 둥글게 형성한다(CAD/CAM에서 내면 삭제 가공의 한계가 있음)	
테이퍼		• 원칙은 한쪽 2~5° • 임상적으로는 한쪽 10°가 허용 한계이다(크라운의 유지력은 축면 각도에 의존함)	• 원칙은 한쪽 5~10° • 임상적으로는 장착이 접착에 의존하기 때문에 전부 주조 크라운에 비교하여 테이퍼의 허용 범위가 크다	

표 1. 전부 주조 크라운과 CAD/CAM 응용 치관수복물은 재료 특성이 지대치 형태에 영향을 미친다(그림 1 참조).

2. 상악 대구치에서 CAD/CAM을 응용한 치관수복물 지대치 형성의 실제

여기서는 #16의 풀 지르코니아 크라운(단일체)을 예로 들어 지대치 형성의 순서(표 2, 그림 2~8)를 제시한다. 삭제 장치(마이크로 모터)와 삭제 기구(다이아몬드 버: Shofu의 CAD/CAM 형성용 키트)는 Chapter 2와 마찬가지다.

상악 대구치에서 풀 지르코니아 크라운(단일체)의 형성 순서

형성 순서	버의 종류, 기구	상세한 설명, 주의사항 등
1. 지대치 형성 전의 준비(그림 2)	해당 치아에 퍼티 타입 고무 인상재로 인덱스(실리콘 인덱스)를 제작해 둔다	• 각 단계마다 ① 삭제량, ② 축면 각도, ③ 피니시라인의 상태와 형성 폭 등의 확인에 사용한다
2. 교합면 가이드 그루브와 교합면 삭제(그림 3)	중간 직경, 굵은 직경+끝이 둥근 테이퍼 모양의 버《102R 혹은 106RD》	• 교합면의 클리어런스 ⇒ 1.0~1.5mm • 기본 형태는 뒤집은 지붕 모양이다 • 자연치의 해부학적 형태와 비슷하다(main groove와 main ridge) • 실리콘 인덱스를 처음부터 사용하는 것을 권장한다
3. 축면 가이드 그루브와 축면 형성(그림 3)	중간 직경, 굵은 직경+끝이 둥근 테이퍼 모양의 버《102R 혹은 106RD》	• 가이드 그루브는 버 두께의 1/2~2/3 정도이다(사용하는 버의 두께에 따라 다름) • 피니시라인 부위에서는 크라운의 두께가 최소 1.0mm 정도가 필요하다 • 협측 ⇒ 기본 2축(비기능 교두 베벨을 부여하면 최종적으로 3축) • 구개측 ⇒ 기본 2축(기능 교두 베벨을 부여하면 최종적으로 3축) • 너무 강한 테이퍼에 주의한다(마주 보는 쪽과 평형성을 확보)
4. 인접면 슬라이스 컷(그림 5)	① 슬라이스 컷 ⇒ 가는 직경의 테이퍼 모양의 버(끝이 둥글어도 가능)《204, 104R》(Shofu의 CAD/CAM 형성용 키트에는 포함되지 않음) ② 슬라이스 컷 뒤에 인접면 공간을 넓힌다 ⇒ 중간 직경+끝이 둥근 테이퍼 모양의 버《102R》	• 되도록 인접치에 상처를 주지 않는다(①에서 제시한 가는 버로 슬라이스 컷을 함) • 접촉점을 포함해 법랑질을 일정량 삭제해 협·설로 공간이 생긴 뒤에 ②의 버를 사용한다 • 치간유두에 상처를 주지 않는다
5. 전체 둘레의 축면 형성(그림 6)	중간 직경, 굵은 직경+끝이 둥근 테이퍼 모양의 버《102R 혹은 106RD》	• 각각의 우각 부위를 이행적이면서도 활택하게 4면을 연결한다 • 원심 구개측 우각의 형성 난도가 높다 • 너무 강한 테이퍼에 주의한다(마주 보는 쪽과 평형성을 확보)
6. 피니시라인(그림 6)	굵은 직경+끝이 둥근 테이퍼 모양의 버《106R/107RD, SF106RD/SF107RD》	
7. 지대치 형태의 평가(그림 7)	• 실리콘 인덱스 • 유틸리티 왁스(교합면 클리어런스 확인) • 형성량 확인용 기구	• 적절한 때 실리콘 인덱스를 이용해 형태와 삭제량 등을 점검한다 • 교합면 클리어런스를 확인한다 • 지대치 형태의 전체적인 모양을 점검해 언더컷이나 피니시라인의 불연속성에 주의한다
8. 전체의 형태 부여(그림 7)	• 굵은 직경+끝이 둥근 테이퍼 모양의 버《106R/107RD》 • 배 모양의 버《265R》 • 평평한 모양의 버《SF151》	
9. 마무리+연마(그림 8)	• 굵은 직경+끝이 둥근 테이퍼 모양의 버《106R/107RD, SF106RD/SF107RD》 • 중간 직경+스트레이트 모양의 버《114, SF114》 • 배 모양의 버《SF265R》(SF는 super fine: 연마용)	• 피니시라인의 폭, 치은연과의 위치 관계를 확인한다 • 피니시라인의 연속성을 확인한다 • 선각, 우각에 둥글림을 준다

표 2. 상악 대구치에서 풀 지르코니아 크라운(단일체)의 기본적인 형성 순서.

1) 지대치 형성 전의 준비

CAD/CAM을 응용한 치관수복물의 지대치 형성에서는 충분한 치질 삭제량을 확보하고, 전체에 둥근 모양을 부여할 필요가 있다. 지대치 형성 전에 퍼티 타입의 고무 인상재로 실리콘 인덱스를 제작해 둔다. 지대치 형성 도중에 ① 삭제량, ② 축면 각도, ③ 피니시라인의 상태와 형성 폭 등의 확인에 사용한다.

참고로, 본문에서 실리콘 인덱스를 이용한 지대치 사진은 보기 쉽도록 모두 원심(#17 해당 부위)에서 촬영한 것임을 알기 바란다.

실리콘 인덱스 제작

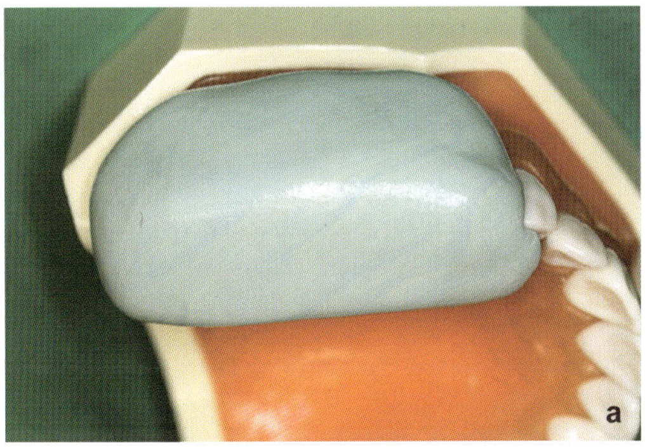

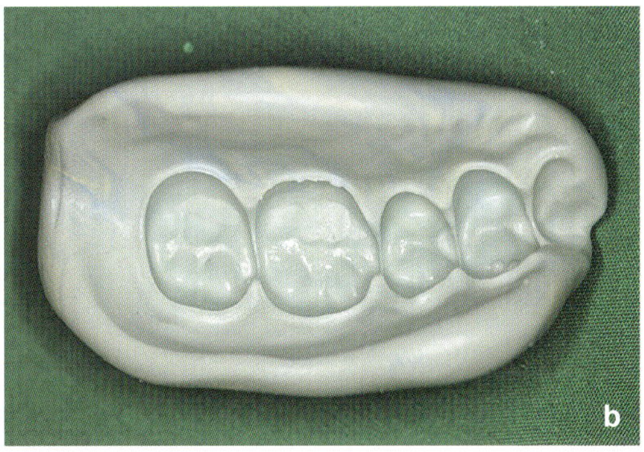

그림 2a, b. 치료 시작 전에 대상 치아의 실리콘 인덱스를 제작해 둔다.

2) 교합면 가이드 그루브와 교합면 삭제

교합면 가이드 그루브

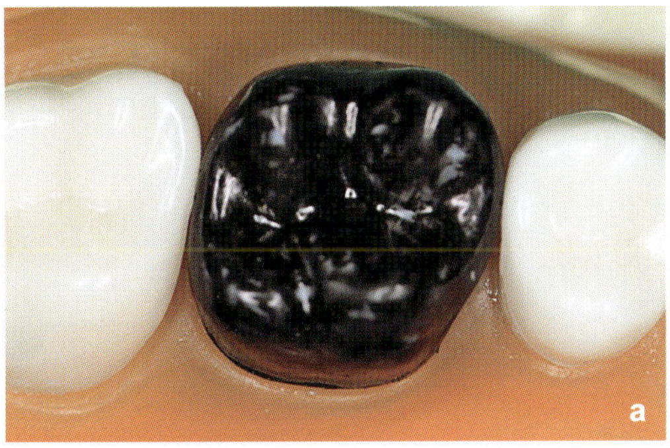

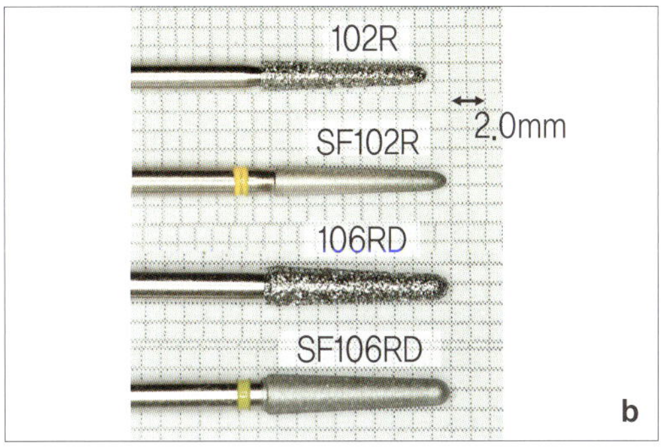

그림 3a, b. 102R(끝 지름 1.1mm, 최대 지름 1.7mm) 또는 106RD 테이퍼(끝 지름 1.3mm, 최대 지름 2.1mm)를 사용한다.

(계속) 교합면 가이드 그루브

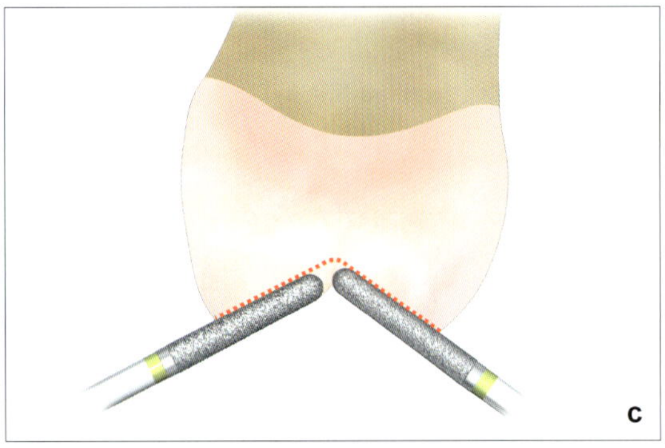

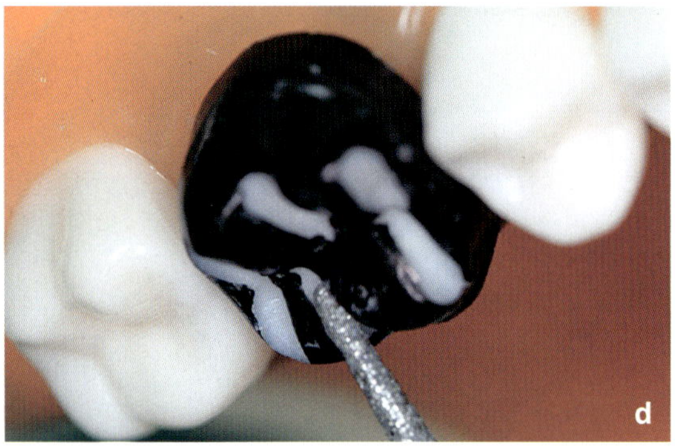

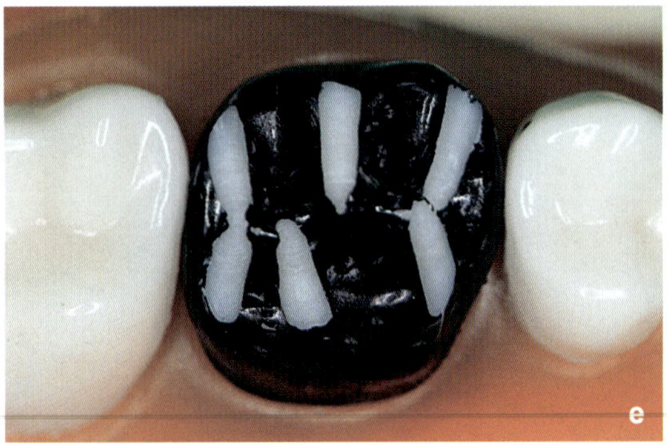

그림 3c~e. 교합면의 협측 구와 설측 구, 근·원심 구를 이용해 가이드 그루브를 부여한다. 중심와 부근은 치질 삭제량이 부족하기 쉬우므로 교두 경사에 맞춰 평행하게 버를 댄다.

교합면의 치질 삭제

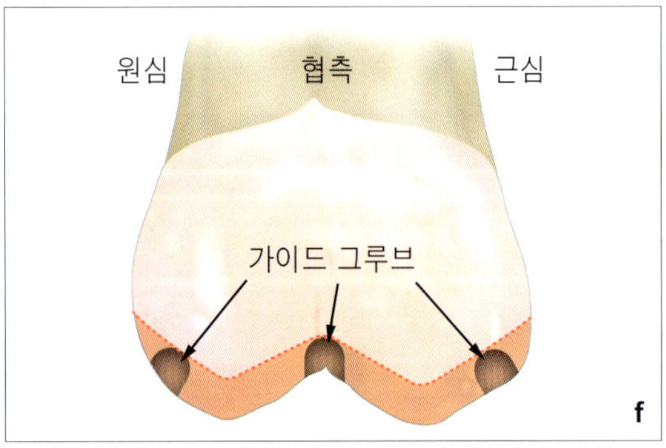

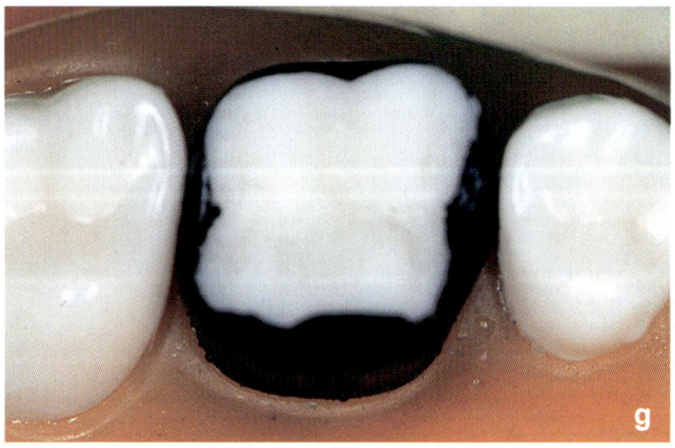

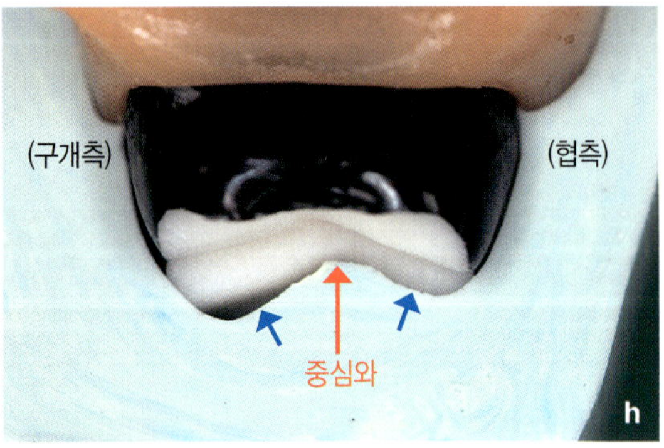

그림 3f~h. 가이드 그루브를 연결하듯이 균일한 두께의 교합면 치질을 삭제한다. 이때, ① 버의 각도에 주의하고, ② 교합면 형태와 일치하도록 요철을 부여하고, ③ 평평한 모양이 되지 않도록 주의한다(**f, g**). 실리콘 인덱스를 이용해 교합면 삭제 상황, 삭제량, 형성 부족 부위를 확인한다(**h**). 최종적인 교합면 삭제량은 축면 형성 후의 마무리 단계에서 조정한다.

3) 축면 가이드 그루브와 축면 형성

협측 축면의 가이드 그루브와 치질 삭제

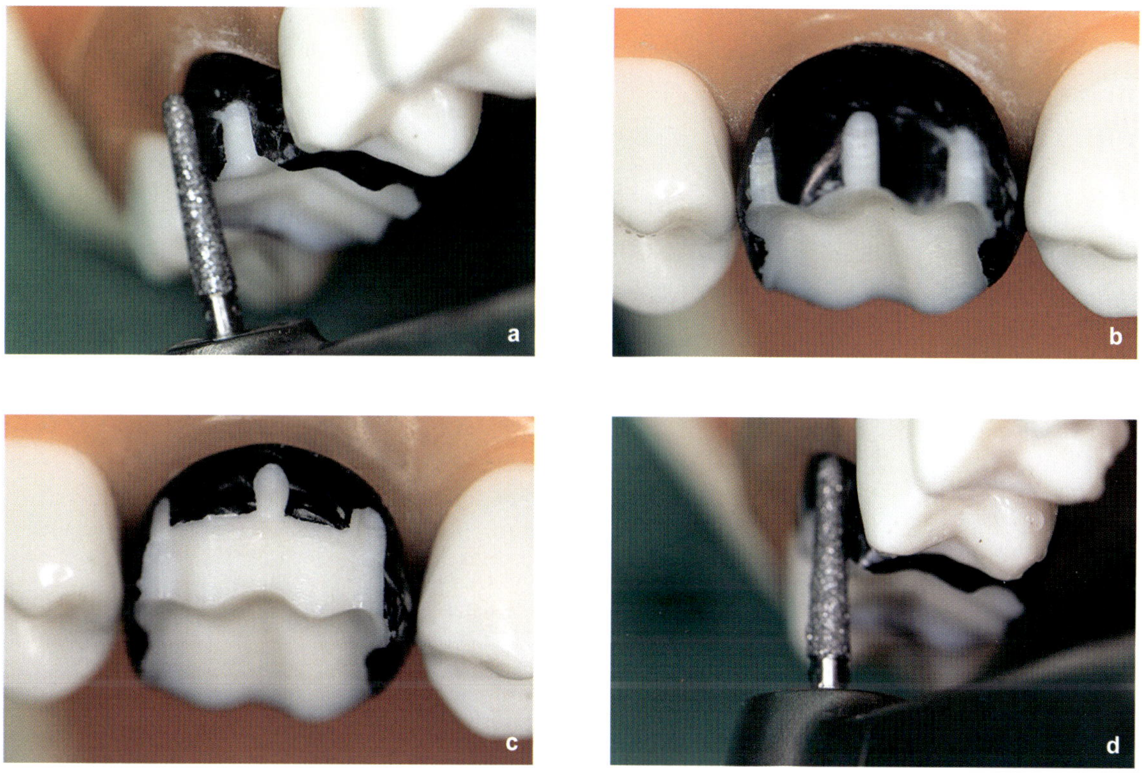

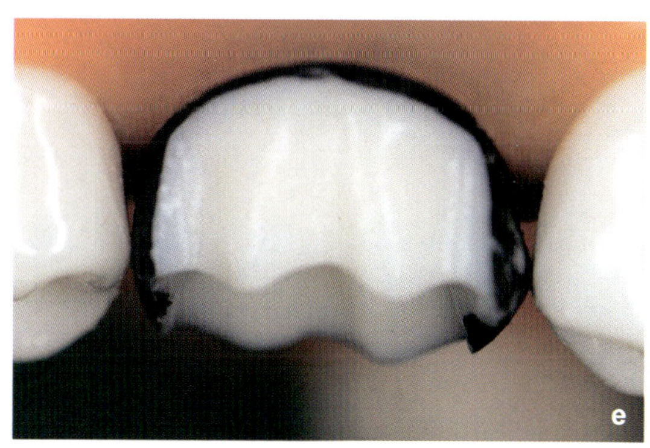

그림 4a~e, 협측은 비기능 교두이지만 기본적인 가이드 그루브는 2축으로 하고, 상·하를 1/2로 나눈 면에서 형성한다. 가이드 그루브의 깊이는 106RD 두께의 약 1/2~2/3로 하며, 협측의 풍융(치관측 1/2에서는 치축에 대해 약 15°, 치경부측 1/2에서는 치축에 평행)에 맞추고, 협측 구를 이용해 3개의 가이드 그루브를 넣는다(a~d). 축면의 치질 삭제도 상·하를 1/2로 나눈 면에서 각각 ① 가이드 그루브의 각도에 맞추고, ② 각 교두로 구성되는 협측의 요철에 맞추어 파도를 타듯이 이동해, ③ 균일한 두께로 형성한다(e).

구개측 축면 가이드 그루브와 치질 삭제

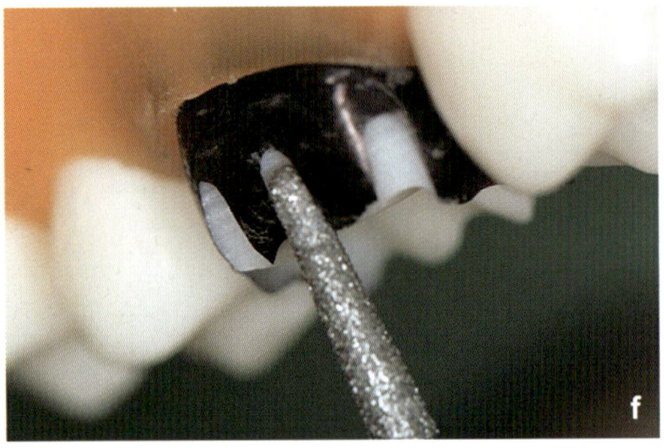

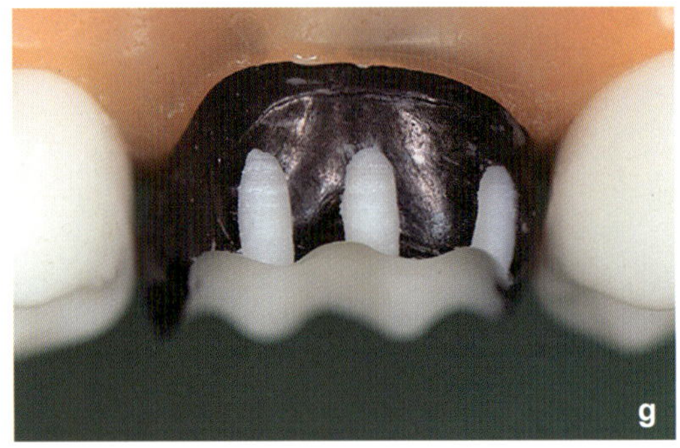

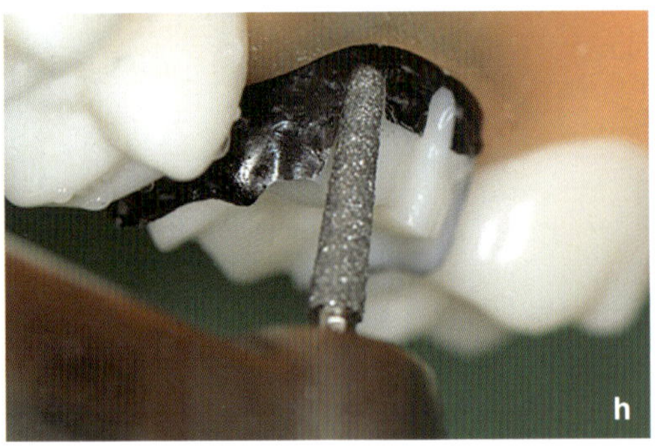

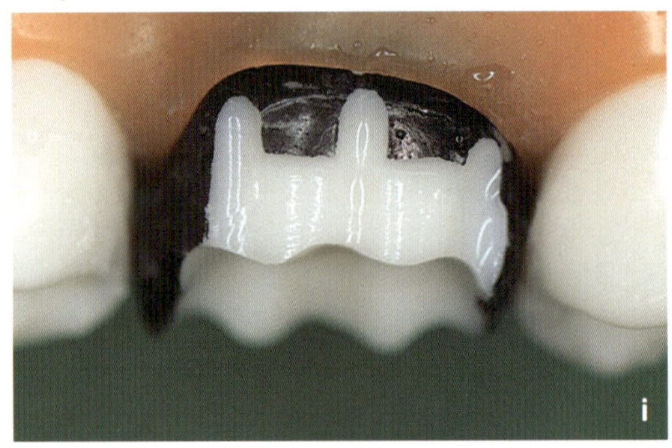

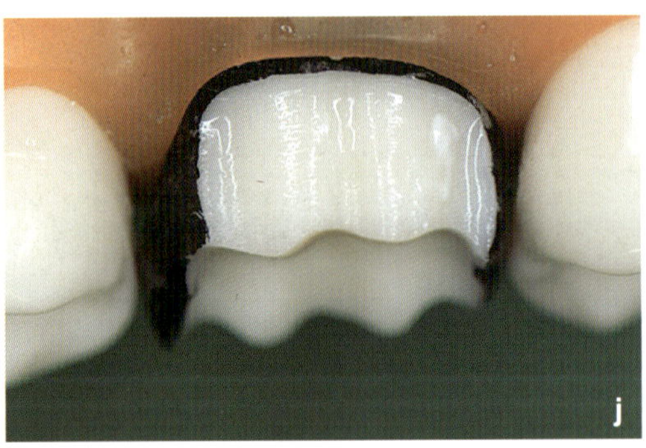

그림 4f~j. 기본적인 가이드 그루브는 2축으로 하고, 상·하를 1/2로 나눈 면에서 형성한다. 가이드 그루브의 깊이는 106RD 두께의 약 1/2~2/3로 하며, 구개측 풍융은 협측보다 강하므로, 치관측 1/2의 축 각도는 약간 크다. 치경부측 1/2에서는 치축에 평행하게 하고, 설측 구 등을 이용하여 3개의 가이드 그루브를 넣는다(f~i). 축면의 치질 삭제는 협측과 마찬가지로 시행한다(j).

축면 형성의 확인

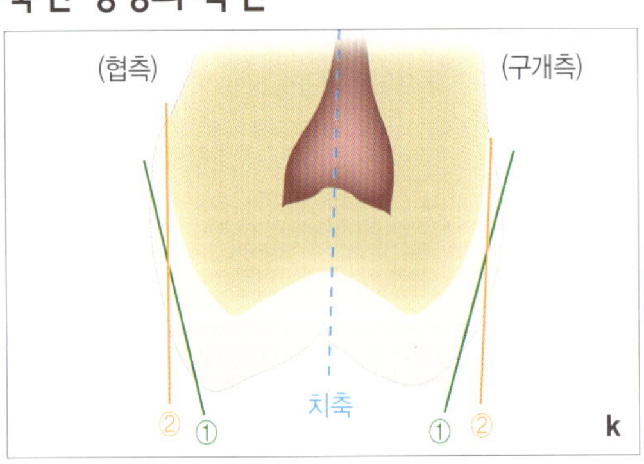

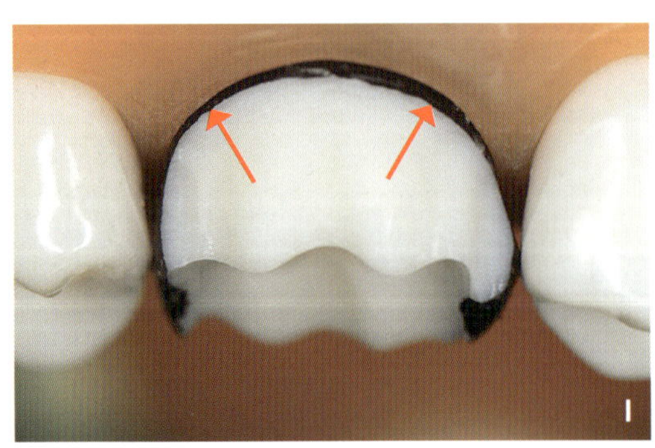

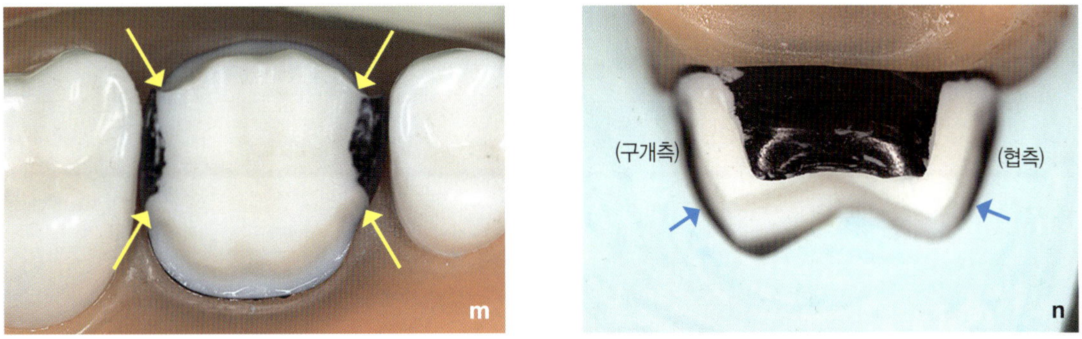

그림 4k~n. 상악 대구치의 축면은 협·구개측 모두 기본은 2축으로 형성한다. 상악 대구치의 치관 풍융 각도는 하악과 반대(협측 < 구개측)이지만, 심미적·재료학적 요건을 충족하기 위해 치관 협측의 축면 경사 각도와 삭제량에는 주의가 필요하다(k: 그림 1a 참조). 임시 피니시라인은 치은연상으로 하고(l: 빨간색 화살표), 근·원심 형성 한계는 인접면 직전에 머문다(m: 노란색 화살표). 실리콘 인덱스를 이용하여 형성 축면 각도와 삭제량(n: 파란색 화살표)을 확인하고 필요에 따라 수정한다(n).

4) 인접면 슬라이스 컷

인접면 슬라이스 컷

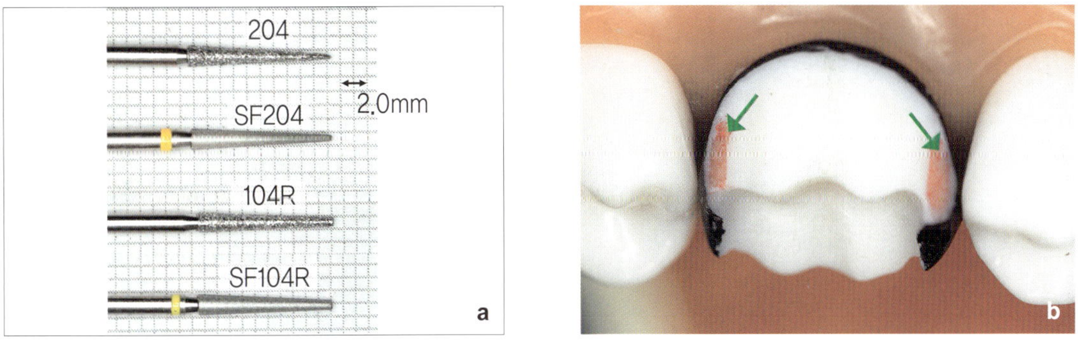

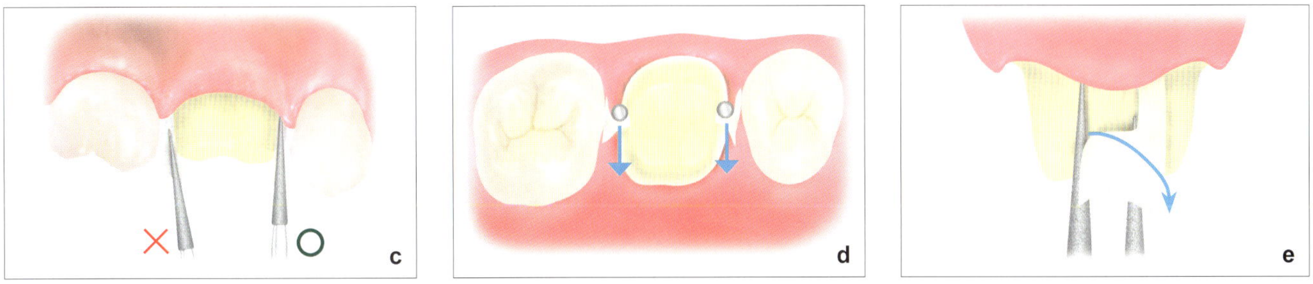

그림 5a~e. 인접면 슬라이스 컷에는 204, 104R을 사용한다(a). 협·구개측 축면을 형성할 때 형성면을 인접면 직전에 머문 부위(b: 녹색 화살표. 빨간색 마커로 표시)에 두고, 슬라이스 컷에 사용하는 두께가 가는 버의 시작 부위로서 확실하게 함몰을 부여한다. 시작점에서부터 되도록이면 치축과 평행하게 하고, 버를 전상방으로 빼내는 듯 한 움직임으로 버 끝을 사용하여 형성한다(c~e).

(계속) 인접면 슬라이스 컷

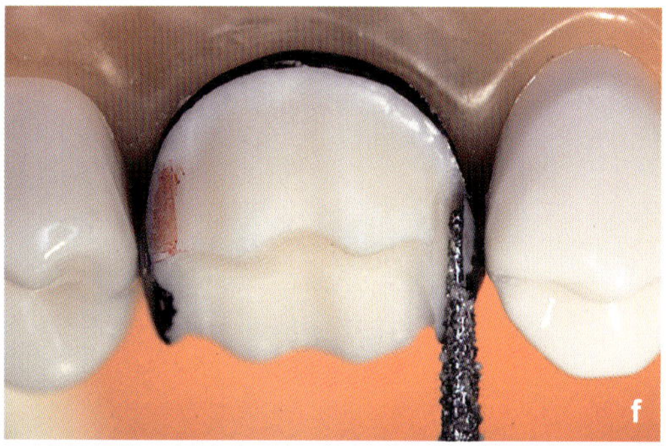

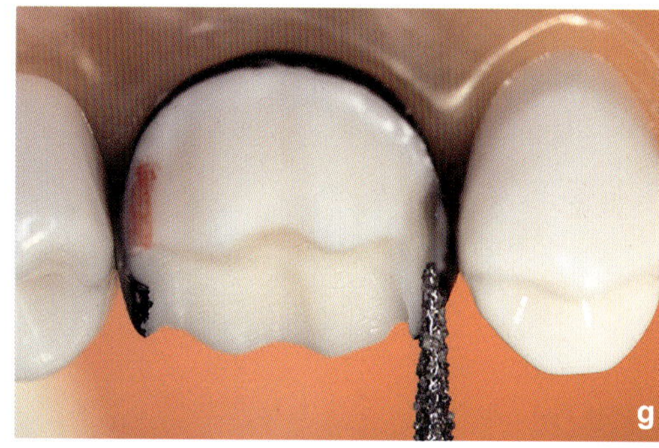

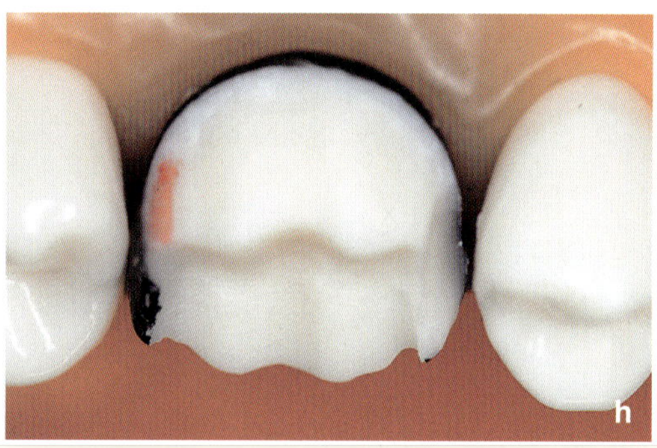

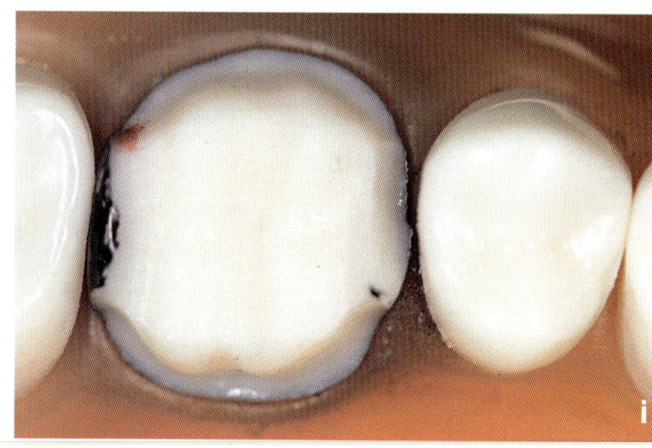

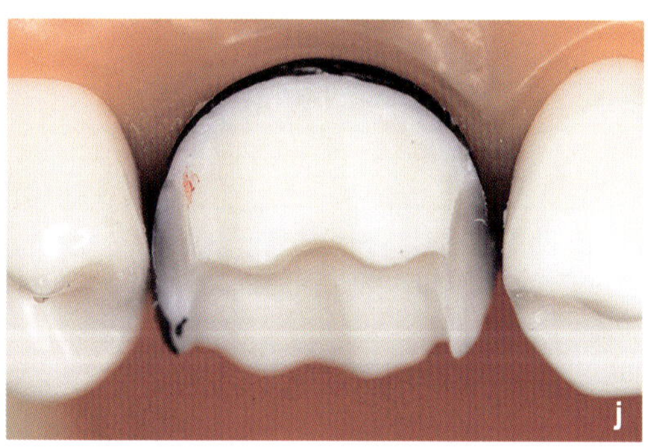

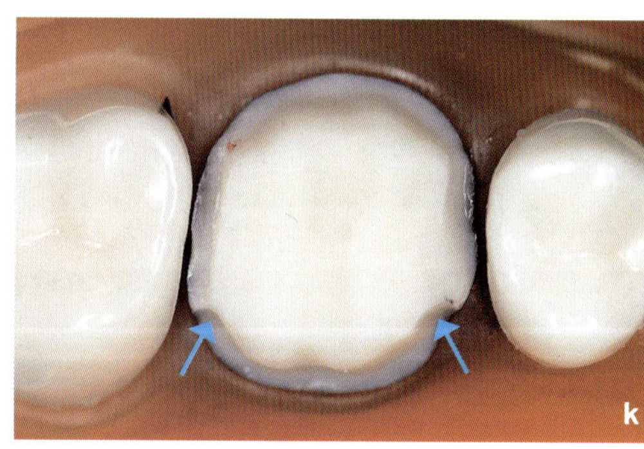

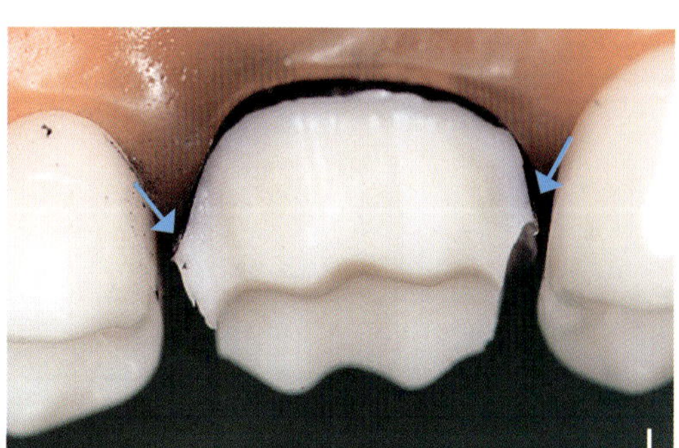

그림 5f~l. 인접치와 치은연의 손상을 피하고 근·원심 모두 구개측 우각 부위까지 가는 버로 치질을 삭제한다(f~j). 슬라이스 컷을 할 때 구개측 근·원심 우각 부위는 갭이나 언더컷이 생기기 쉽다(**k, l**: 파란색 화살표). 이 부위는 지대치 형성의 난도가 높아 전체 둘레의 축면을 형성할 때 연속성이 있는 축면과 피니시라인을 부여하기 위해 직접 보면서 정성스럽게 형성한다.

5) 전체 둘레의 축면 형성

전체 둘레의 축면 형성

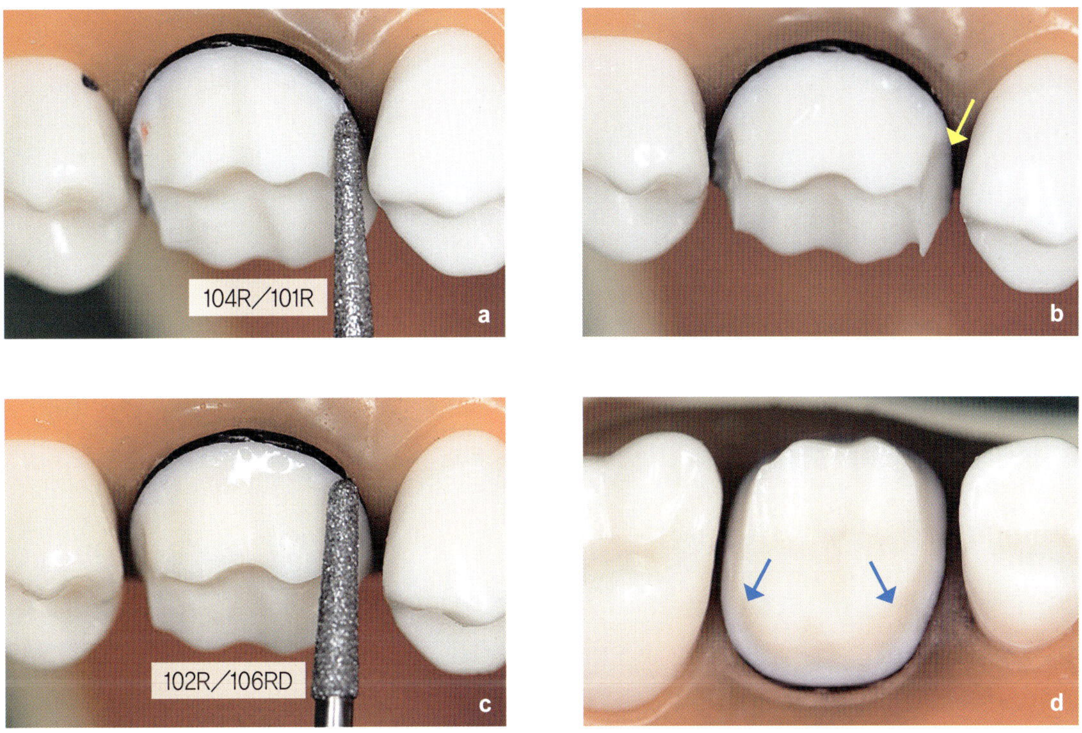

그림 6a~d. 슬라이스 컷과 인접치의 공간을 관찰하여 처음에는 인접치를 손상시키지 않는 두께의 버(104R/101R: 키트에 포함되지 않음)를 사용해(**a**) 인접면과의 사이에 충분한 공간을 확보한다(**b**: 노란색 화살표). 그 후 두꺼운 버(102R/106RD)로 교체하여 전체 둘레에 걸쳐 축면을 형성한다(**c**). 갭이나 언더컷이 생기기 쉬운 구개측 근·원심 우각 부위(**d**: 파란색 화살표)는 주의를 기울여 부드럽게 만들고 연속성이 있는 피니시라인을 형성한다.

축면과 교합면 형태 평가

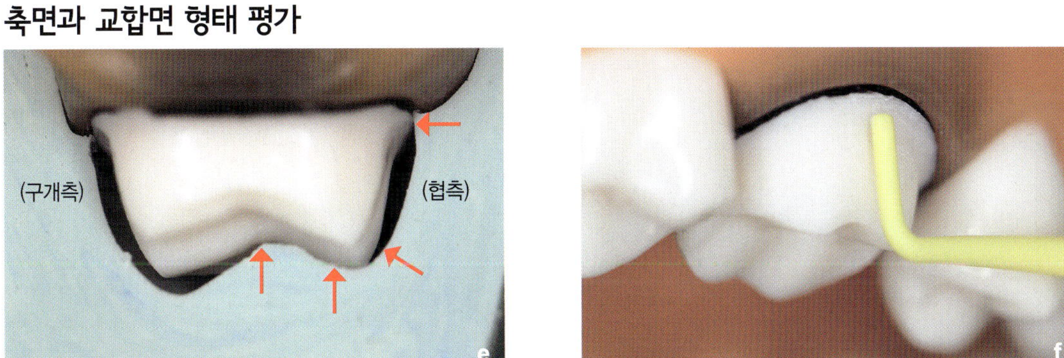

그림 6e, f. 실리콘 인덱스를 이용하여 축면과 교합면의 삭제 상황을 확인하고(**e**: 빨간색 화살표), 부족 부분을 추가로 수정한다. 피니시라인의 삭제 폭은 형성량 확인용 기구(Prepsure II, Morimura)를 사용하여 확인한다(**f**).

전체 둘레의 축면 형성

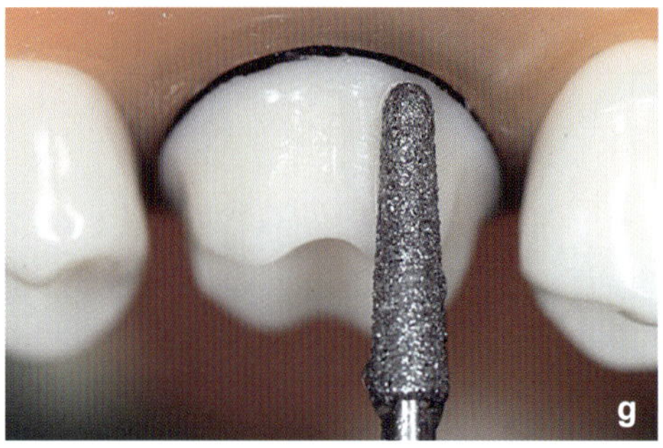

그림 6g~i. 전체 둘레의 축면 형성이 대체로 끝난 상태. 이 단계에서는 전체 모양, 교합면과 축면 경계(Occluso-Axial Line Angle)의 형태 부여가 미완이다.

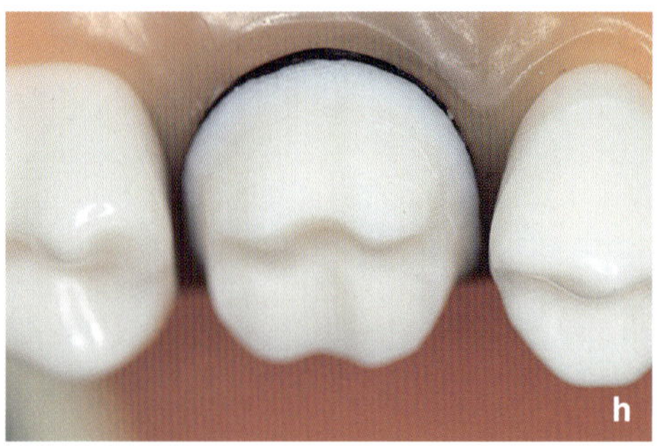

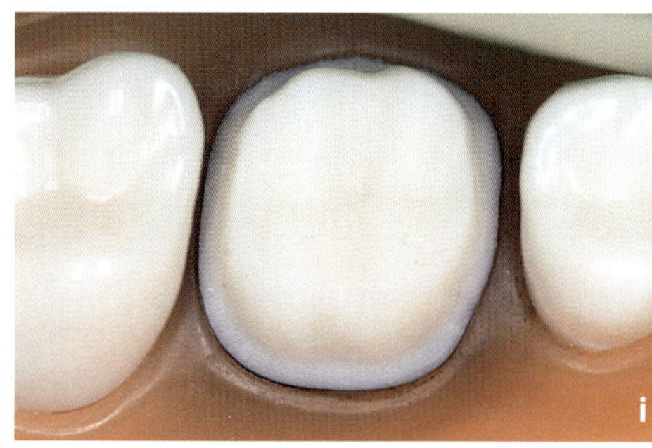

6) 지대치 형태 평가와 최종 형태의 형성

지대치 형태 평가

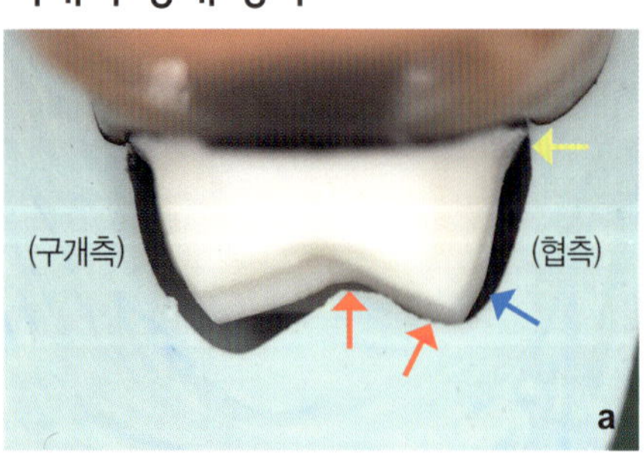

그림 7a, b. 실리콘 인덱스를 이용하여 현시점의 지대치 형태를 평가한다. 평가의 포인트는 ① 교합면(빨간색 화살표: 형태와 삭제량), ② 축면(파란색 화살표: 삭제량, 축면 수, 테이퍼), ③ 피니시라인(노란색 화살표: 설정 위치와 삭제량)이다. 교합면 삭제량 확인은 유틸리티 왁스 또는 형성량 확인용 기구가 효과적이다. 상악 대구치의 지대치 형성에서 주의가 필요한 부위와 상태를 나타낸다(b).

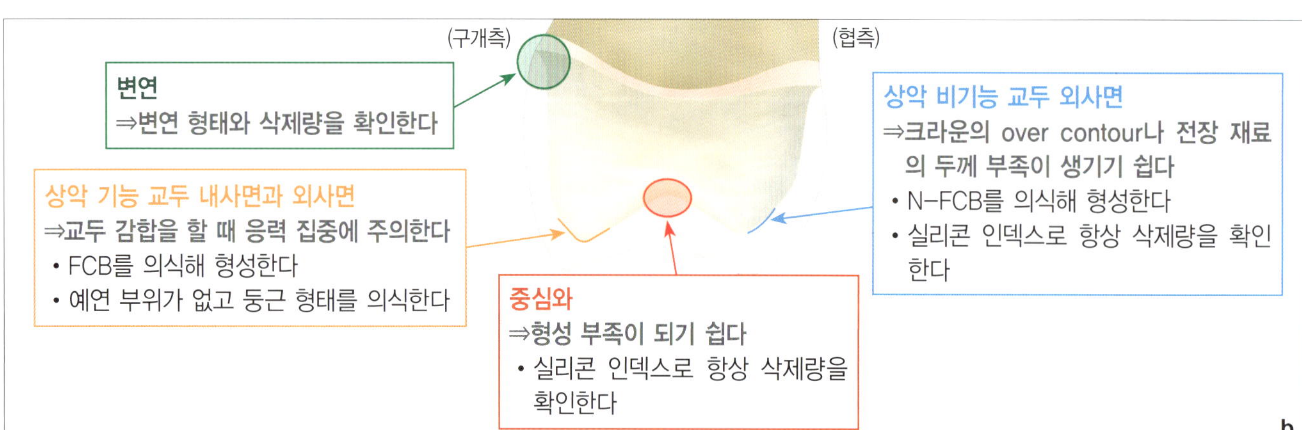

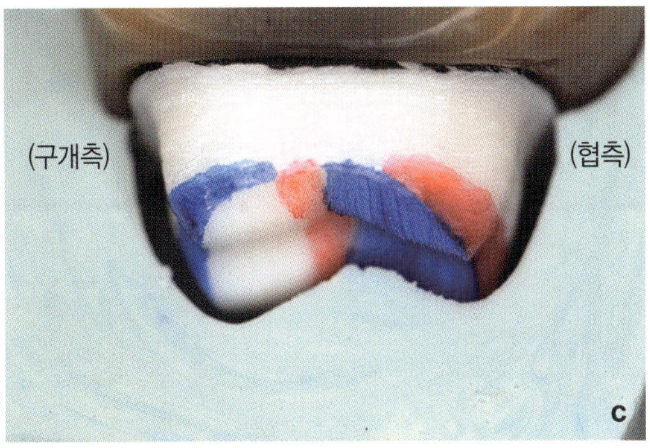

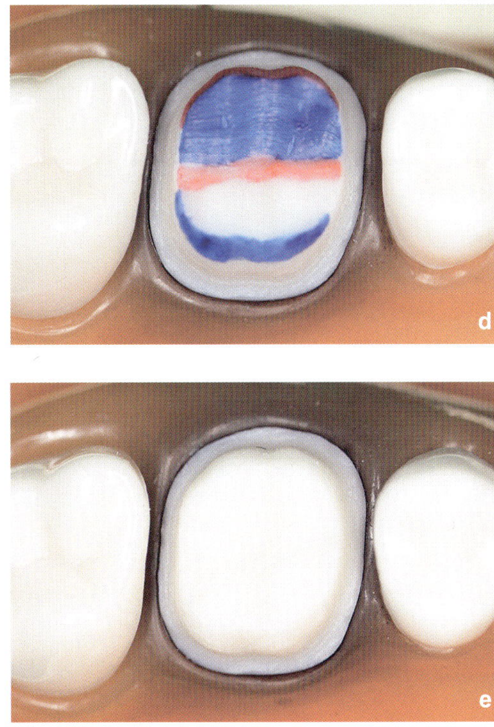

그림 7c~e. 실리콘 인덱스를 이용한 평가를 바탕으로 ① 삭제량이 필요한 부위(축면과 교합면), ② Occluso-Axial Line Angle, ③ 기능 교두 베벨(FCB)과 비기능 교두 베벨(N-FCB)의 부여 부위, ④ 둥글림을 줄 부위 등을 표시하여 각각을 수정하며 형성한다.

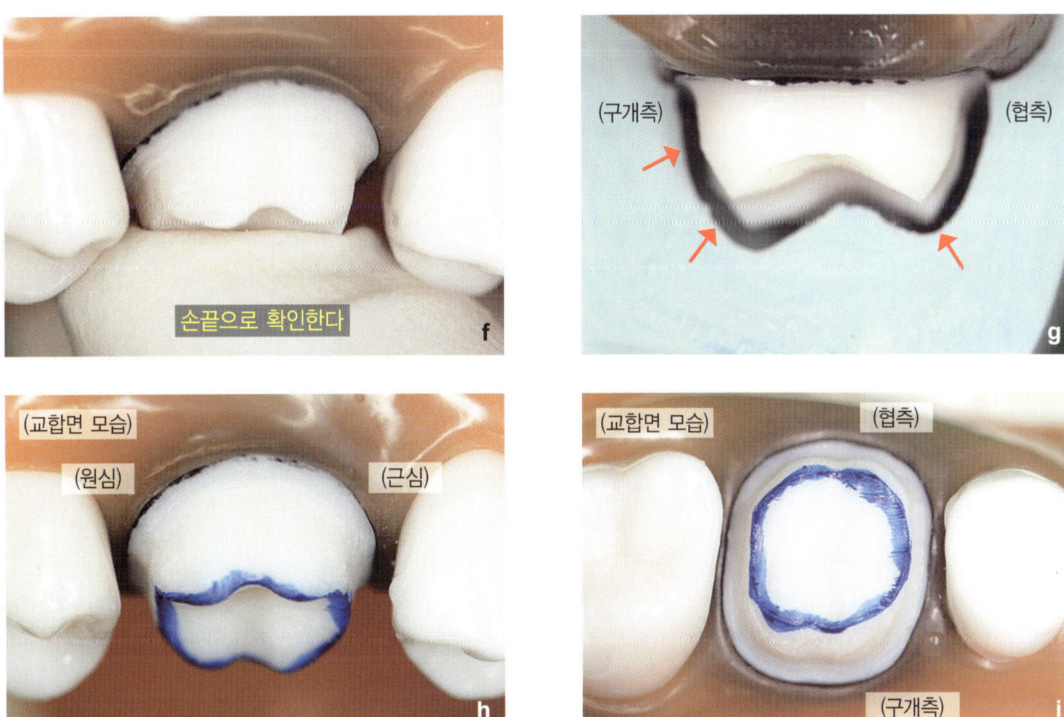

그림 7f~i. Occluso-Axial Line Angle의 예연 부위는 손끝으로 만져서 확인하고(f), 실리콘 인덱스를 이용하여 삭제 부위와 삭제량이 적절한지를 객관적으로 파악한다(**g**: 빨간색 화살표). 예연 부위 등 형성 수정이 필요한 부위를 표시한다(**h**, i).

최종 형태의 형성

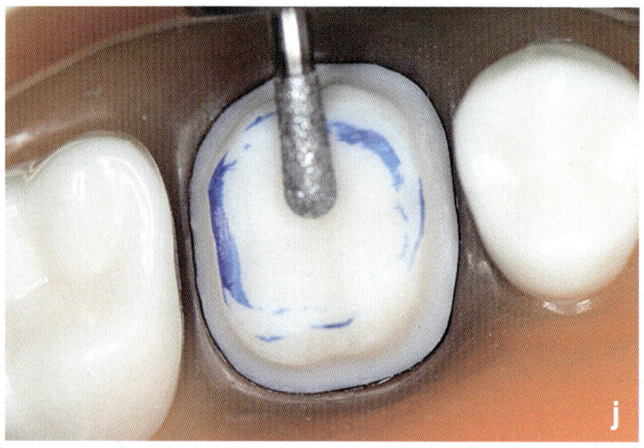

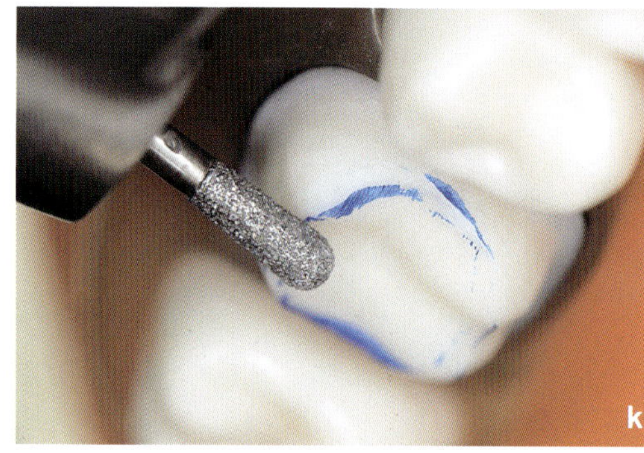

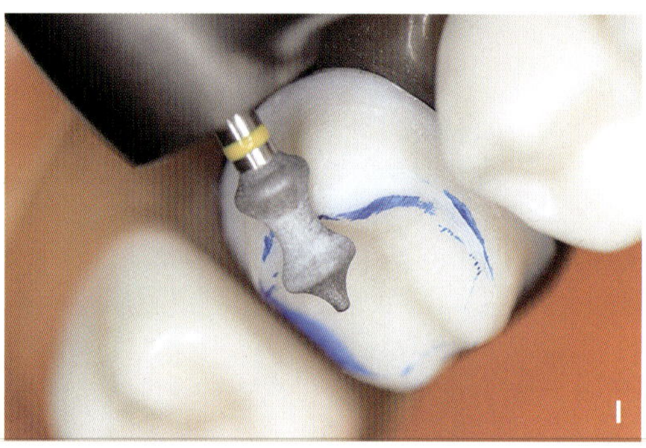

그림 7j~l. 106RD 또는 265R이나 SF151을 사용하여 수정한다. 형성 부위에 따라 버의 각도를 조정하면서, 우각 부위에 적절하게 둥글림을 준다. 동시에 FCB/N-FCB를 추가로 형성하거나 수정한다.

7) 마무리와 연마

마무리와 연마

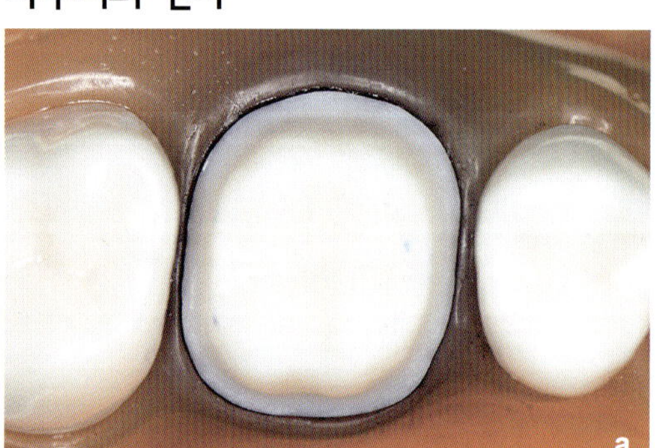

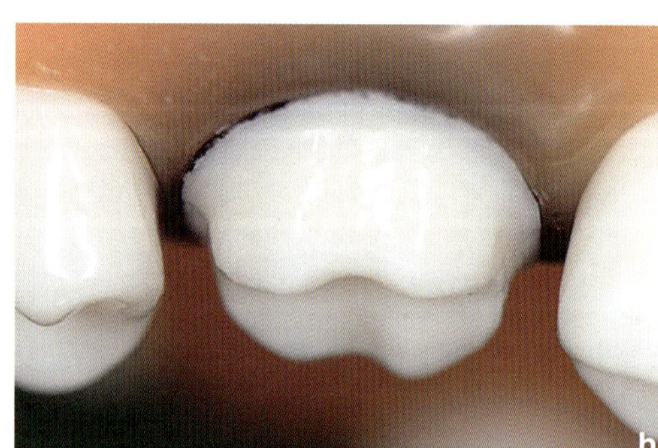

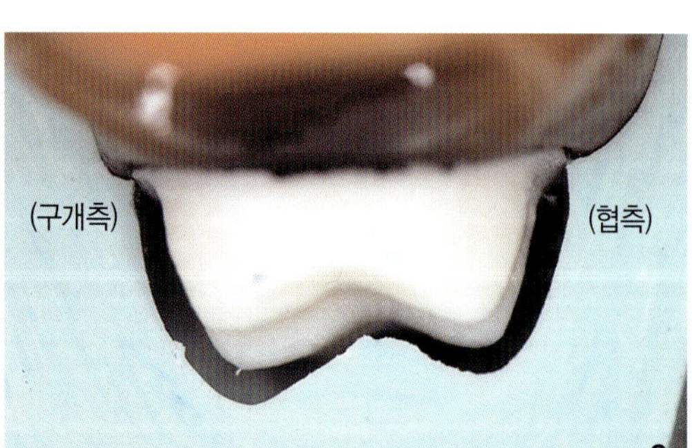

그림 8a~c. 지대치의 최종 수정이 대체로 끝난 상태(a, b). 실리콘 인덱스를 이용해 점검하면 기본적인 지대치 형태의 제반 요건을 충족하고 있음을 확인할 수 있다(c).

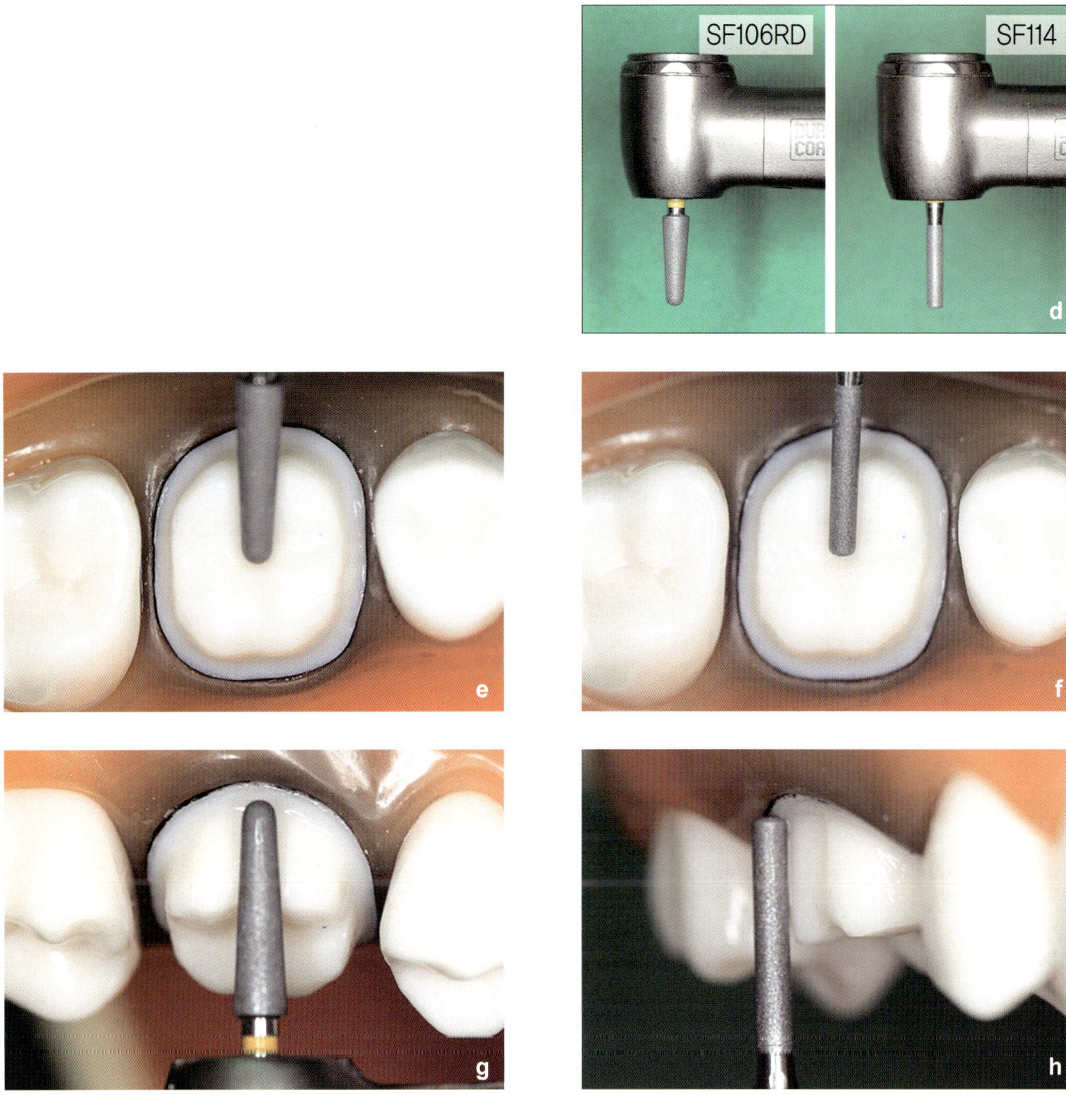

그림 8d~h. 피니시라인을 포함하여 세세한 수정과 마무리는 106RD/107RD, SF106RD/SF107RD, SF114를 이용하여 5배속 콘트라 앵글의 회전수를 줄여 50,000~100,000rpm 정도로 시행한다. 특히 피니시라인에서 치은연에 대한 설치 위치와 삭제 폭을 마지막으로 조정할 때 저자는 SF114를 애용한다. SF114의 특징은 '코너에 둥글림을 띤 flat end type'인데, deep chamfer나 rounded shoulder에서 ① jumping 마진(유리 법랑질)을 방지하고(Chapter 1의 그림 5b 참조), ② 삭제 폭의 확인이 쉬우며(**h**), ③ 피니시라인을 뚜렷하게 하는 데 효과적이다.

(계속) 마무리와 연마

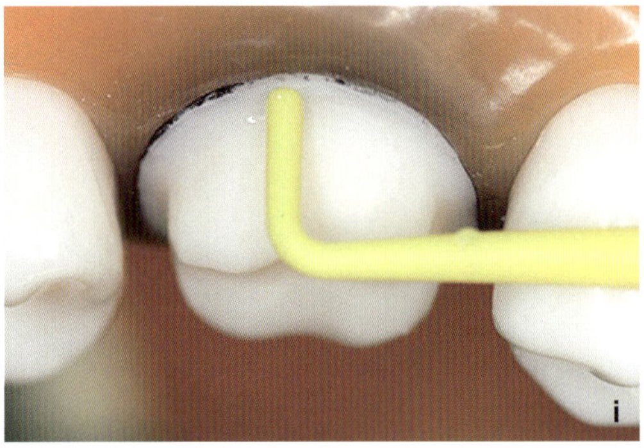

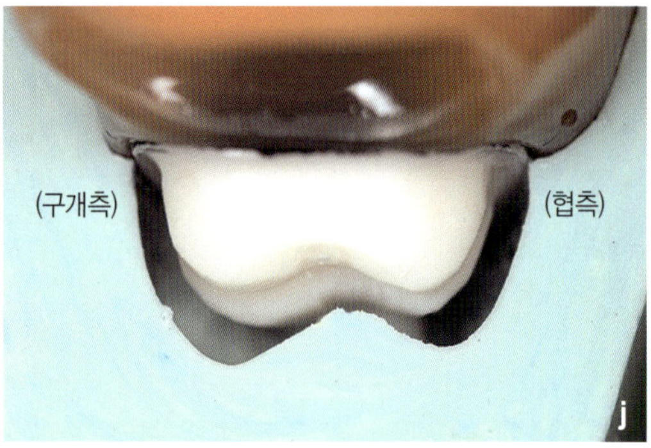

그림 8i, j. 최종 형태는 형성량 확인용 기구(i) 또는 실리콘 인덱스(j)를 사용해 ① 지대치 형태, ② 삭제량을 확인한다.

지대치 형성 종료

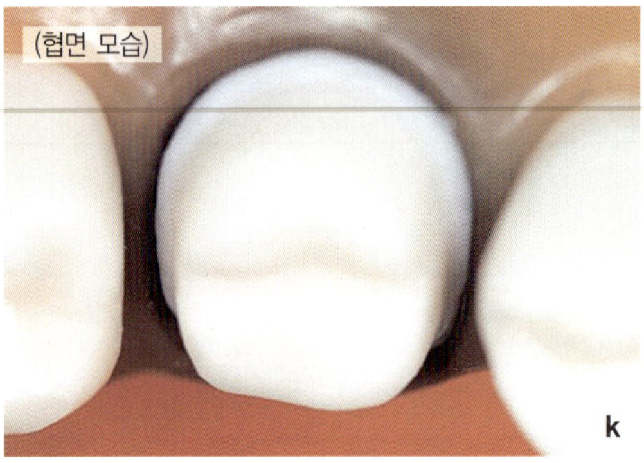

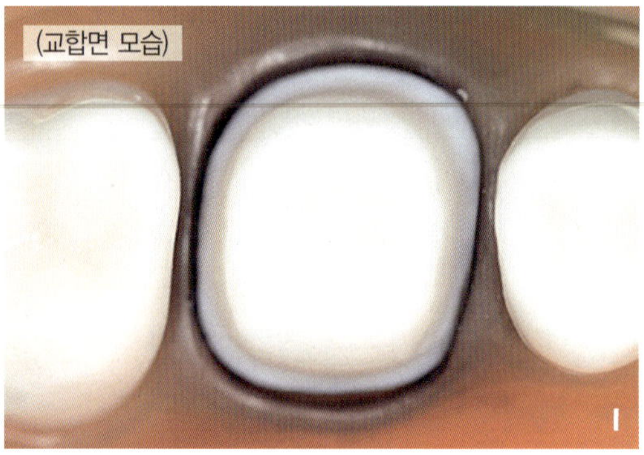

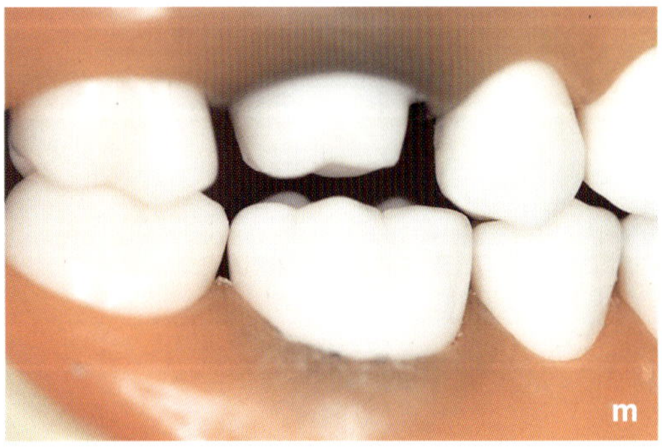

그림 8k~m. 지대치 형성 종료 후(k, l)와 상·하악을 감합한 상태(m).

3. CAD/CAM을 응용한 각종 치관수복물 이미지의 비교(상악 대구치)

전부 주조 크라운, 풀 지르코니아 크라운(단일체), CAD/CAM 복합레진 크라운의 지대치 형성 이미지 비교

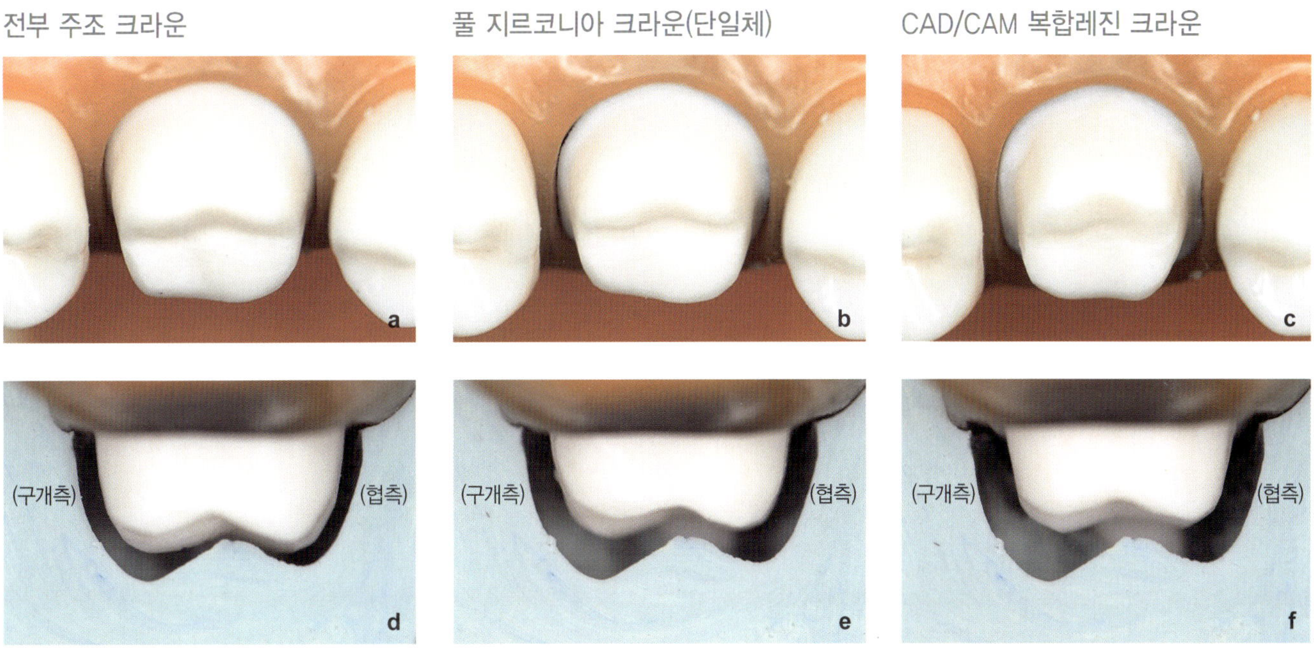

그림 9a~f. 전부 주조 크라운, 풀 지르코니아 크라운(단일체), CAD/CAM 복합레진 크라운의 지대치 형성 이미지를 비교했다. 치질 삭제량과 피니시라인의 설정 위치, 형태 등은 그림 1을 참조하기 바란다. 풀 지르코니아 크라운(단일체)과 CAD/CAM 복합레진 크라운의 재료학적 특성(강도, 심미성)에 맞추어 ① 지대치 전체의 모양, ② 축면과 교합면의 삭제량, ③ 피니시라인의 설정 위치와 삭제 폭에 변화를 준다.

Chapter 3의 정리

상악의 지대치 형성에서는 하악에 비해 타액이나 혀의 영향이 적다. 그러나 대구치 원심은 직접 볼 수가 없고 기구의 도달 상황도 나쁘기 때문에 테이퍼가 강해지기 쉬워 주의가 필요하다. 기본적인 형성 단계는 학교에서 배운 전부 주조 크라운과 같지만, CAD/CAM 응용 치관수복물의 지대치 형태는 ① 전체가 둥근 모양이고, ② 피니시라인의 형태는 deep chamfer 또는 rounded shoulder이며, ③ 삭제량이 많고 삭제 폭이 넓은 것이 특징이다.

지대치 형성 후에는 반드시 임시 보철물(provisional restoration)을 제작하여 일정 기간 동안 구강 내에서 기능적으로 평가한다. 마진 적합성이 좋고 강도나 심미성을 겸비한 임시 보철물을 제작하기 위해서는 ① 적절한 피니시라인의 형태와 연속성, ② 적절한 지대치 형태와 삭제량이 필요하다. 임시 보철물은 최종 보철물의 '가짜 모습'이기 때문에 제작할 때 레진의 두께나 마진의 적합 상태를 확인함으로써 술자 자신의 지대치 형성(지대치 형태)을 객관적으로 평가하는 데 유익하다. 임시 보철물은 단순히 임시의 치료용 수복물뿐만 아니라 '지대치 형태의 평가 기구'임을 다시 한 번 이해하기 바란다(Chapter 7 참조).

Chapter 4

상·하악 소구치의 지대치 형성

1. 소구치의 특징과 역할 50
2. 상·하악 소구치에서 CAD/CAM을 응용한 치관수복물 지대치 형성의 실제 55
3. 하악 제2소구치의 CAD/CAM 복합레진 크라운 지대치 형성 56
4. 상악 제2소구치의 CAD/CAM 복합레진 크라운 지대치 형성 60

이 Chapter에서 배울 포인트

① 상·하악 소구치에서 CAD/CAM을 응용한 치관수복물과 지대치 형성의 특징
② 상·하악 소구치에서 기본적인 지대치 형성의 단계

1. 소구치의 특징과 역할

1) 소구치의 역할

소구치는 크게 다음과 같은 세 가지 역할을 한다. (1) 음식물과 음식물 덩어리를 잘게 부수고, (2) 교합 고경의 유지라는 점에서는 대구치와 같고, (3) 음식을 찢는다는 점에서는 견치와 같다(특히 제1소구치). 소구치는 형태적으로 2개 교두를 가지며, 협측 교두는 견치와 비슷하다. 그래서 전치부 정도는 아니지만 심미성에 있어서도 중요한 역할을 한다. 또한 설측(구개측) 교두는 둥글어서 대구치의 설측(구개측) 교두와 비슷하다(그림 1).[10] 또한 소구치(특히 교두가 높은 하악 제1소구치)는 군기능 교합(group functioned occlusion)의 경우에 견치와 함께 편심 운동의 가이드 역할을 담당하며, 씹을 때 하악이 후방으로 너무 움직이는 것을 막는 작용이 있다고도 한다.

한편, Käyser[11]가 제창한 '단축치열(Shortened Dental Arch)'의 개념은 소구치 부위에 건전한 접촉이 있을 때 후방 대구치의 결손을 방치해도 하악의 교합 지지에는 영향이 적고, 하악위의 유지라는 악구강 기능에 문제가 없다는 개념이다. 이 개념에 대한 찬반을 떠나서, 교합 지지의 열쇠로서 건전한 소구치(8개)가 중요하다는 사실을 시사한다.

이상과 같이 소구치는 저작 기능과 교합 기능뿐만 아니라 심미성도 필요하고, 특히 수직적인 교합력뿐만 아니라 편심 운동을 할 때의 측방력도 가해지는 점을 고려해야 한다. 특히 위약한 성질의 재료인 지르코니아 크라운과 CAD/CAM 복합 레진 크라운을 응용할 때에는 재료 특성을 고려한 적절한 지대치 형성과 접착 기법이 필요하다.

소구치의 특징

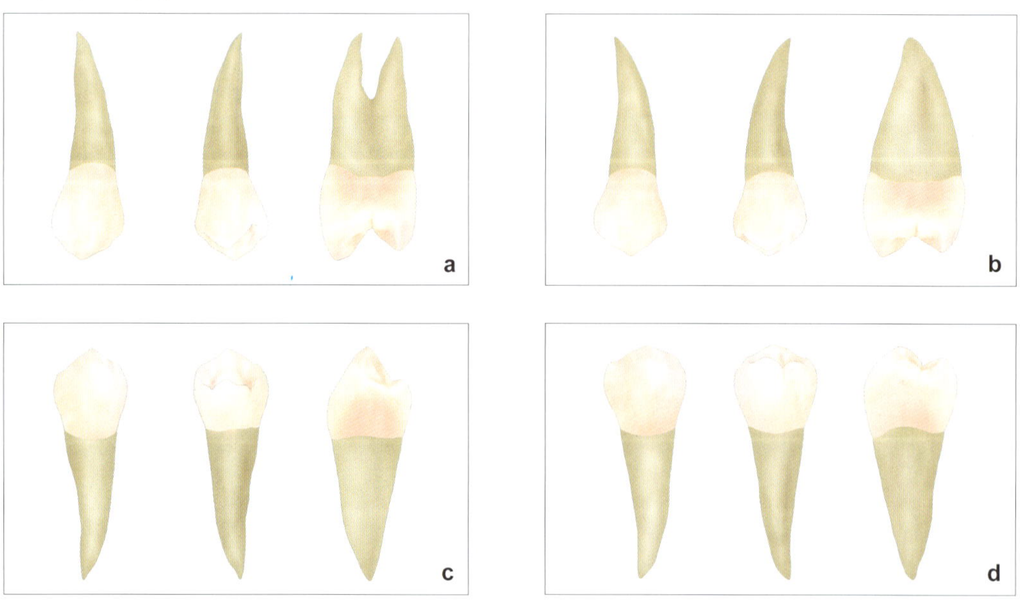

그림 1a~d. 소구치의 해부학적 특징[10,12](참고문헌 12에서 변경 인용). 상악 제1소구치(**a**)와 상악 제2소구치(**b**)는 형태가 비슷하지만, 상악 제1소구치가 약간 작으며 설측 교두가 발달되어 있다. 하악 제1소구치(**c**)와 하악 제2소구치(**d**)는 상악 소구치에 비해 설측 교두의 발달이 부족하다. 특히 하악 제1소구치는 하악 견치의 형태와 비슷한 경우가 적지 않다. 반면에, 하악 제2소구치는 하악 제1소구치보다도 설측 교두가 발달해 있어 교합면이 넓다. 하악 제1소구치가 견치의 영향을 받는다면, 하악 제2소구치는 하악 제1대구치와 닮은 외관을 가진다.

2) 상·하악 소구치에서 CAD/CAM을 응용한 치관수복물과 소구치의 특징

소구치는 강도와 함께 어느 정도의 심미성도 요구된다. 그 때문에 사용하는 CAD/CAM 응용의 치관수복물은 ① 풀 지르코니아 크라운(단일체), ② 도재 전장 지르코니아 크라운(지르코본드: full bake/partial bake), ③ 이규산리튬 계열 세라믹 크라운(IPS e.max CAD로 대표됨), ④ CAD/CAM 복합레진 크라운이다(그림 2). 특히 CAD/CAM 복합레진 크라운은 눈에 보이는

소구치의 기본적인 지대치 형태와 삭제량

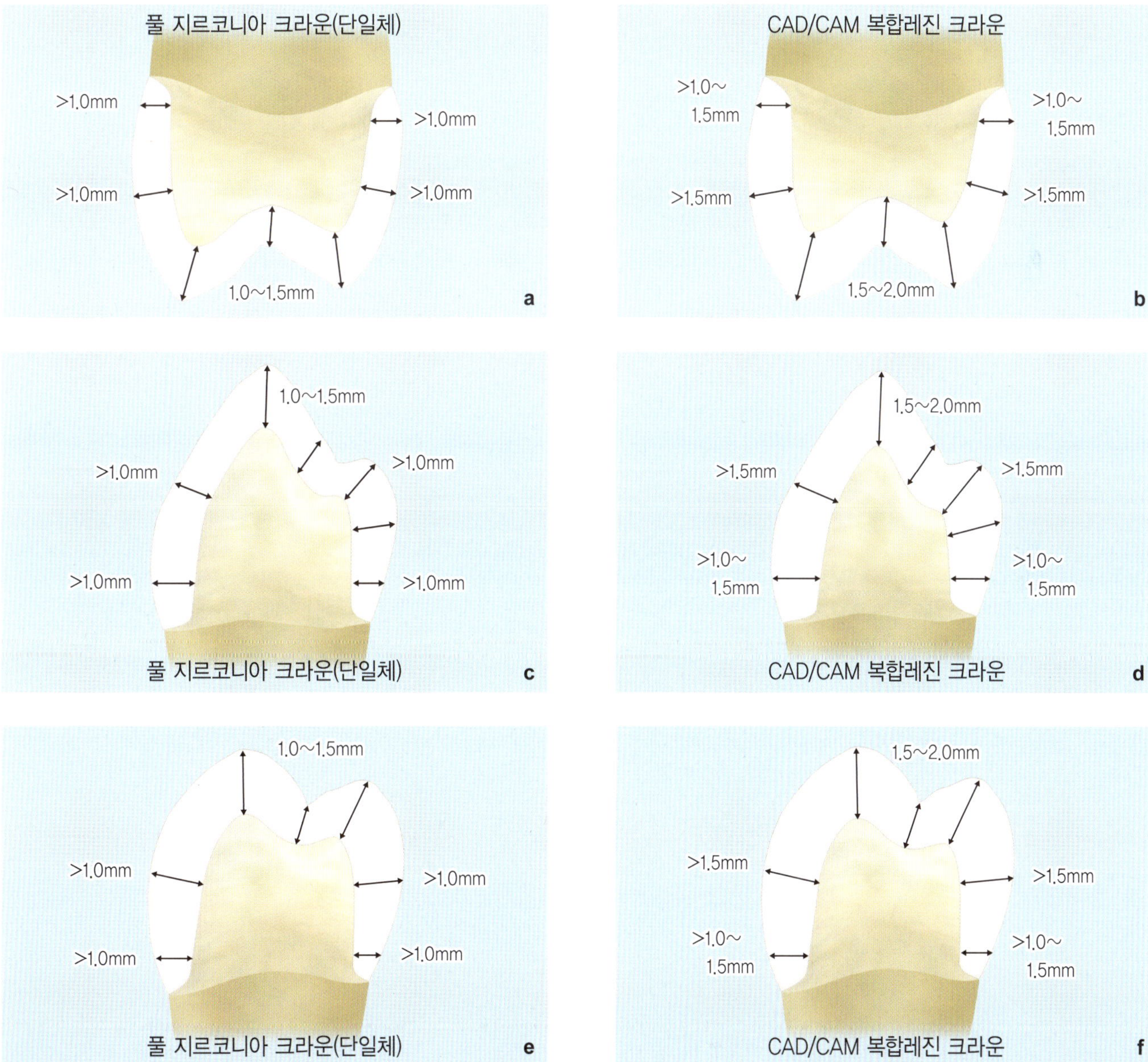

그림 2a~f. 상·하악 소구치를 가정해 ① 풀 지르코니아 크라운(단일체), ② CAD/CAM 복합레진 크라운의 기본적인 지대치 형태와 삭제량의 기준을 제시한다. 상악 제1소구치와 제2소구치는 형태가 비슷하기 때문에 기본적인 지대치 형태에는 큰 차이가 없다(**a, b**). 그림 1에서 언급했듯이 하악 제1소구치(**c, d**)는 하악 견치 형태의 영향을 받고, 하악 제2소구치(**e, f**)는 하악 제1대구치 형태의 영향을 받는다. 그 때문에 하악 제1소구치와 제2소구치는 특히 설측 교두의 발달 상황에 따라 지대치 형태가 영향을 받는다.

부위에서 금속 색을 제거하는 의미가 있어서 사용 빈도가 높다.

Chapter 1~3에서 언급했듯이 상·하악 대구치에서 지르코니아 크라운과 CAD/CAM 복합레진 크라운의 지대치 형성의 기본 원칙은 공통이며, 주요 차이는 축면과 교합면의 삭제량이다. 소구치에서도 그 기본 원칙은 같은데(그림 3), 이 Chapter에서는 CAD/CAM 복합레진 크라운을 예로 들어 설명을 추가한다.

상·하악 소구치 CAD/CAM 복합레진 크라운의 기본적인 지대치 형태

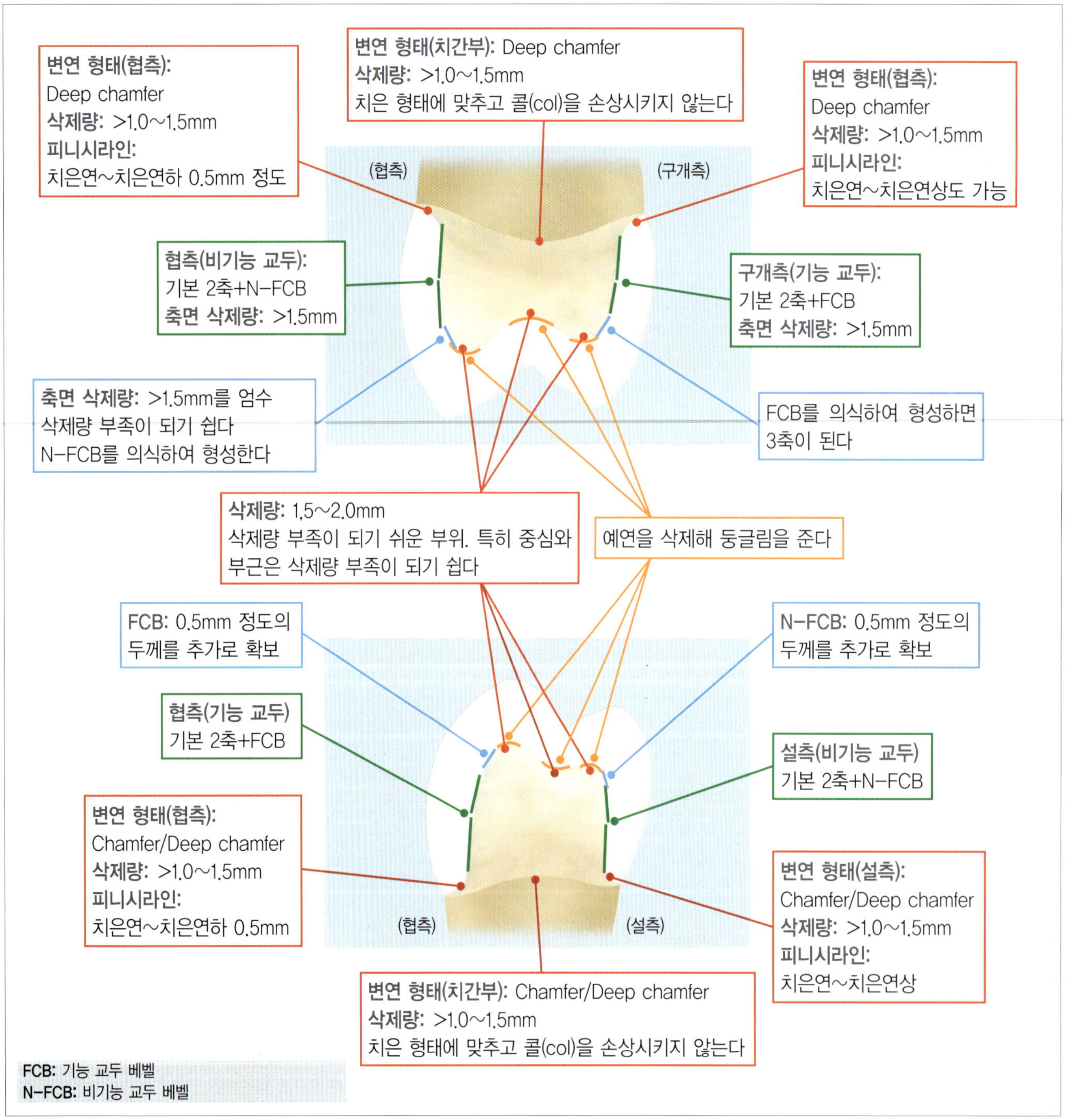

그림 3a. 상·하악 소구치에서 CAD/CAM 복합레진 크라운의 기본적인 지대치 형태와 형성할 때의 유의사항.

그림 3b. 대구치만큼은 뚜렷하지 않더라도 지대치에 둥글림을 준 3축 형성을 위해 기능 교두 베벨(FCB)과 비기능 교두 베벨(N-FCB)을 의식하여 형성한다. 특히 기능 교두 베벨은 치관수복물의 기능 교두에 기계적 강도를 부여하기 위해 필요하다.

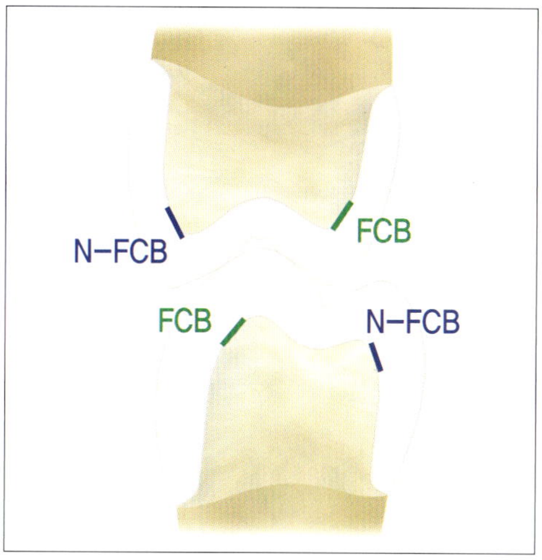

3) 소구치와 CAD/CAM 복합레진 크라운

금은팔라듐 합금의 이상한 가격 급등으로 기존의 전부 금속 크라운을 대체하여 CAD/CAM 복합레진 크라운이 높은 빈도로 사용되게 되었다. 1년의 CAD/CAM 복합레진 크라운 사용 수는 일본에서 50,000건을 초과하고 있으며, 2022년 현재 증례 선택의 제한은 있지만 상·하악 제1대구치와 전치의 CAD/CAM 복합레진 크라운도 재료 출하 빈도가 증가하는 경향에 있다(그림 4).

이 Chapter에서는 소구치에 초점을 맞추어 설명하는데, '치과 기기와 용품 연감'[13]에 따르면 2021년도에는 207.1만 개의 CAD/CAM 복합레진 크라운이 장착되었으며, 이는 해마다 증가 경향에 있을 것으로 예측된다. 또한 일반적으로 CAD/CAM 복합레진 크라운에서는 ① 크라운 탈락, ② 크라운 파절이 발생하기 쉽다고 하지만, 실제로는 파절의 빈도가 높지 않고 오히려 장착 후 이른 시기의 탈락이 발생하기 쉽다. CAD/CAM 복합레진 크라운과 지르코니아 크라운에 발생하는 트러블에 관해 표 1에 정리했다.[14,15]

더불어 소구치에 대한 수복 방법으로서 지르코니아 크라운과 CAD/CAM 복합레진 크라운의 우열을 논하려는 것이 목적은 아니지만, 소구치 수복의 선택지로서 'CAD/CAM 응용의 치관수복물'이 제1선택이 되는 것은 틀림없으므로 지르코니아 크라운과 CAD/CAM 복합레진 크라운의 특성과 지대치 형성의 원칙을 숙지하는 것이 중요하다.

치과 시장에서 CAD/CAM 복합레진 크라운의 제품별 구성비 추이

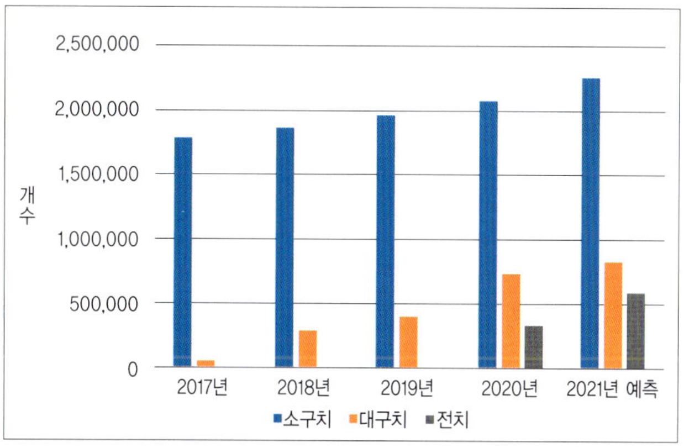

그림 4. 소구치에서 CAD/CAM 복합레진 크라운의 사용 개수 추이. 대구치와 전치의 사용 개수도 증가 경향에 있다(참고문헌 13을 바탕으로 그린 그림).

CAD/CAM 복합레진 크라운과 지르코니아 크라운에 발생하는 트러블

	트러블의 종류	발생 빈도, 일어나기 쉬운 정도	원인, 대응 등
CAD/CAM 복합레진 크라운[14]			
소구치	크라운 탈락	• 발생 빈도가 높다 • 장착 후 이른 시기에 발생하기 쉽다	■접착조작의 미비 ⇒알루미나 샌드 블라스트 처리 ⇒크라운 내면의 실란 처리 ⇒레진 시멘트 사용 ⇒지대치에 대한 적절한 처치(생활치, 금속 축조, 레진 축조의 차이) ■지대치 형태 ⇒테이퍼 ⇒지대 축조 높이, 교합면 형성량 부족 ⇒지대치의 총면적(삭제량이 너무 많음)
	크라운 파절	• 탈락과 비교해 발생 빈도가 낮다 • 시적할 때의 파절이 많다	■시적할 때의 교합력 ■교합 조정의 미비
대구치	크라운 탈락	• 발생 빈도가 높다 • 장착 후 이른 시기에 발생하기 쉽다	■소구치와 마찬가지
	크라운 파절	파절이 적다(시적할 때 주의가 필요함)	■소구치와 마찬가지
지르코니아 크라운[15]			
구치	크라운 탈락	발생 빈도가 낮다	■접착조작의 미비
	크라운 파절	파절이 적다(시적할 때 주의가 필요함)	■교합면 삭제량 부족
	• 치근 파절 • 근관치료의 문제	발생 빈도가 낮다	■술전의 근관 충전 상태 ■지대 축조의 형태, 상태

표 1. CAD/CAM 복합레진 크라운과 지르코니아 크라운에 발생하는 트러블(참고문헌 14, 15를 바탕으로 만든 표).

2. 상·하악 소구치에서 CAD/CAM을 응용한 치관수복물 지대치 형성의 실제

소구치에서 응용 빈도가 높은 CAD/CAM 복합레진 크라운을 예로 들어 지대치 형성의 순서(표 2, 하악 소구치: 그림 5~8, 상악 소구치: 그림 9~11)를 제시한다. 삭제 기구인 버는 여기서도 Shofu의 CAD/CAM 형성용 키트를 사용했다.

상·하악 소구치에서 CAD/CAM 복합레진 크라운의 형성 순서

형성 순서	버의 종류, 기구	상세한 설명, 주의사항 등
1. 지대치 형성 전의 준비	해당 치아에 퍼티 타입 고무 인상재로 인덱스(실리콘 인덱스)를 제작해 둔다	• 각 단계마다 ① 삭제량, ② 축면 각도, ③ 피니시라인의 상태와 형성 폭 등의 확인에 사용한다
2. 교합면 가이드 그루브와 교합면 삭제(그림 5, 9)	중간 직경, 굵은 직경+끝이 둥근 테이퍼 모양의 버《102R 혹은 106RD》	• 교합면 가이드 그루브⇒1.0mm 정도 • 교합면의 클리어런스⇒1.5~2.0mm • 기본 형태는 뒤집은 지붕 모양이다 • 자연치의 해부학적 형태와 비슷하다(main groove와 main ridge)
3. 축면 가이드 그루브와 축면 형성(그림 6, 9)	중간 직경, 굵은 직경+끝이 둥근 테이퍼 모양의 버《102R 혹은 106RD》	• 가이드 그루브⇒1.0mm 정도 • 피니시라인 부위에서는 크라운의 두께가 최소 1.0mm 정도가 필요하다 • 축면⇒기본 2축(FCB/N-FCB를 부여하면 최종적으로 3축) • 테이퍼는 10° 이내이다
4. 인접면 슬라이스 컷(그림 7, 10)	① 슬라이스 컷⇒가는 직경의 테이퍼 모양의 버《204, 104R》 ② 슬라이스 컷 뒤에 인접면 공간을 넓힌다 ⇒ 중간 직경+끝이 둥근 테이퍼 모양의 버《102R》	• 인접치에 상처를 주지 않는다 • 치간유두에 상처를 주지 않는다 • 접촉점을 포함해 법랑질을 일정량 삭제해 협·설로 공간이 생긴 뒤에 ②의 버를 사용한다
5. 전체 둘레의 축면 형성(그림 7, 10)	중간 직경, 굵은 직경+끝이 둥근 테이퍼 모양의 버《102R, 106RD, 107RD》	• 각각의 우각 부위를 이행석이면서도 활택하게 연결한다 • 축면 삭제량⇒최종적으로 1.5mm 정도 • 변연 형태⇒Deep chamfer로 삭제량은 최소 1.0~1.5mm
6. 피니시라인(그림 7, 10)	굵은 직경+끝이 둥근 테이퍼 모양의 버《106R/107RD, SF106RD/SF107RD》	
7. 지대치 형태의 평가(그림 7, 11)	• 실리콘 인덱스 • 유틸리티 왁스(교합면 클리어런스 확인) • 형성량 확인용 기구	• 지대치 형태의 전체적인 모양을 점검해 언더컷이나 피니시라인의 불연속성에 주의한다
8. 전체의 형태 부여(그림 7, 11)	• 굵은 직경+끝이 둥근 테이퍼 모양의 버《106R/107RD》 • 배 모양의 버《265R》	• 삭제량을 확인한다
9. 마무리+연마(그림 8, 11)	• 굵은 직경+끝이 둥근 테이퍼 모양의 버《106R/107RD, SF106RD/SF107RD》 • 중간 직경+스트레이트 모양의 버《114, SF114》 • 배 모양의 버《SF265R》	• 피니시라인의 폭, 치은연과의 위치 관계를 확인한다 • 피니시라인의 연속성을 확인한다 • 선각, 우각에 둥글림을 준다

표 2 상·하악 소구치에서 CAD/CAM 복합레진 크라운의 기본적인 형성 순서.

3. 하악 제2소구치의 CAD/CAM 복합레진 크라운 지대치 형성

하악 제2소구치의 CAD/CAM 복합레진 크라운 제작을 위한 지대치 형성을 #45을 예로 들어 설명한다.

1) 교합면 가이드 그루브와 교합면 삭제

교합면 가이드 그루브와 교합면 삭제

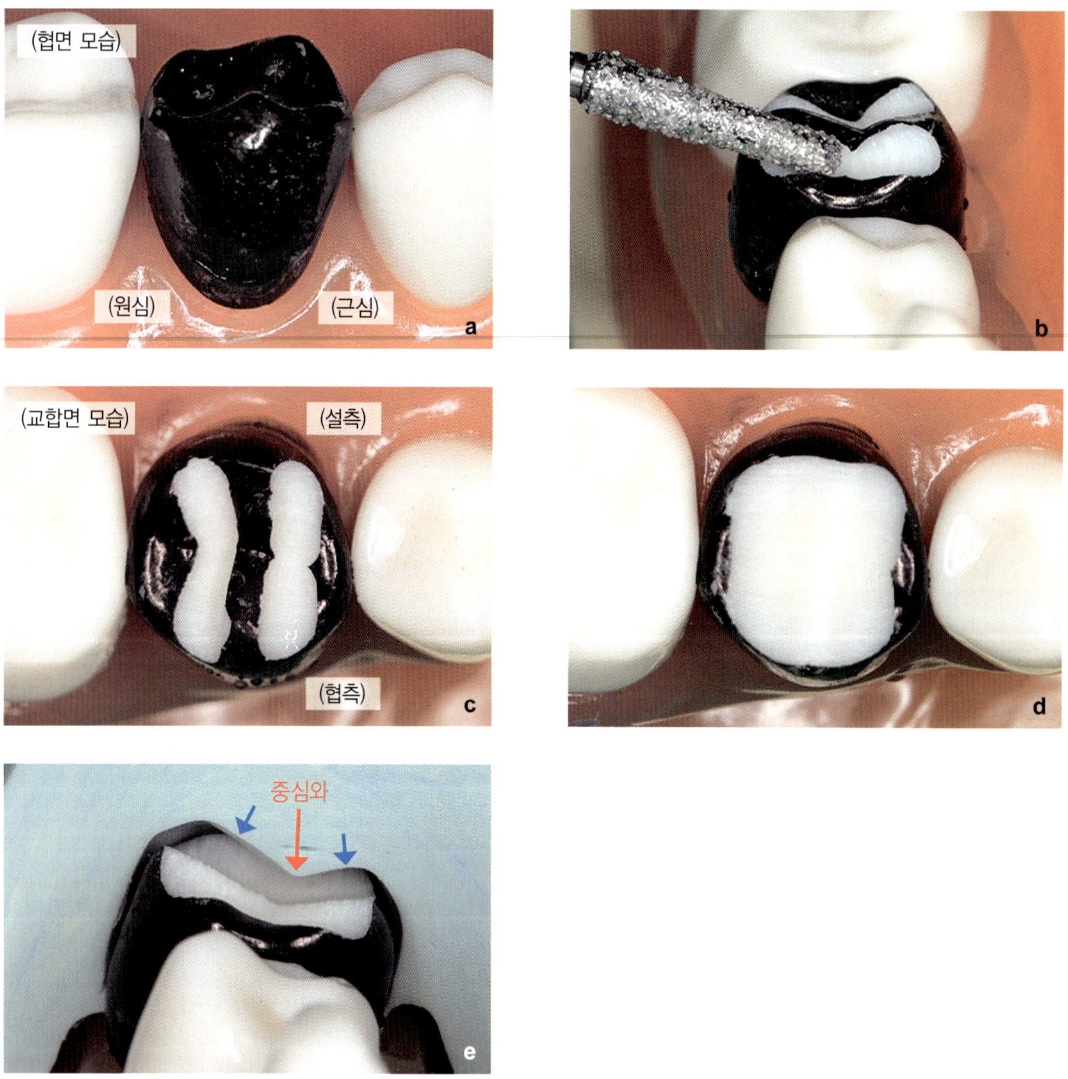

그림 5a~e. 가이드 그루브의 깊이는 약 1.0mm로 한다[102R(끝 지름 1.1mm, 최대 지름 1.7mm)/106RD(끝 지름 1.3mm, 최대 지름 2.1mm)를 사용함]. 교합면의 협측 구, 설측 구, 근·원심 구를 이용해 가이드 그루브를 부여한다. 중심와 부근의 치질 삭제량이 부족하기 쉬우므로 교두 경사에 맞추어 평행하게 버를 댄다(**a~c**). 가이드 그루루브를 연결하듯이 균일한 두께를 유지하면서 교합면 형태와 일치하도록 요철을 만든다(**d**). 실리콘 인덱스를 이용하여 교합면 삭제 상태, 삭제량, 형성 부족 부위를 확인한다(**e**).

2) 축면 가이드 그루브와 축면 형성

협·설 가이드 그루브와 치질 삭제

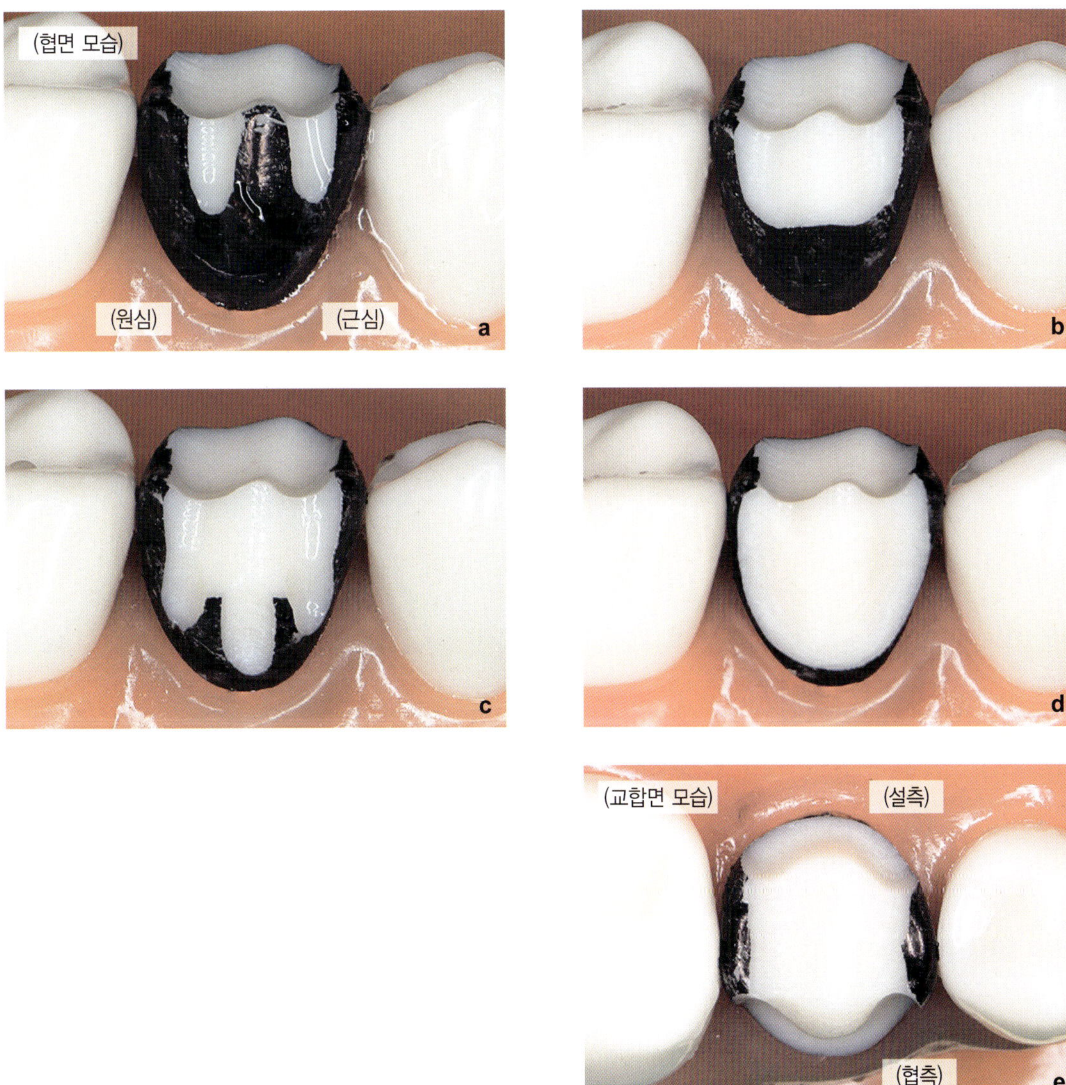

그림 6a~e. 기본적인 가이드 그루브는 2축으로 하고, 상·하를 1/2로 나눈 면에서 형성한다. 가이드 그루브의 깊이는 약 1mm이다(102R에서는 버의 지름이 거의 완전히 잠기고, 106RD에서는 버 지름의 2/3를 기준으로 함). 협측의 풍융(치관측 1/2: 치축에 대해 약 15°, 치경부측 1/2: 치축에 평행)에 맞추어, 협측 구를 이용하여 2개의 가이드 그루브를 넣는다. 이 예에서는 축면의 치질 삭제를 상·하 1/2로 나눈 예를 제시한다. 각각 (1) 가이드 그루브의 각도에 맞추고, (2) 각 교두로 구성되는 협측의 요철에 맞추어 파도를 타듯이 이동해, (3) 균등한 두께로 형성한다(**a~d**: 협면 모습). 설측도 마찬가지로 축면을 삭제한다. 가이드 그루브의 깊이에 맞추어 협·설측 모두에 형성된 약 1.0mm의 임시 피니시라인을 교합면 모습에서 확인할 수 있다(**e**).

3) 인접면 슬라이스 컷과 전체 둘레의 축면 형성

인접면 슬라이스 컷과 전체 둘레의 축면 형성

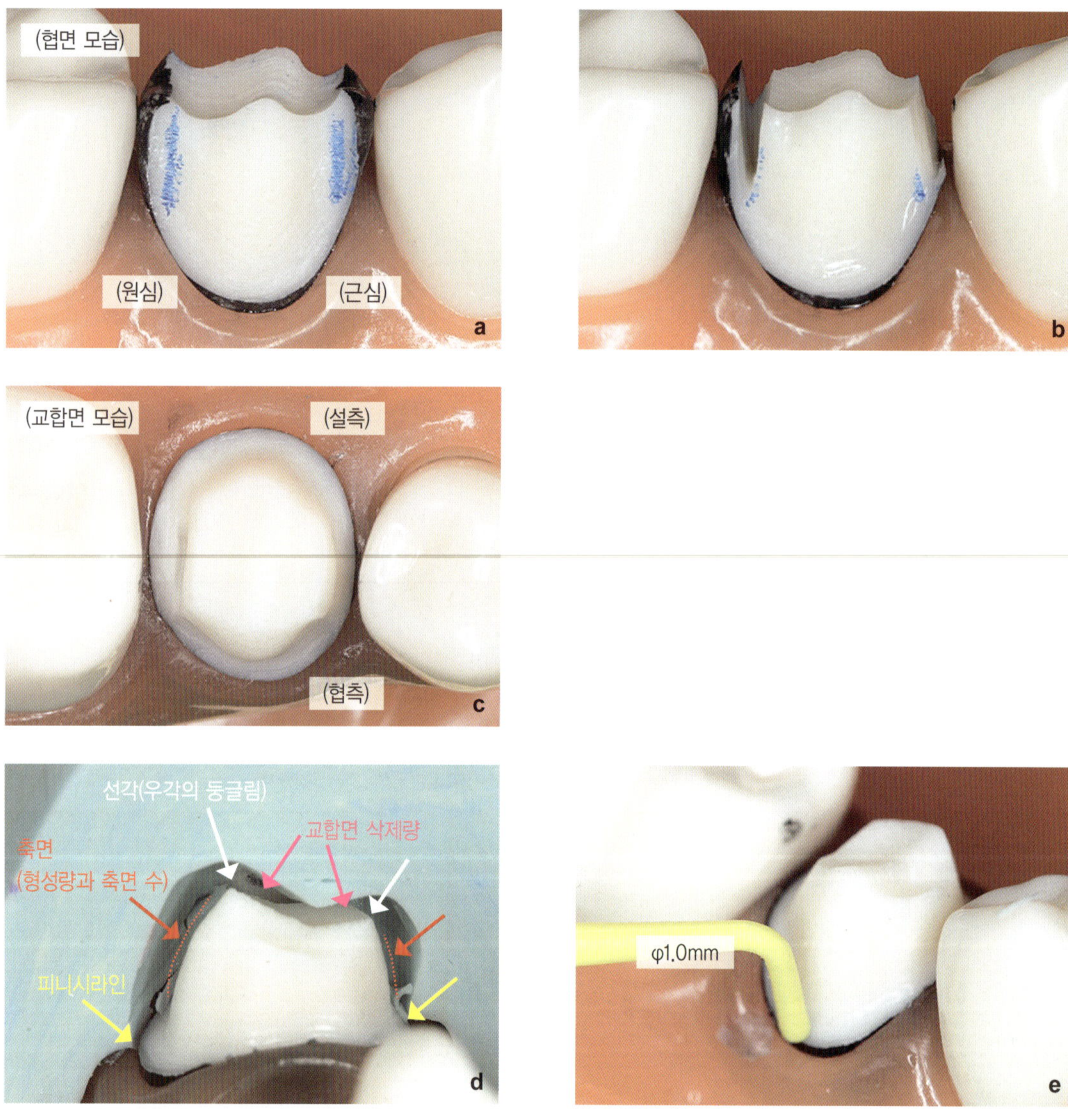

그림 7a~e. 인접면 슬라이스 컷과 전체 둘레에 걸친 축면 형성. 협·설 축면 형성을 인접면 직전까지 시행하고(**a**: 파란색 연필로 칠한 부분), 이 부분을 시작 부위로 해서 204, 104R을 사용하여 인접면 슬라이스 컷을 한다. 인접치와 치은연의 손상을 피하고 근·원심 모두에 구개측 우각 부위까지 가는 버로 치질을 삭제한다. 이때 인접면의 법랑질을 한 층 남기는 이미지로 형성함으로써 인접치의 손상을 예방할 수 있다(**b**: 원심측). 슬라이스 컷이 끝난 후, 가는 버(104R, 101R: 형성용 키트에 포함되어 있지 않음)로 인접면과의 사이에 충분한 공간을 확보하고, 다음으로 굵은 버(102R/106RD)로 교체해 전체 둘레에 걸쳐 축면을 형성한다(**c**). 실리콘 인덱스를 이용하여 축면과 교합면의 삭제 상황을 확인하고, 부족 부분을 추가로 수정한다(**d**: 확인하는 항목은 그림 속에 제시함). 형성량 확인용 기구(Prepsure II, Morimura)를 사용하여 피니시 라인의 삭제 폭을 확인한다.

4) 최종 마무리

최종 마무리

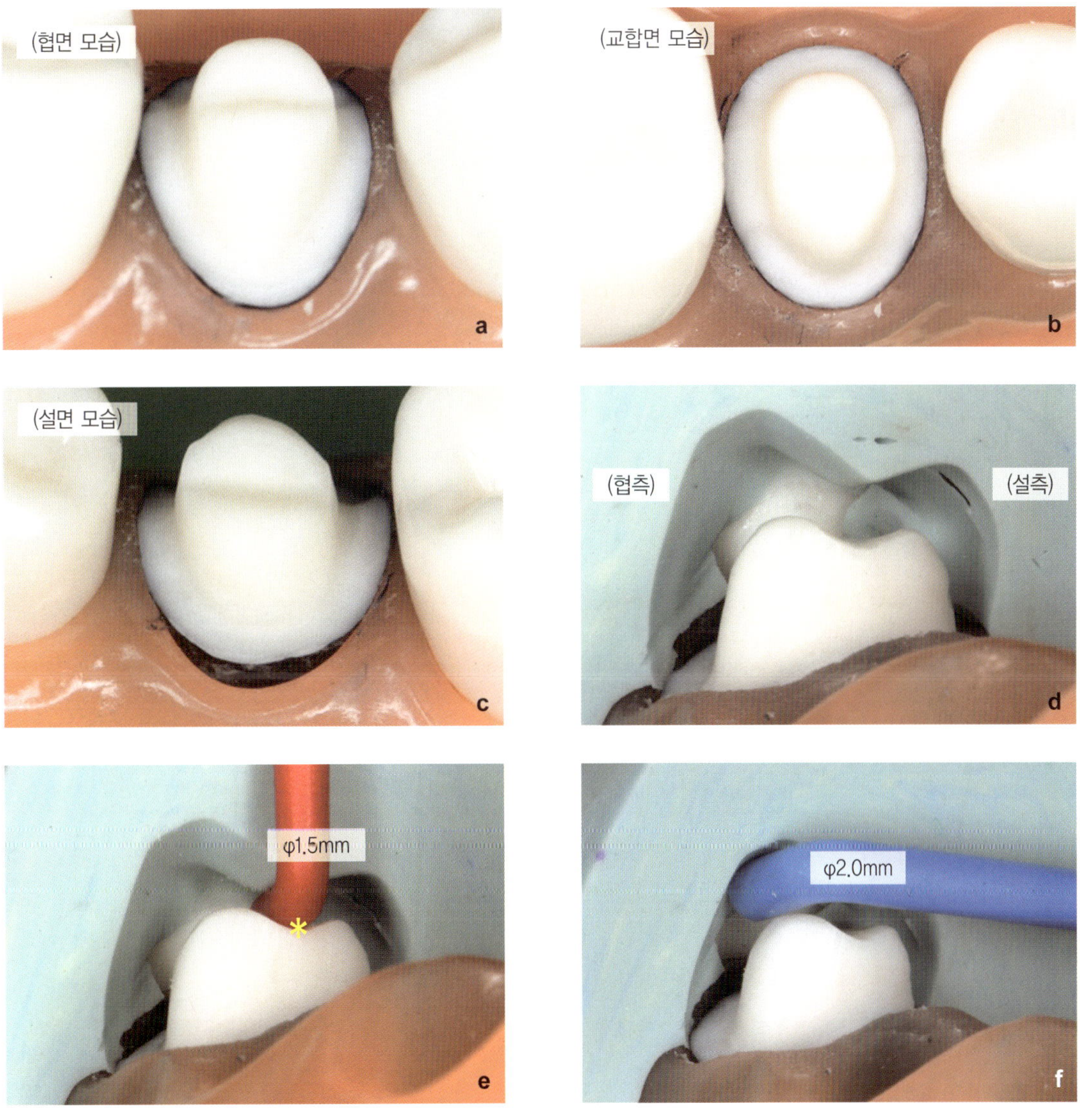

그림 8a~f. 실리콘 인덱스를 이용한 평가를 바탕으로 최종 마무리를 한다. 피니시라인을 포함하여 세부적인 수정과 마무리는 106RD/107RD, SF106RD/SF107RD, SFI14를 사용한다(**a~c**). 특히 Occluso-Axial Line Angle에는 둥글림을 주어 전체를 둥근 모양으로 마무리한다(**d**). 교합면 클리어런스는 1.5~2.0mm 정도로 한다(**e, f**). 특히 중심와 부근(e: ※표)은 부위특성이 있어 삭제 부족이 되기 쉽다. 크라운 파절의 원인은 주로 이 부위의 두께 부족(=삭제량 부족)이 원인이다.

4. 상악 제2소구치의 CAD/CAM 복합레진 크라운 지대치 형성

상악 제2소구치의 CAD/CAM 복합레진 크라운 제작을 위한 지대치 형성을 #15을 예로 들어 설명한다. 기본적인 형성 단계는 하악 제2소구치와 마찬가지이다.

1) 교합면과 협·구개측 축면 형성

교합면과 협·구개측 축면 형성

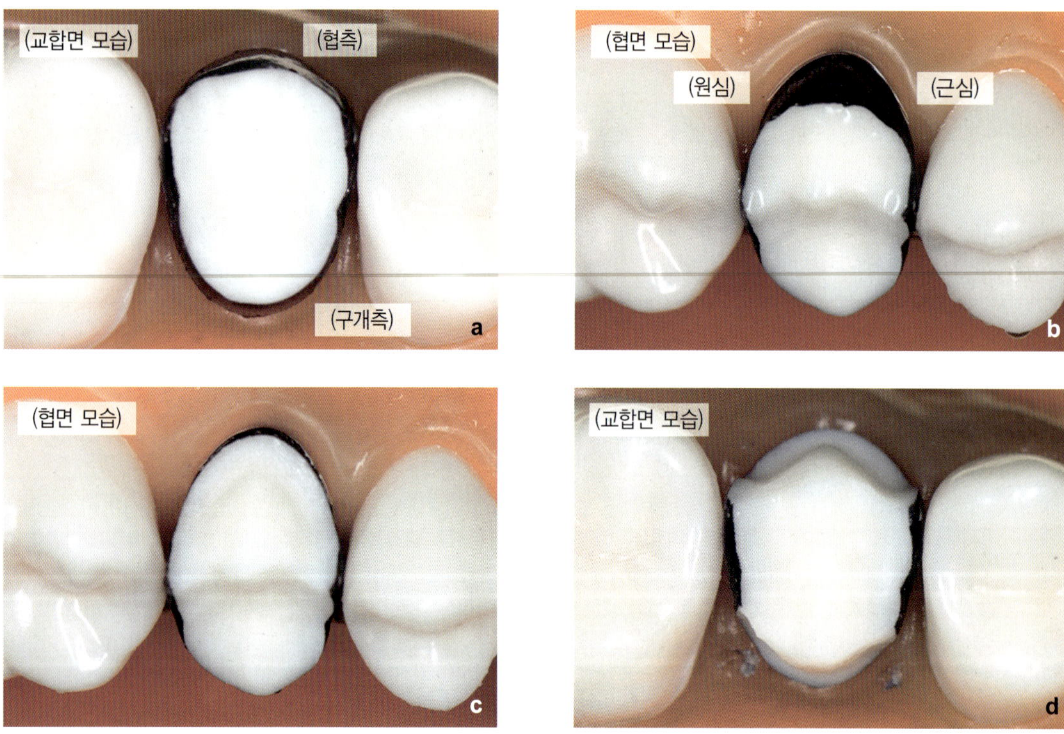

그림 9a~d. 교합면 삭제 후(a), 협측 축면 가이드 그루브를 넣고 나서 교합면측 1/2을 삭제한다(b). 마찬가지로 치경부측 1/2의 축면을 형성한 후에(c), 구개측도 마찬가지로 축면을 형성한다. 협·구개측 모두 일정한 축면 삭제량을 확보한 교합면 모습(d).

2) 인접면 형성과 전체 둘레의 축면 형성

인접면 형성과 전체 둘레의 축면 형성

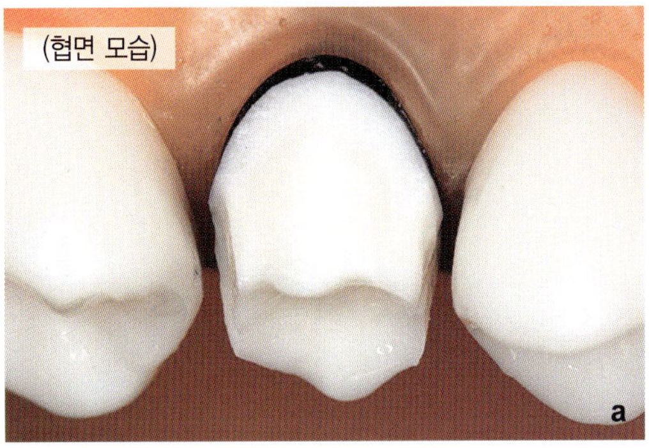

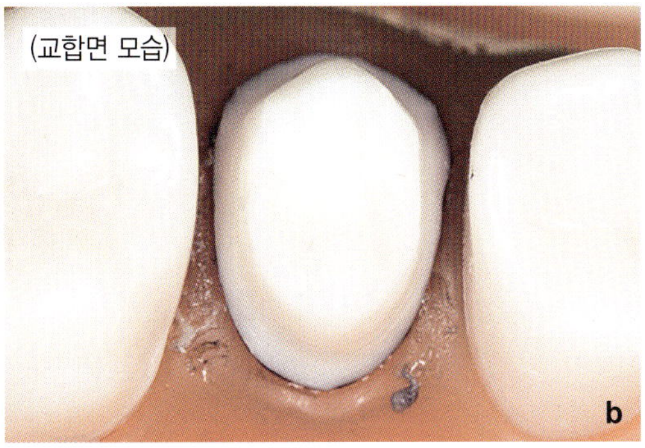

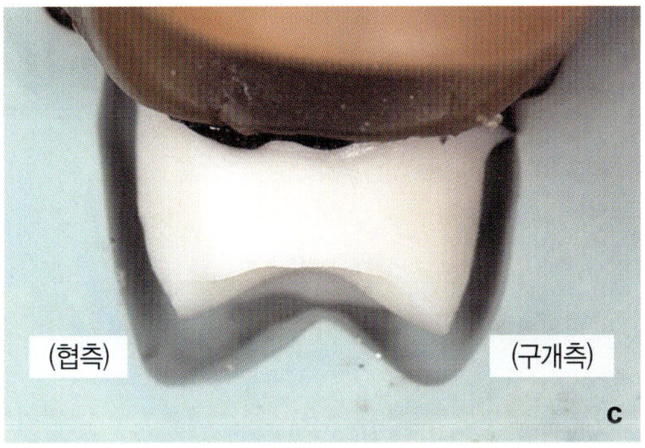

그림 10a~c. 인접면 슬라이스 컷이 끝난 후, 가는 버로 인접면과의 사이에 충분한 공간을 확보한다(a). 다음으로 굵은 버로 교체해 전체 둘레에 걸쳐 축면을 형성한다(b). 실리콘 인덱스를 이용해 이 시점에서 지대치 형태(① 교합면, ② 축면 각도와 형성량, ③ 피니시라인의 형성량)를 확인한다(c).

3) 최종 마무리

삭제량 확인, 수정, 마무리

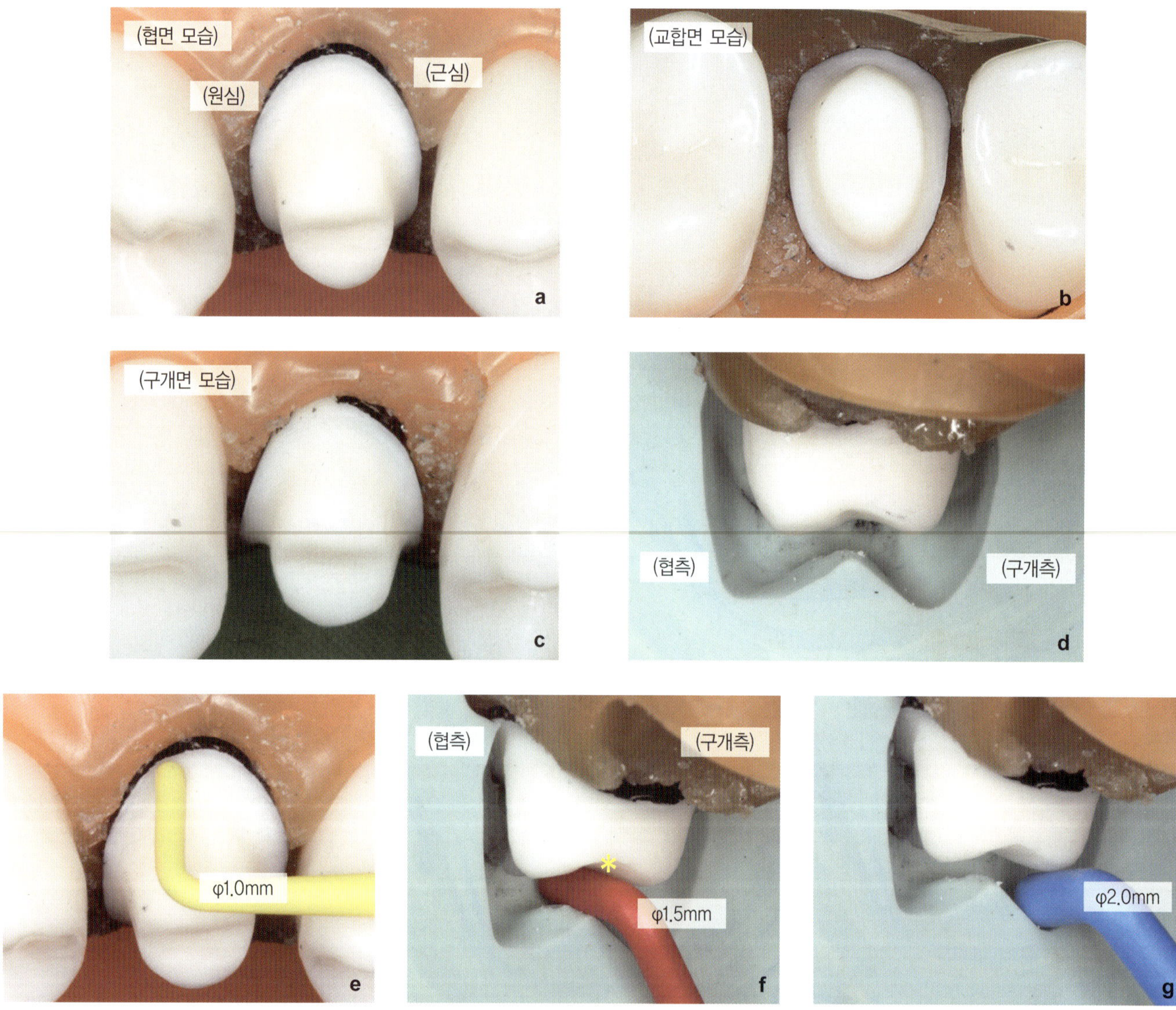

그림 11a~g. 실리콘 인덱스를 이용한 평가를 바탕으로 지대치 형성을 완성한다(**a~c**). 기능교두 베벨과 비기능 교두 베벨을 형성할 때 3축 형성을 의식하여 Occluso-Axial Line Angle에 둥글림을 주면 자연스럽게 협·구개측 부분의 교합면 삭제량은 증가한다(**d**). 피니시라인의 삭제량은 최소 1.0mm로 하고(**e**), 교합면 클리어런스는 1.5~2.0mm 정도로 한다(**f, g**). 중심와 부근(**f**: ※표)은 삭제 부족이 되기 쉬우므로 삭제량을 꼼꼼하게 확인해 수정한다. 지름이 다른 형성량 확인용 기구(Prepsure Ⅱ, Morimura)를 사용하여 피니시라인과 교합면 삭제량을 확인한다(**e~g**).

[POINT] 소구치와 대구치 CAD/CAM 복합레진 크라운의 지대치 형성에서 체크리스트

일본 보철치과학회가 제작한 '보험 진료에서 CAD/CAM 복합레진 크라운의 진료 지침'[16]을 참고로 소구치와 대구치 CAD/CAM 복합레진 크라운 지대치 형성의 기준과 주의사항을 표 3에 제시했다. 형성할 때 체크리스트로 활용하기 바란다.

형성 체크 항목	주의사항, 고려할 점 등
☑ 교합면	• 약 1mm의 가이드 그루브 부여 • 매끄러운 뒤집은 지붕 모양 • 클리어런스는 1.5~2.0mm 이상
☑ 협·설 축면	• 약 1mm의 가이드 그루브 부여 • 기본 2면 형성(FCB, N-FCB를 고려해 3면 형성이 바람직하다) • 축면 테이퍼는 한쪽이 6~10° • 축면 형성량은 1.5mm 이상
☑ 인접면	• 인접면에 상처를 주지 않는다 • 인접면에 치질이 한층 남도록 가볍게 버를 통과시키는 이미지로 형성 • 축면 테이퍼는 한쪽이 6~10°
☑ 피니시라인	• 변연 형태는 Deep chamfer • 연속성을 유지하고 매끈하고 부드럽게 한다(톱니 모양은 NG) • 삭제 폭은 최소 약 1.0mm
☑ 우각	• 예각 부분이 없는 둥근 모양 • 특히 교합면과 축면 경계(Occluso-Axial Line Angle)에 주의
☑ 형태 확인, 전체적인 모양	• 적절한 클리어런스 • 매끄럽고 단순한 형태 • 둥글림을 띤 돌출 우각 부위 • 부드럽고 뚜렷한 피니시리인

표 3. 소구치와 대구치 CAD/CAM 복합레진 크라운 지대치 형성의 기준과 주의사항.
주) FCB: 기능 교두 베벨, N-ECB: 비기능 교두 베벨.

Chapter 4의 정리

상·하악 소구치는 저작 기능과 심미성이 요구되며, 또한 편심운동에 관여하는 일도 적지 않다. 그 때문에 하악 운동 경로와 조화를 이룬 치관 형태가 필요하다. 지대치 형성의 기본 단계와 주의사항은 상·하악 대구치와 거의 같다. 전부 주조 크라운과 달리 CAD/CAM 복합레진 크라운이나 지르코니아 크라운을 전제로 한 지대치 형성에서는 부위특이성이 있어서 삭제 부족이 되기 쉬운 부위로서 ① 상·하악 교합면 중앙(중심와 부근), ② 하악 협측의 교합면측 1/2의 축면 부위, ③ 전체 둘레에 걸치는 피니시라인 폭을 들 수 있는데 이곳을 충분히 의식해 형성해야 한다.

Chapter 5

상악 전치의 지대치 형성

1. 디지털 시대의 전치부 지대치 형성의 실제 ······ 66

이 Chapter에서 배울 포인트

상악 전치에서 지르코니아 크라운의 기본적인 지대치 형성 단계

1. 디지털 시대의 전치부 지대치 형성의 실제

과거 전치부에서 치관수복의 주류는 PFM 크라운이었지만, 각종 재료의 혁신으로 올 세라믹 크라운으로 변천해 왔다. 넓은 의미의 올 세라믹 크라운(메탈프리 수복)은 디지털(CAD/CAM) 기술의 보급 전부터 아날로그 기법을 사용하여 재료 개발과 동반해 폭넓게 임상에 응용되어 왔다.

전치부 지대치 형성의 기본 형태는 PFM 크라운을 답습하면서도, 세라믹(혹은 고분자) 재료의 특징을 고려하여 부분 변경이 더해져 왔다. 하지만 아날로그 시대와 디지털 시대의 지대치 형태가 크게 다른 것은 아니다(그림 1, 표 1).

어느 시대에서나 전장 크라운의 지대치 형성에서 문제가 되는 것은 ① shoulder 폭의 부족, ② 순면에서 절연측 1/2의 형성량 부족(순면의 2~3축 형성), ③ 구개면(특히 하악 전치의 활주면에 해당하는 부위)의 형성량 부족이다. 충분하지 않은 지대치 형태는 전장 재료의 두께를 규제하므로, 충분한 색조의 재현과 적절한 치관 풍융을 부여하는 데 어려움이 있다(over contour가 되기 쉬움).

상악 전치의 기본적인 지대치 형태와 삭제량

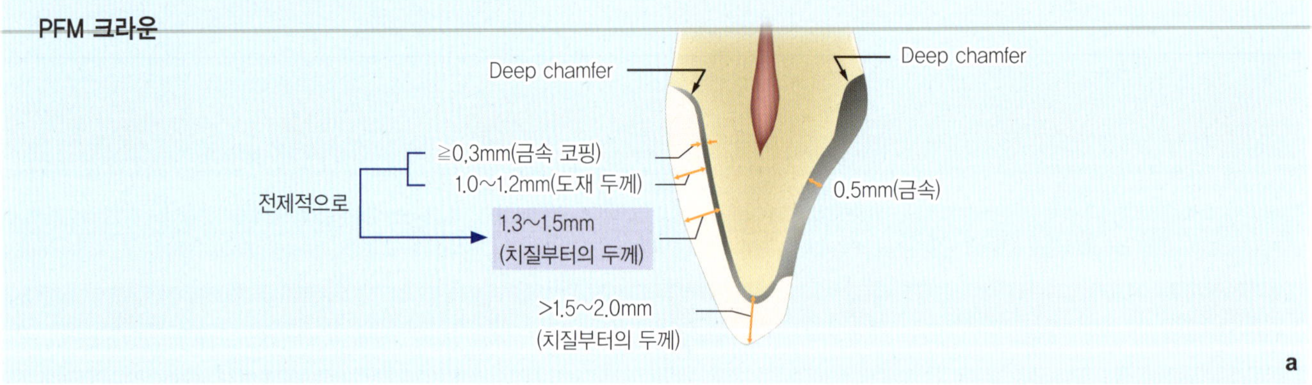

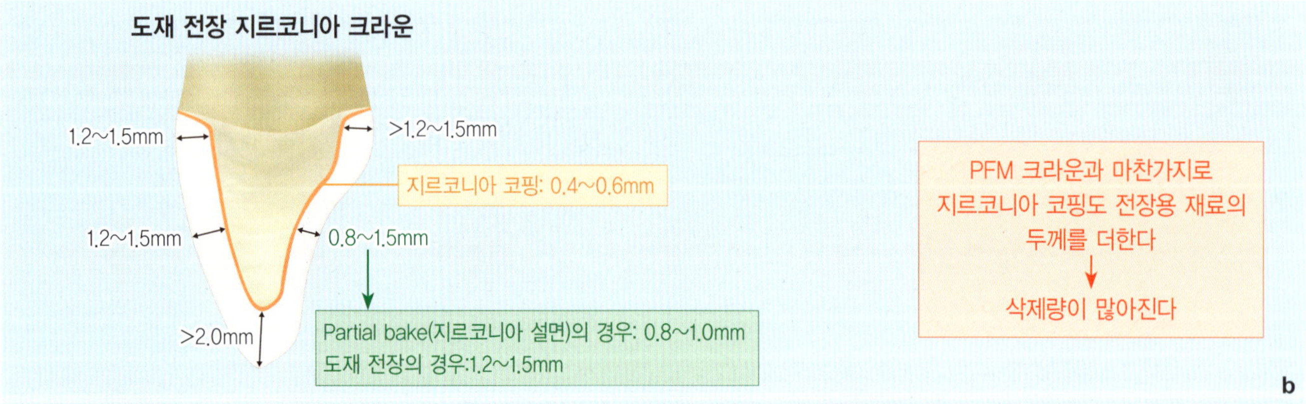

그림 1a, b. 상악 중절치에서 PFM 크라운과 도재 전장 지르코니아 크라운(예: full bake)의 기본적인 지대치 형태와 삭제량의 기준. PFM 크라운에서는 코핑의 재료(금속/지르코니아)와 관계없이, 전장 재료 자체의 강도를 위해 일정한 두께가 필요하다. 거기에 코핑의 두께가 더해지므로, 풀 지르코니아 크라운보다도 삭제량은 다소 증가한다(**a**는 참고문헌 17에서 변경 인용).

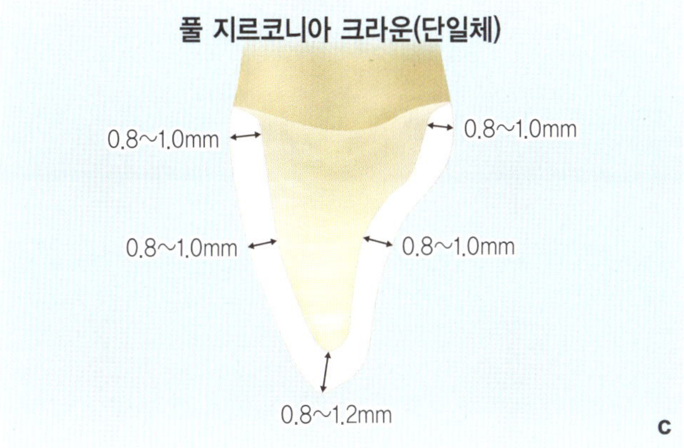

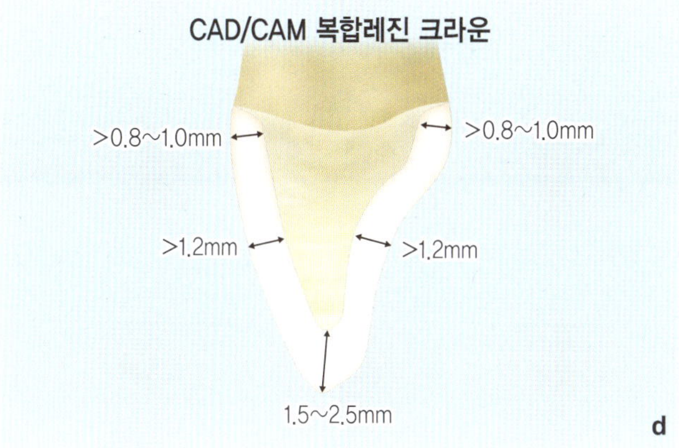

그림 1c, d. 상악 중절치를 가정한 풀 지르코니아 크라운(단일체)과 CAD/CAM 복합레진 크라운의 기본적인 지대치 형태와 삭제량의 기준을 제시한다.

상악 전치(중절치)에서 도재 전장 지르코니아 크라운(풀 지르코니아 크라운 포함)의 형성 순서

형성 순서	버의 종류, 기구	상세한 설명, 주의사항 등
1. 절연 가이드 그루브(그림 2)	중간 직경, 굵은 직경+끝이 둥근 테이퍼 모양의 버《102R 혹은 106RD》	• 절연 중앙과 좌·우의 3~4부위에 1.3~1.5mm 정도의 가이드 그루브를 넣는다
2. 순측 축면 가이드 그루브와 치질 삭제(그림 3)	중간 직경, 굵은 직경+끝이 둥근 테이퍼 모양의 버《102R 혹은 106RD》	• 가이드 그루브는 버 두께의 2/3에서 전체 두께 정도이다(사용하는 버의 두께에 따라 다름) • 피니시라인 부위에서는 수복물의 종류에 따라 1.0~1.5mm의 deep chamfer 또는 rounded shoulder로 형성한다 • 너무 강한 테이퍼에 주의한다(마주 보는 쪽과 평형성을 확보)
3. 인접면 슬라이스 컷(그림 4)	① 가는 직경의 테이퍼 모양의 버(끝이 둥글어도 가능)《204, 104R》⇒CAD/CAM 형성용 키트에는 포함되지 않음 ② 중간 직경+끝이 둥근 테이퍼 모양의 버《102R》	• 되도록 인접치에 상처를 주지 않는다 • 치간유두에 상처를 주지 않는다 • 전치부의 경우는 인접면이 치은연하로 깊어지지 쉬우므로 주의가 필요하다 • 너무 강한 테이퍼에 주의한다(마주 보는 쪽과 평형성을 확보)
4. 설측 오목면 형성(그림 5, 6)	• 꽃봉오리 모양 다이아몬드 버(145) • 카보런덤 포인트(11: 원반 모양) [형성과 형태 확인용 기구] • 실리콘 인덱스 • Fleximeter Strips(그림 6f~h)	• **[주의사항]** 구개측 기저결절 부분의 형태를 남기듯이 지대치를 형성한다(동양인은 삽 모양의 치아가 많고 기저결절의 발달이 약해 형성이 어려울 때가 많음)⇒전치부에서 크라운의 유지력은 근·원심의 테이퍼에 의존하지만, 구개측 기저결절의 형태는 크라운이 순측으로 탈락하는 것을 방지하는 데 필요하다 • 치아 크기와 설측 오목면의 만곡 상태에 따라 카보런덤 포인트의 형태(지름)를 적절히 수정(드레싱)한다 • 상악 전치의 설측 오목면은 하악 절치의 가이드에 관여한다. 삭제량 부족은 결국 크라운의 구개측 두께를 늘려 하악 절치의 활주로에 영향을 미치므로 충분히 주의할 필요가 있다(그림 6d, e)

5. 지대치 형태의 최종 마무리(그림 7)	중간 직경, 굵은 직경+끝이 둥근 테이퍼 모양의 버 《102R 혹은 106RD》	• 전체적으로 이행적이면서도 전체 둘레를 활택하게 연결한다 • 너무 강한 테이퍼에 주의한다
5-1. 피니시라인 (그림 7)	• 굵은 직경+끝이 둥근 테이퍼 모양의 버 《106RD/107RD》	• 순측 중앙은 치은연하의 형성 깊이가 부족하기 쉽다 • 인접면(특히 전치 치간유두 부위)은 너무 깊어지는 경향이 있다
5-2. 마무리 (그림 7)	• 굵은 직경+끝이 둥근 테이퍼 모양의 버 《106R/107RD, SF106RD/SF107RD》 • 중간 직경+스트레이트 모양의 버 《114, SF114》	• 교두감합위와 편심운동을 할 때 하악 절치 절연과의 클리어런스(이개 상황)를 확인한다 • 지대치 형태의 전체 모습을 점검해 언더컷과 피니시라인의 연속성을 수정한다

표 1. 상악 전치(중절치)에서 도재 전장 지르코니아 크라운(풀 지르코니아 크라운 포함)의 기본적인 형성 순서.

1) 절연 가이드 그루브

절연 가이드 그루브

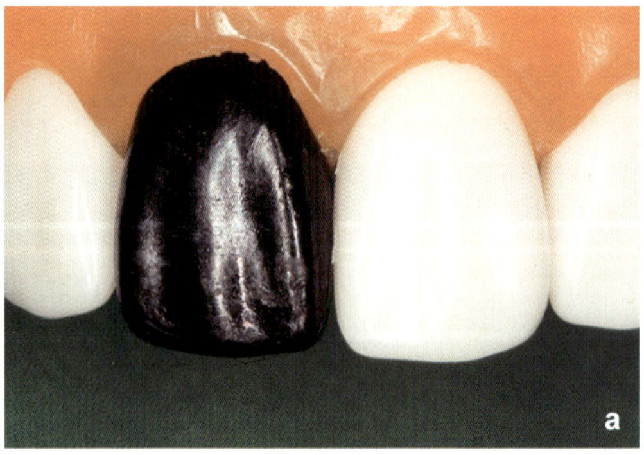

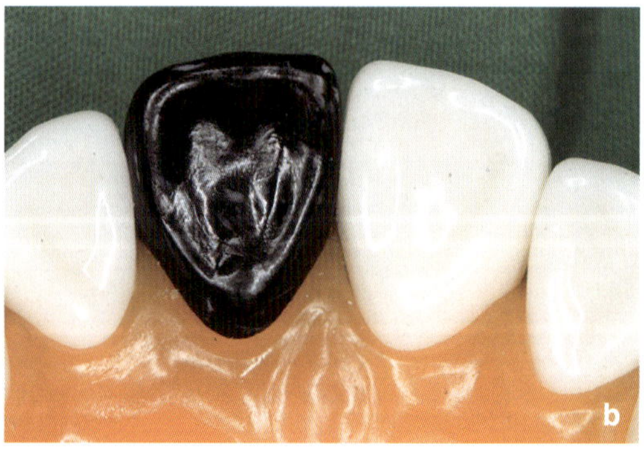

그림 2a, b. 이 Chapter에서는 #11을 예로 들어 지대치 형성의 순서를 설명한다.

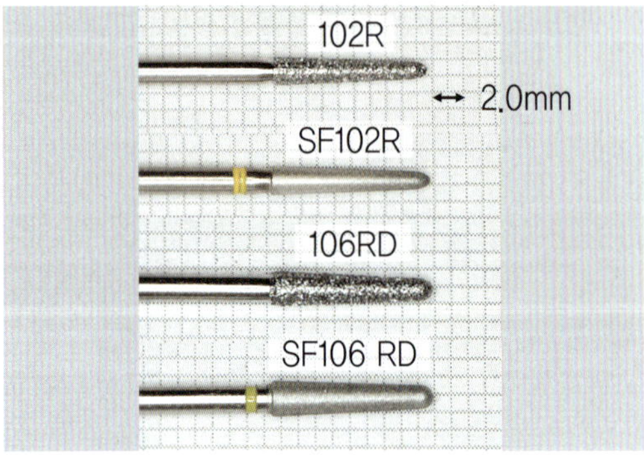

그림 2c. 절연의 가이드 그루브 및 지대치 형성 전반에 사용하는 버. 가이드 그루브 및 교합면 형성에는 동일한 버를 사용한다. 여기서 사용하는 102R(끝 지름 1.1mm, 최대 지름 1.7mm)과 106RD(끝 지름 1.3mm, 최대 지름 2.1mm)는 테이퍼 모양의 버이다.

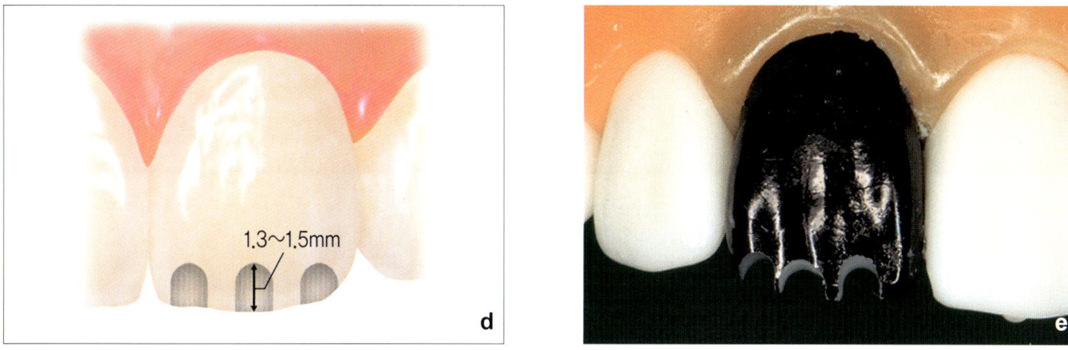

그림 2d, e. 절연의 가이드 그루브는 버 두께의 2/3에서 전체 두께 정도가 완전히 잠기도록 한다(버의 두께에 따라 다름). 절연부의 삭제량은 최종적으로 1.3~1.5mm 정도 필요하다. e는 절연 가이드 그루브 삭제가 끝난 상태.

2) 순측 축면 가이드 그루브와 치질 삭제

상악 전치부는 기본적으로 2축으로 마무리하기 때문에, 여기서는 치면을 상·하 1/2로 나눈 디자인으로 형성했다.

순측 축면 가이드 그루브와 치질 삭제

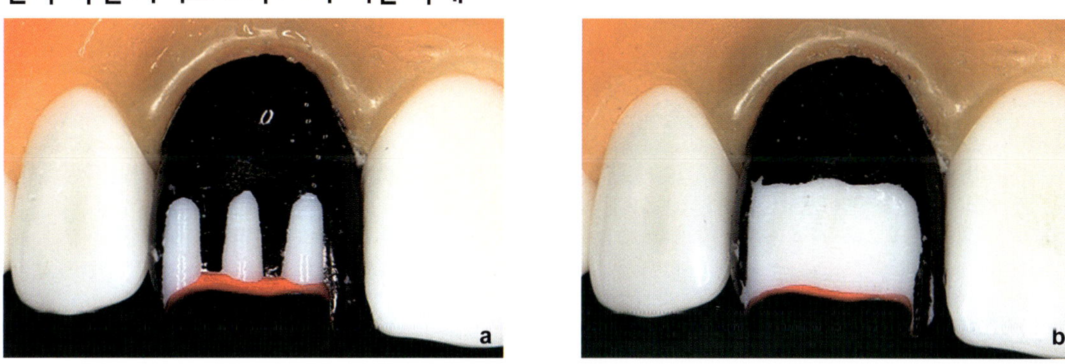

그림 3a, b. 절연측에서는 10~15° 정도의 경사를 갖도록 의식한다. 가이드 그루브 사이에 남은 치질 삭제는 순면의 커브에 맞춰 넓은 폭으로 균일하게 형성한다. 절연의 삭제량(지대치 형성의 높이)을 컨트롤하기 위해 절연에 색(빨간색 잉크 마커)을 칠했다.

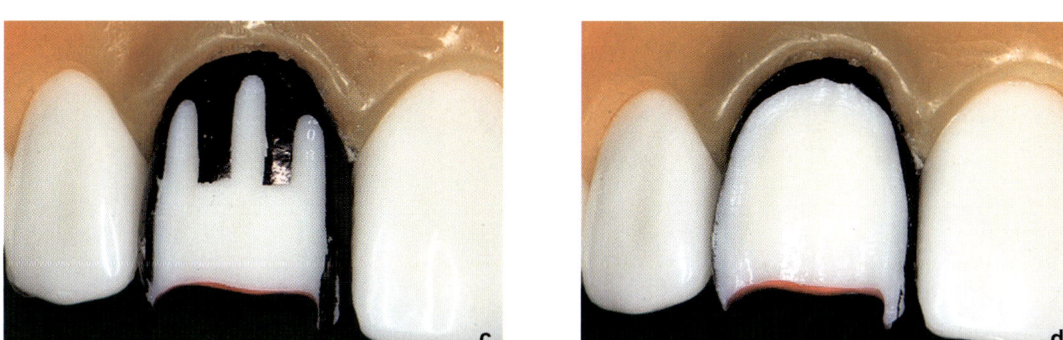

그림 3c, d. 치은측에서는 치축에 평행하게 가이드 그루브를 넣어 순면은 2축으로 마무리한다(**e** 참조). 최종적인 순면 삭제 폭을 의식하여 확실하게 '깊은 가이드 그루브'를 형성한다(**c**). 가이드 그루브 사이에 남은 치질은 순면의 커브에 맞춰 넓은 폭으로 균일하게 형성한다(**d**).

(계속) 순측 축면 가이드 그루브와 치질 삭제

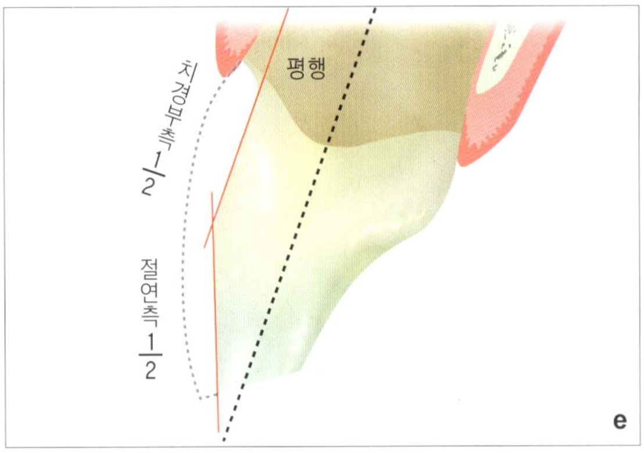

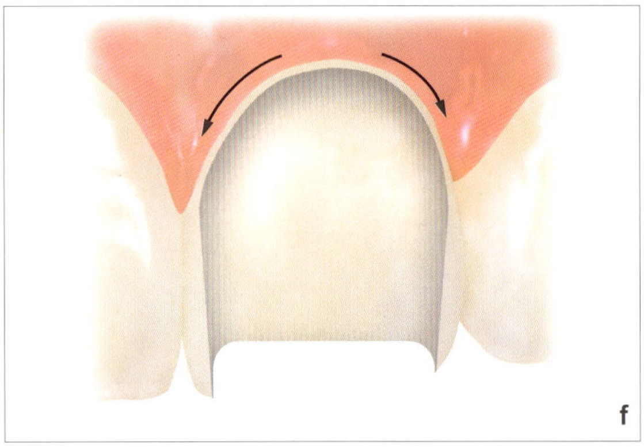

그림 3e, f. 치경부측의 치질 삭제에서는 버의 각도를 치축과 평행하게 하고(e), 임시 피니시라인은 치은 모양에 맞추어 매끄러운 곡면을 그리듯 형성한다(f).

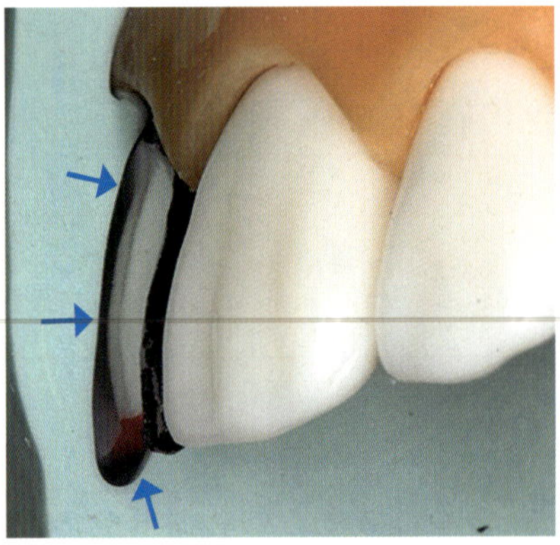

그림 3g. 순면의 치질 삭제가 어느 정도 끝난 단계에서 실리콘 인덱스를 이용해 확인한다. 순측 축면의 커브를 따르는 치질 삭제와 절단부의 삭제량을 확인할 수 있다.

2) 인접면 슬라이스 컷

인접면 슬라이스 컷

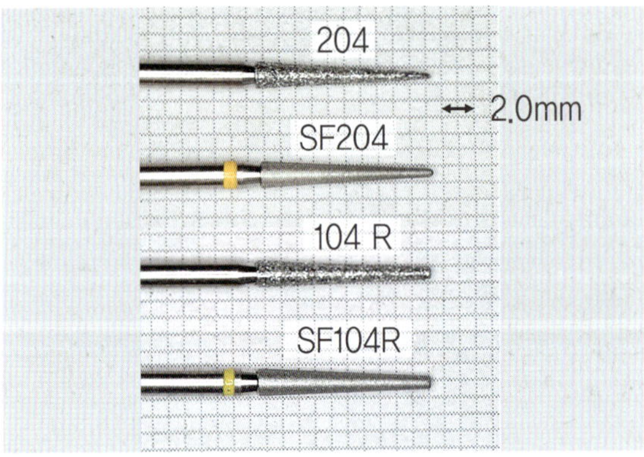

그림 4a. 인접면 슬라이스 컷에는 204, 104R을 사용한다. 특히 204는 끝이 뾰족하고 버 자체의 테이퍼도 강하기 때문에 작업하기 쉽다.

그림 4b. 인접면 슬라이스 컷의 이미지. ① 순측 절연에서 형성을 시작하여, ② 버 끝으로 함몰을 만들어 버가 빠지지 않도록 하고 절연 쪽으로 빼는 듯 한 움직임을 이미지한다. ③ 인접 접촉점을 한층 더 남길 생각으로 형성한다. ④ 이 단계에서는 협·설측 치질을 완전히 제거하는 데 전념한다.

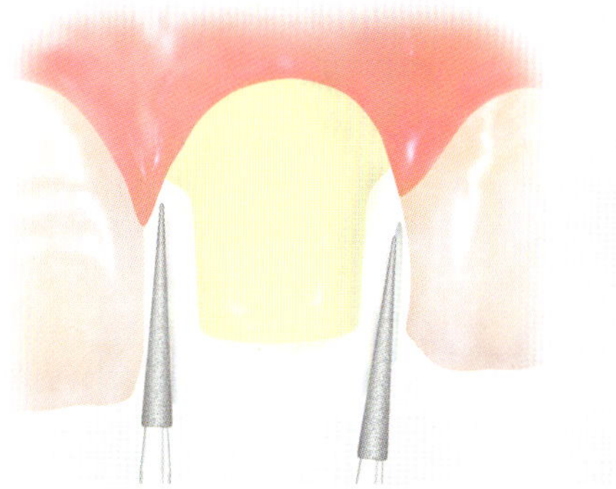

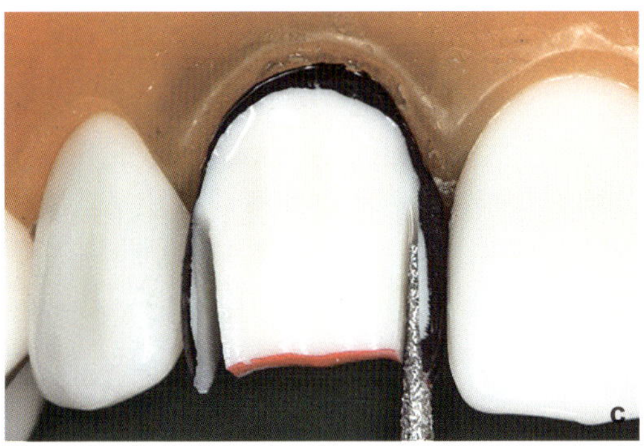

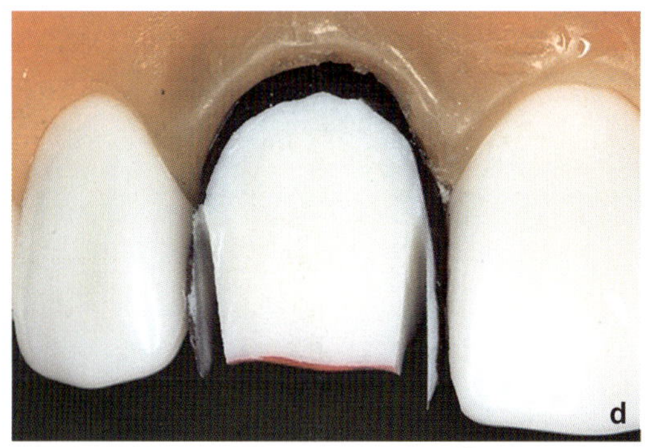

그림 4c, d. 전치부는 직접 보면서 슬라이스 컷을 할 수 있다. 근·원심 모두 가는 버(204)를 사용하여 협·설측 우각부까지 완전히 치질을 삭제한다.

그림 4e. 삭제하고 남은 법랑질은 탐침이나 익스카베이터로 튕기듯이 제거한다.

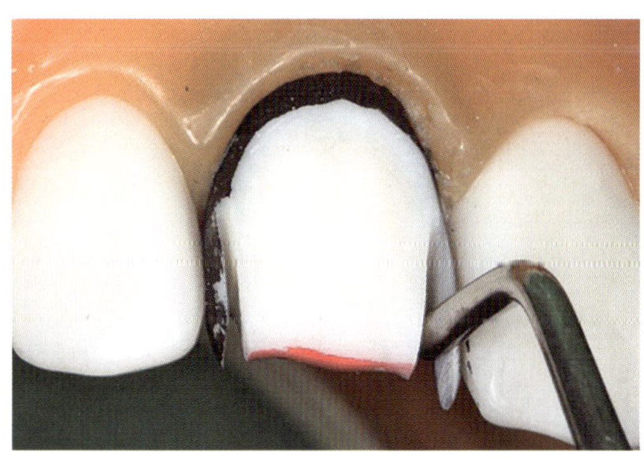

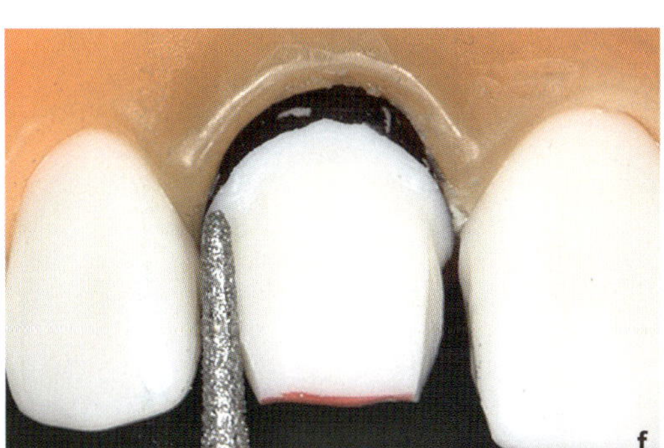

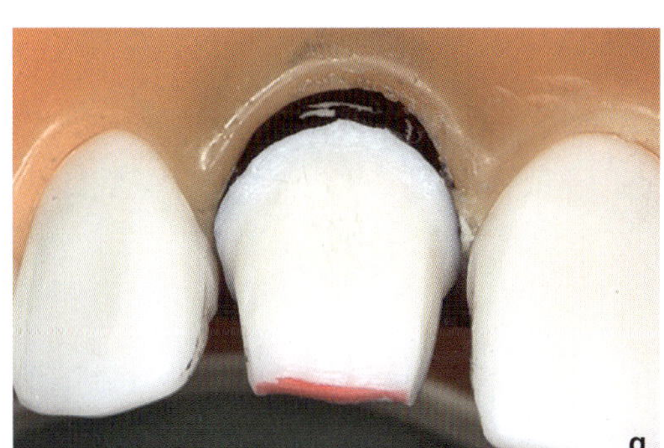

그림 4, g. 그 후 104R이나 102R을 사용하여 입접치에 상처를 주지 않도록 주의하면서 기저결절을 남기고 전체 둘레의 3/4 정도까지 치질을 삭제한다.

4) 설측 오목면의 형성

기저결절의 형성

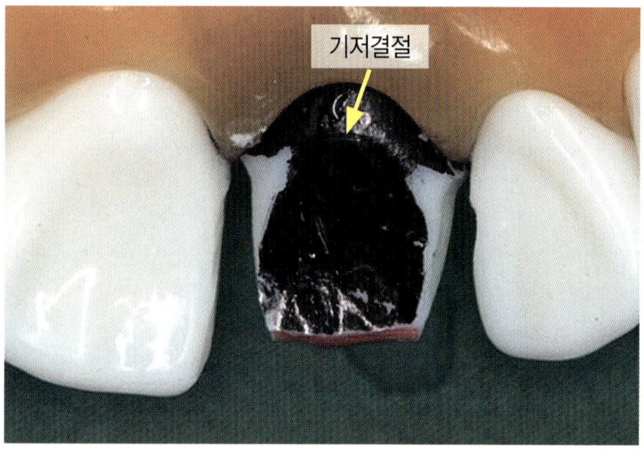

그림 5a, 기저결절을 남기고 슬라이스 컷이 끝난 상태.

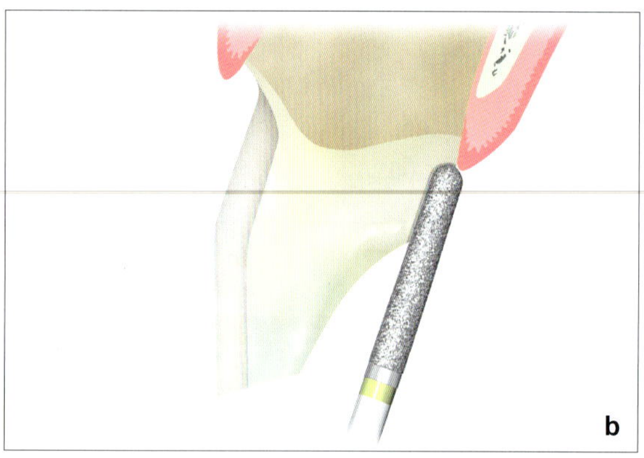

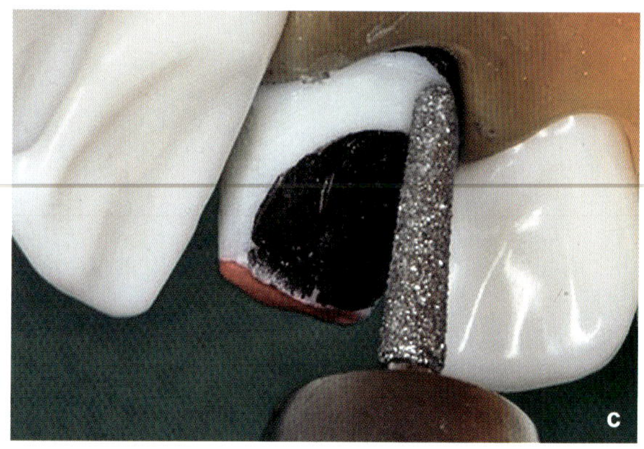

그림 5b, c. 102R 또는 106RD 버를 사용하여 순측 축면과 되도록이면 평행하게 기저결절을 형성한다.

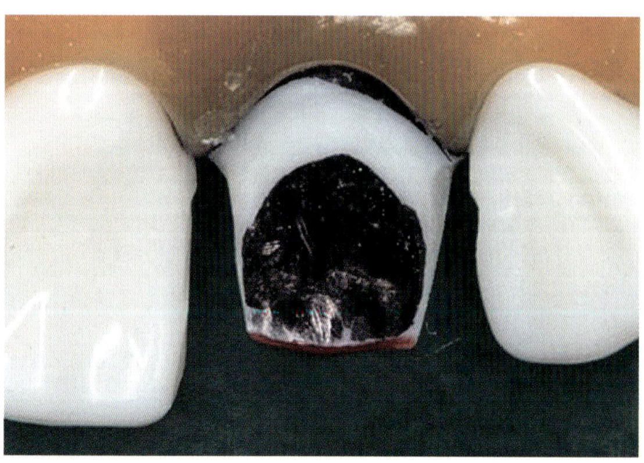

그림 5d. 기저결절 피니시라인의 임시 형성이 끝난 상태.

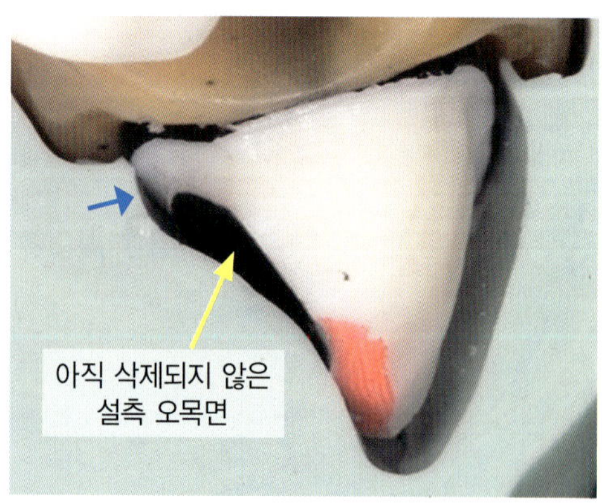

그림 5e. 이 단계에서 실리콘 인덱스를 이용하여 피니시라인 폭과 축면 높이를 확인한다. 설측 오목면만 삭제되지 않고 원형을 유지하고 있는 곳이 검은색으로 남아있다. 파란색 화살표는 피니시라인의 임시 형성).

설측 오목면의 형성

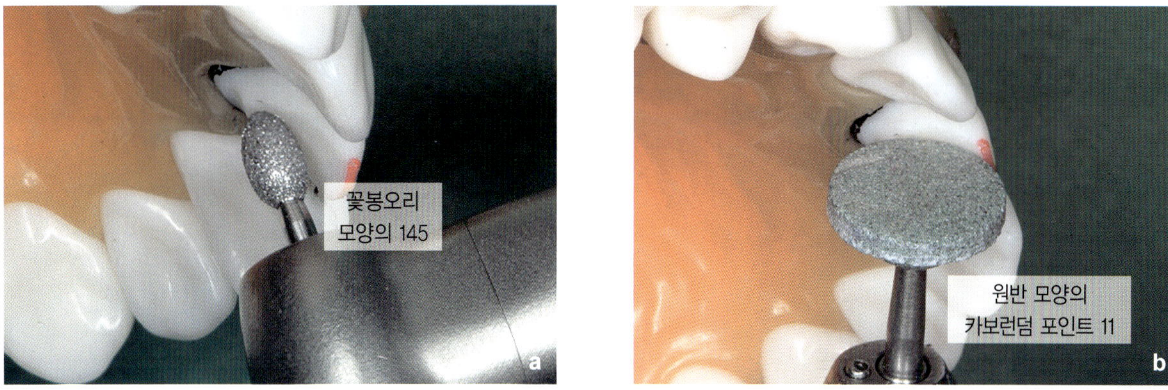

그림 6a, b. 설측 오목면 형성에는 일반적으로 꽃봉오리 모양(미식 축구공 모양)의 145(**a**)를 사용하는 경우가 많다. 또한 카보런덤 포인트(휠) 11을 콘트라 앵글 또는 스트레이트 앵글에 끼워 물을 뿌리면서 사용하는 것도 효과적이다. 치아의 크기나 설측 오목면의 만곡 상태 등에 따라 카보런덤 포인트의 형태(지름)를 적절히 수정(드레싱)한다.

그림 6c~e. 상악 전치의 설측 오목면은 전방 가이던스에 관여한다. 일반적으로 이 부위는 삭제 부족에 빠지기 쉽고, 특히 생활치의 경우는 그 경향이 심하다(**c**). 설측 오목면의 삭제량이 부족하면 반드시 수복물의 구개면이 두꺼워진다. e에 제시한 'A~B~C'의 활주 경로에 해당하는 부위의 형성 삭제량(=치관수복 재료의 두께)은 균일한 것이 바람직하다. 설측 오목면 형성에서 삭제량의 확인은 하악 절치가 편심 이동할 때의 클리어런스(동적 클리어런스)를 관찰해야 한다.
지대치를 형성하고 나서 전방 가이던스(하악 절치의 활주 상태)가 크게 바뀌면 아래와 같은 폐해가 생긴다(**d, e**).

1. 임시 수복물(최종 수복물도 마찬가지임)이 탈락하기 쉬워진다.
2. 편심 운동을 할 때 교합 간섭으로 인해 상악 전치부가 동요를 일으키기 쉽다.
3. 장기적으로는 하악 절치 절연의 비정상 마모와 교모를 초래하다.
4. 적절한 전방 가이던스를 부여하기 위해 교합 조정의 양이 많아진다[① 상악 구개면⇒수복물의 강도 저하와 천공, ② 하악 절치 절연부⇒생활치에서는 상아질의 노출(냉수통 등), 수복물 전장 재료의 삭제에 따른 심미 장애 등].

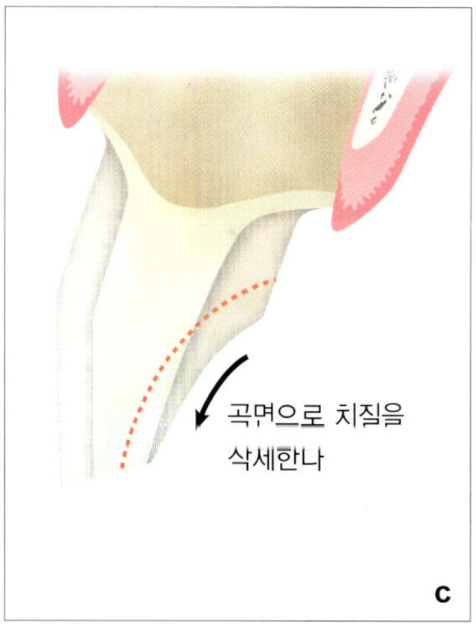

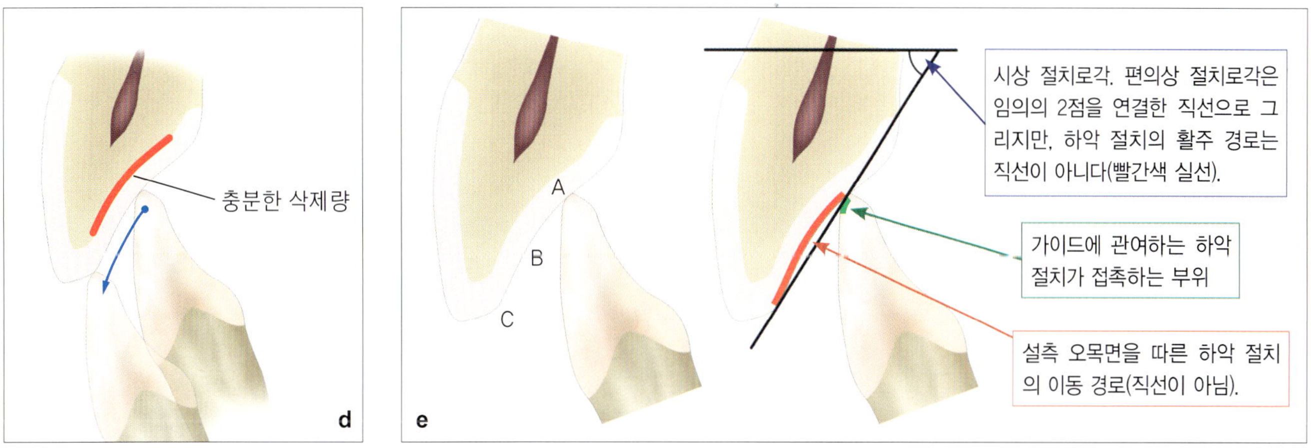

(계속) 설측 오목면의 형성

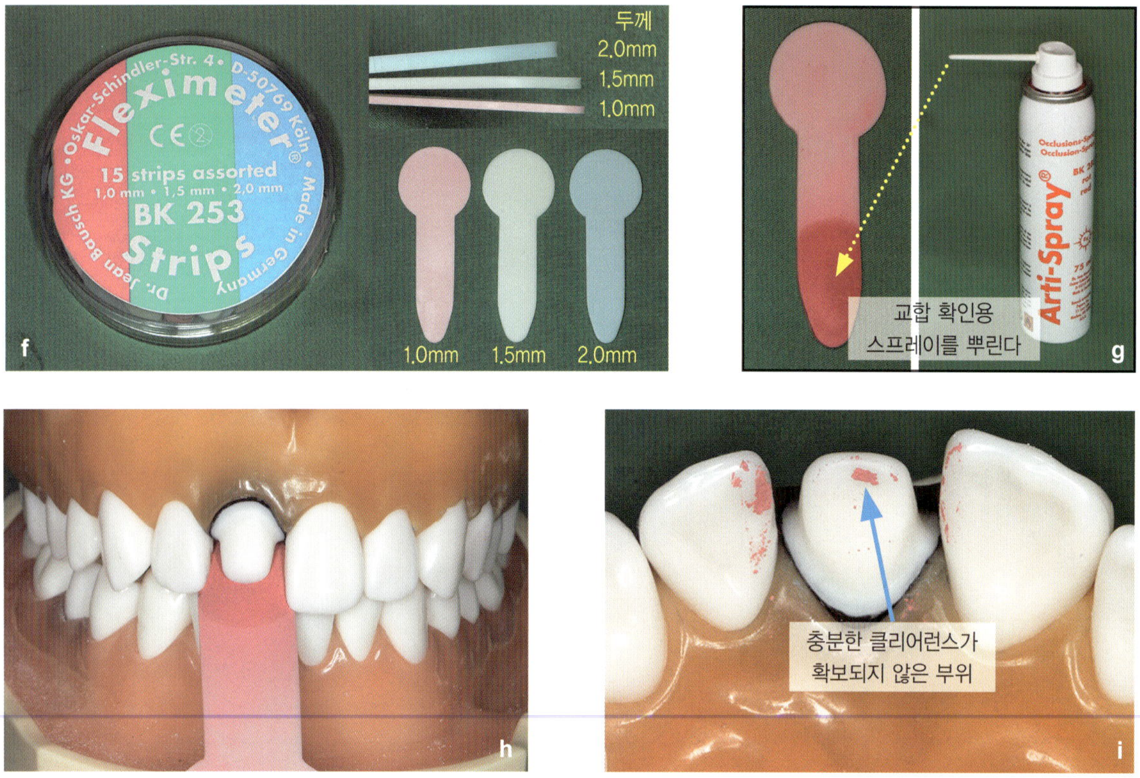

그림 6f~i. 특수 실리콘으로 만들어 탄성이 있는 다양한 두께의 검출재 Fleximeter Strips(Bausch Ariculating Papers, premium plus Japan). 보통, 상·하 치아의 클리어런스 확인은 육안이나 유틸리티 왁스, 형성량 확인용 기구 등을 이용한다. 여기서는 상악 절치 지대치 형성에서 중요한 포인트인 구개측 사면의 클리어런스 확인 방법으로서 두께가 다른 특수 실리콘 스트립으로 클리어런스를 정량적으로 확인하는 방법을 소개한다.

[사용 방법] 두께 1.0mm의 스트립에 교합 확인용 재료(여기서는 스프레이 방식을 사용. Arti-Spray, Bausch Articulating Papers, premium plus Japan)를 발라 그것을 형성 부위에 넣고 교합시키면 클리어런스가 1.0mm 이하인 부위가 색으로 표시된다. 필요에 따라 그 표시된 부위를 정성스럽게 삭제하여 필요한 클리어런스 양을 확보한다.

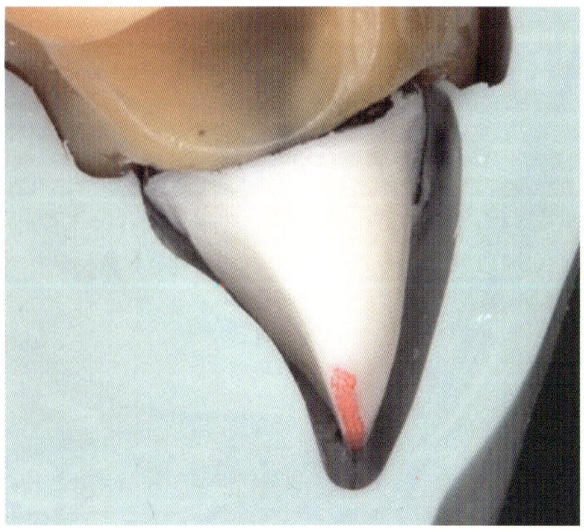

그림 6j. 실리콘 인덱스를 반복해 사용하여 지대치 형태와 삭제량을 확인한다. 그림 안의 절연 부분(빨간색으로 표시한 곳)은 그림 3a에서 표시한 것이다. 이 부위는 설측 오목면 형성이나 절연에 둥글림을 주어 전체적인 모양을 만들 때 반드시 삭제되는 곳이다. 지대치의 축면 높이를 유지하기 위해서도, 마지막까지 삭제에 주의가 필요한 부위이다.

5) 지대치 형태의 최종 마무리

전체 둘레에 걸친 축면 형성과 피니시라인 형성

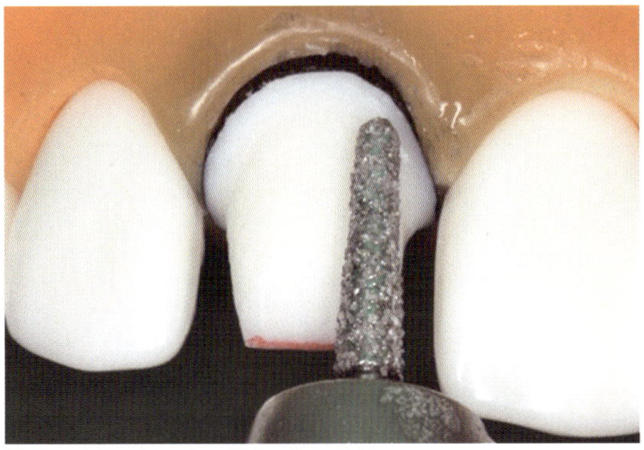

그림 7a. 최종적인 피니시라인의 위치는 치은연과 같은 레벨이거나 약간 치은연하에 설정한다. 피니시라인을 포함하여 지대치 형성의 수정과 마무리는 106RD/107RD, SF106RD/SF107RD, 114/SF114를 사용하여, 5배속 콘트라 앵글의 회전수를 줄여 50,000~100,000rpm 정도로 형성한다.

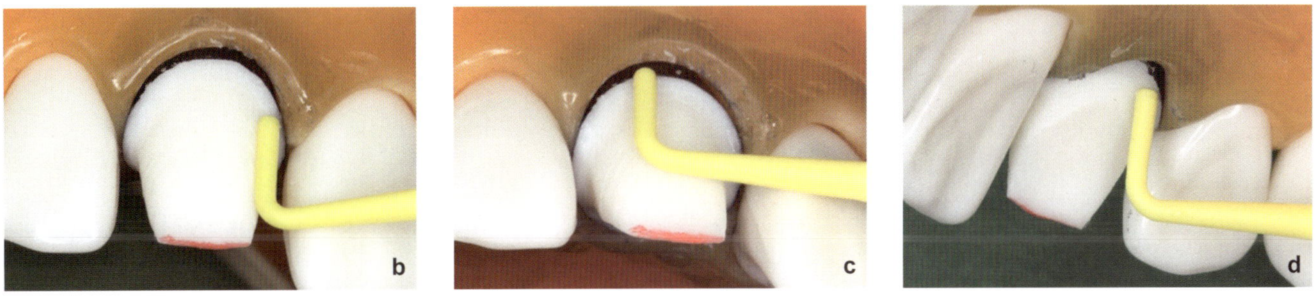

그림 7b~d. 피니시라인의 삭제 폭은 형성량 확인용 기구 또는 실리콘 인덱스를 이용하여 ① 언더컷의 유무, ② 삭제량을 확인한다.

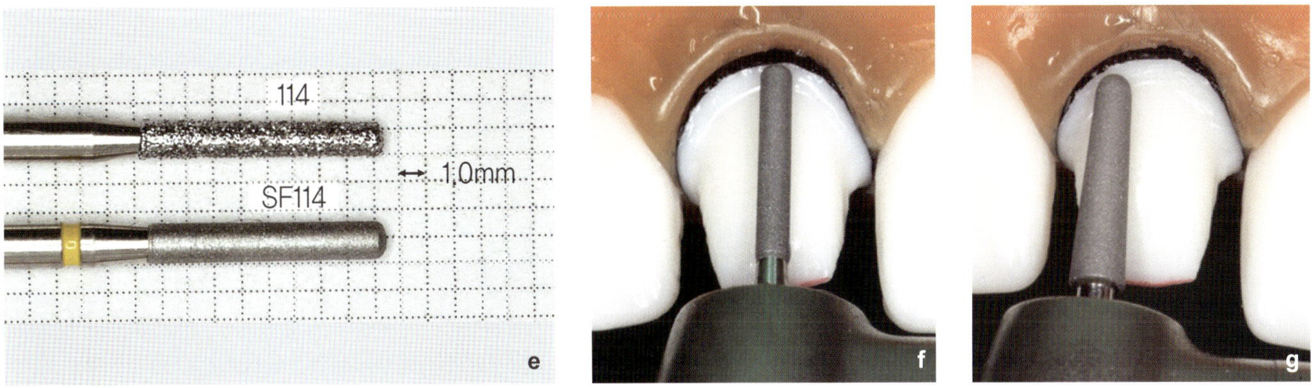

그림 7e~g. 피니시라인의 설정 위치와 삭제 폭을 마지막으로 다듬을 때는 114/SF114를 사용해도 좋다(Chapter 3의 그림 8 참조). **f**: SF114를 사용한 연마. **g**: SF106RD를 사용한 연마.

(계속) 전체 둘레에 걸친 축면 형성과 피니시라인 형성

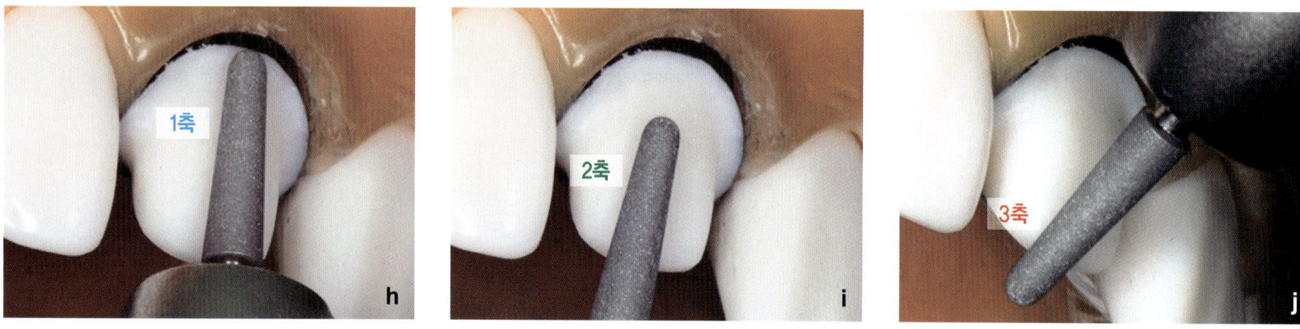

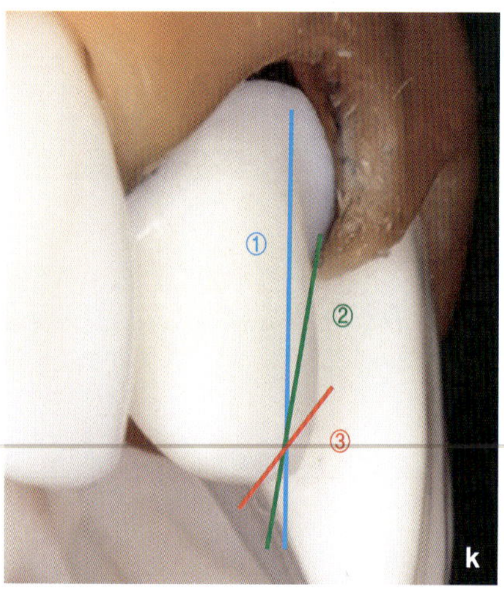

그림 7h~k. 피니시라인 형성이 끝난 단계에서 전체 지대치 형태를 다듬는다. 상악 전치부 순면은 기본 2축이지만 절연부에 둥글림을 줌으로써 부드러운 치면(3축)을 갖는 모양으로 마무리한다. 이는 삭제 부족에 빠지기 쉬운 순측 절연의 형성량을 조정하고, 마지막으로 수복물의 두께를 확보함으로써 심미성(색조 재현)에 유리하게 작용한다. 특히 올 세라믹 크라운이나 복합레진 수복물에서 응력이 집중하는 것을 회피해 파절의 예방에도 효과적이다.

형성이 끝난 후

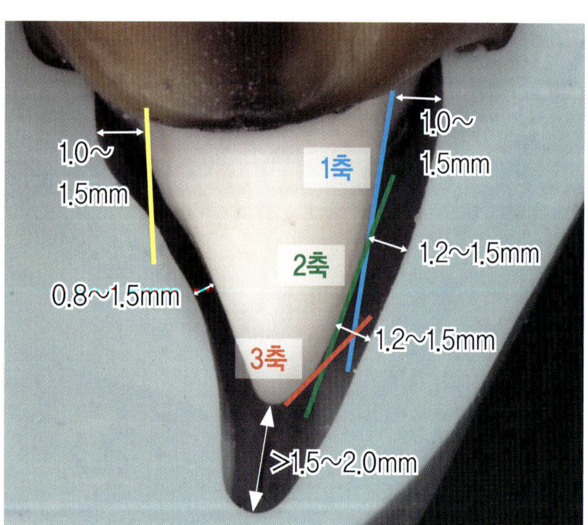

지대치가 갖춰야 할 요건

1. 순면은 기본 2축(절연의 둥글림을 주므로 부드러운 3축)으로 형성하고, 특히 절연측 1/2에 충분한 삭제량을 확보할 것
2. 적절한 삭제 폭과 매끄럽고 연속성을 가진 피니시라인
3. 적절한 설측 오목면의 삭제량과 형태(전방 가이던스와의 조화)
4. 기저결절 부위의 적절한 삭제량과 순면과의 평행성
5. 적절한 근·원심 축면의 테이퍼
6. 전체가 둥근 모양일 것(적절한 축면 높이를 가짐)

그림 8a. 재료의 이공학적 특징을 이해하고 생리학적으로 우수한 치관수복물을 제작하기 위해서는 이러한 요건을 충족한 지대치 형성을 해야 한다.

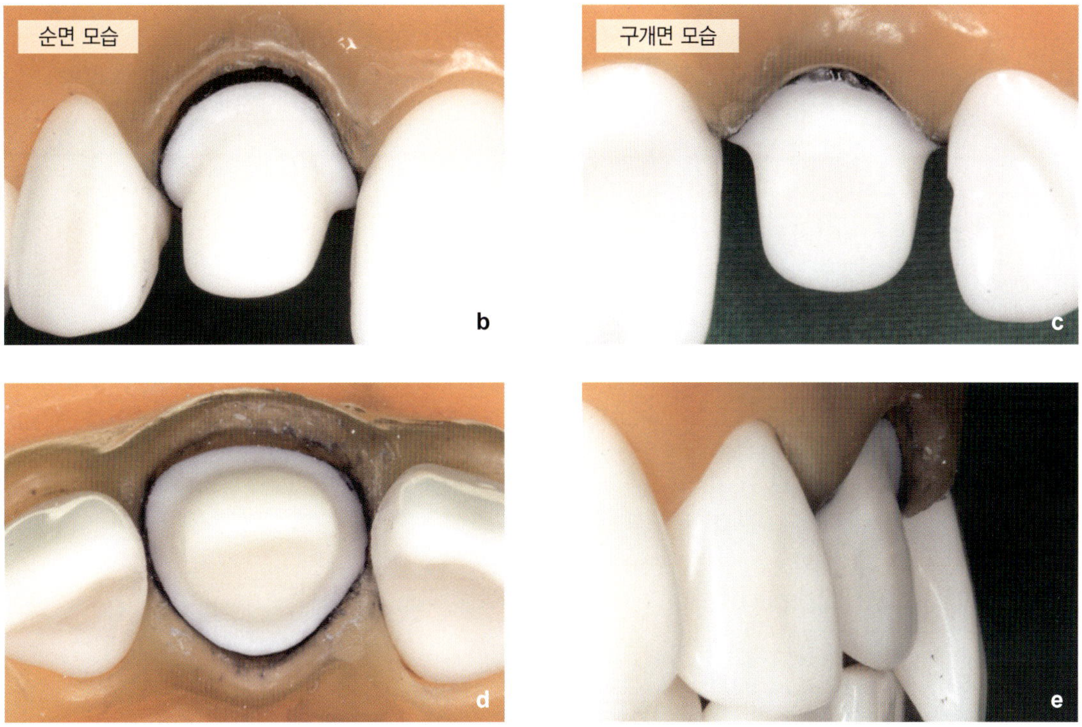

그림 8b~e. 완성된 #11의 지대치 형성.

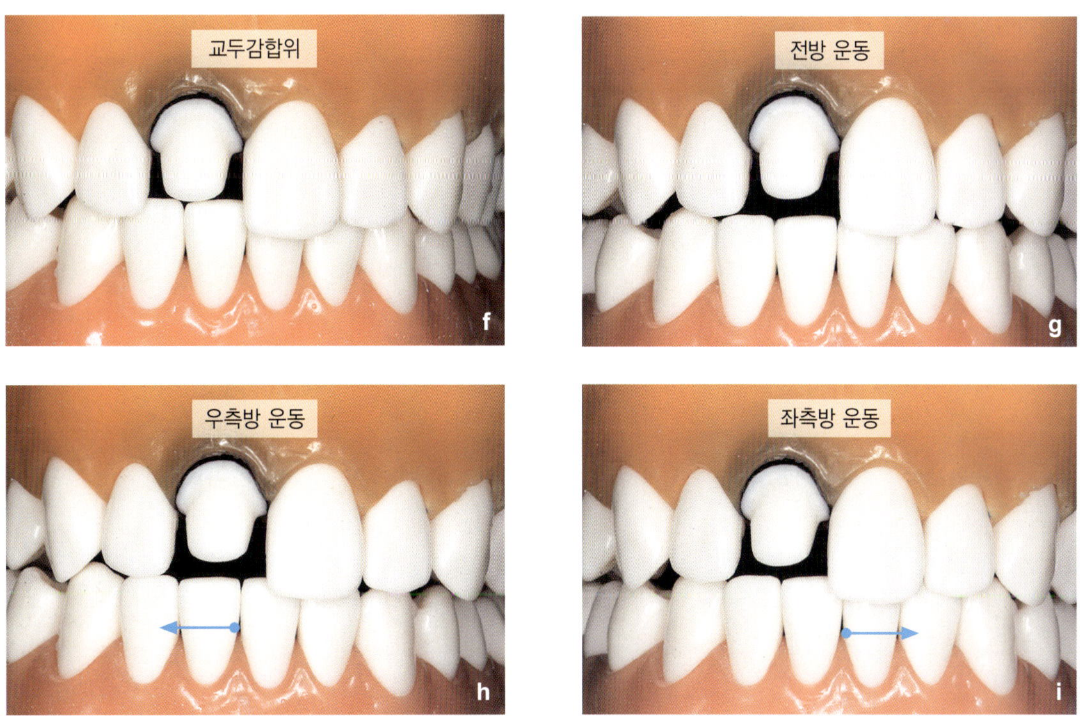

그림 8f~i. 전방 운동과 편심 운동과의 관계. 교두감합위에서 클리어런스는 물론 편심 운동을 할 때 대합치와의 클리어런스(전치에서는 전방 가이던스와의 조화)가 중요하다.

[POINT] 디지털 시대의 전치부 지대치 형성 체크 포인트

Chapter 7에서 설명을 추가하겠지만, 임상적으로는 임시 수복물의 제작과 장착을 통해 지대치 형태에 관해 아래의 항목을 확인한다. 임시 수복물을 제작할 때 축면의 두께를 계측함으로써 삭제의 많고 적음을 쉽게 판별할 수 있다. 또한 임시 수복물을 통해 지대치 형태와 보철물의 조화를 관찰하고 확인할 뿐만 아니라, 임시 수복물의 탈락은 구개면(설측 오목면)의 삭제량 부족으로 인한 편심 운동을 할 때의 부적절한 간섭 또는 전방 가이던스에서 기인하기 때문에 지대치 형성 수정의 필요성을 확인할 필요가 있다.

형성 체크 항목
☑ 변연의 삭제량(피니시라인 폭) 부족
☑ 변연(피니시라인)의 연속성(평활성)
☑ 구개측 중앙의 삭제량 부족
☑ 절연측 1/2의 삭제량 부족(기본 2축 형성)+절연의 둥글림
☑ 설측 오목면의 삭제량 부족(하악 절치의 운동 경로 저해)
☑ 기저결절의 형성 미비(특히 언더컷)

표 2. 디지털 시대의 전치부 지대치 형성 체크 시트.

Chapter 5의 정리

전치부에 대한 전부 피복 형식의 수복물은 종류가 많고, 또한 브리지의 지대치로 사용할 수 있는지에 따라서도 임상 현장의 선택은 다르다. 수복물에 사용하는 재료의 특성에 따라 다소 차이는 있지만, 디지털과 아날로그 시대 모두 수복물 제작에서 지대치 형성의 주의사항은 거의 공통이다(그림 1 참조). CAD/CAM을 이용하여 수복물을 제작하는 디지털 치과의 시대에서는 아날로그 시대와는 달리 치과기공사의 섬세한 기술에 따라 완성도가 달라서 치과의사가 수작업으로 하는 지대치 형성(적절한 형태와 치질 삭제량)의 질이 필요하다. 표 2에 디지털 시대의 전치부 지대치 형성 체크 시트를 제시한다. 이러한 항목을 확인하면서 지대치를 형성할 것을 권장한다.

Chapter 6

인레이 와동 형성

1. CAD/CAM 응용 인레이에 사용하는 버의 종류 80
2. CAD/CAM 응용 인레이 와동 형성에 관한 상세 설명과 유의사항 83
3. CAD/CAM 응용 인레이 와동 형성의 실제(1: Ⅱ급 와동) 88
4. CAD/CAM 응용 인레이 와동 형성의 실제(2: 온레이 와동) 93

이 Chapter에서 배울 포인트

CAD/CAM 응용 인레이(온레이 포함)의 기본적인 와동 형성 단계

디지털 시대의 치관수복에는 지르코니아, 복합레진, 이규산리튬 등을 사용한다. 이것들은 기본적으로 약한 재료이므로, 파절 방지의 관점에서 지대치 형성의 주의사항이 금속과는 다르다.

치아를 둘러싸는 크라운 구조에 관한 지대치 형성의 주의사항은 앞에서 설명했다. 크라운 구조에서는 사용 재료의 이공학적 특징으로 인해 지대치 형태와 크라운 두께 등에 일정한 가이드가 있다. 인레이가 내측성 수복물이기는 하지만 와동 형태와 인레이 두께 등에 관해 공통의 규칙을 준수해야 각종 재료를 임상에 응용할 수 있다.

이 Chapter에서는 지르코니아, 복합레진, 이규산리튬 등의 재료를 이용하여 CAD/CAM으로 제작하는 인레이(온레이 포함, 이하 CAD/CAM 응용 인레이로 줄임)에 대해 고찰한다.

1. CAD/CAM 응용 인레이 와동 형성에 사용하는 버의 종류

CAD/CAM 응용 인레이 와동 형성에 대한 개념은 금속 인레이와 약간 다르다. 여기서는 CAD/CAM 응용 인레이에 적합한 버의 종류를 소개한다. 인레이 와동 형성은 전부 피복 크라운의 지대치 형성에 비해 변형이 많지 않고, 소수의 버를 준비하는 것만으로도 임상에 대응할 수 있다. CAD/CAM 응용 인레이의 와동 형성의 특징은

① 전체적으로 둥근 모양
② 부드러운 선각

이다.

그 때문에 버의 모서리 부분이 둥글게 된 인레이 전용 버를 사용하는 것이 바람직하다(그림 1~4). 이 Chapter에서는 Shofu 사의 버를 예로 들어 설명한다.

CAD/CAM 응용 인레이 와동 형성에 사용하는 버의 종류

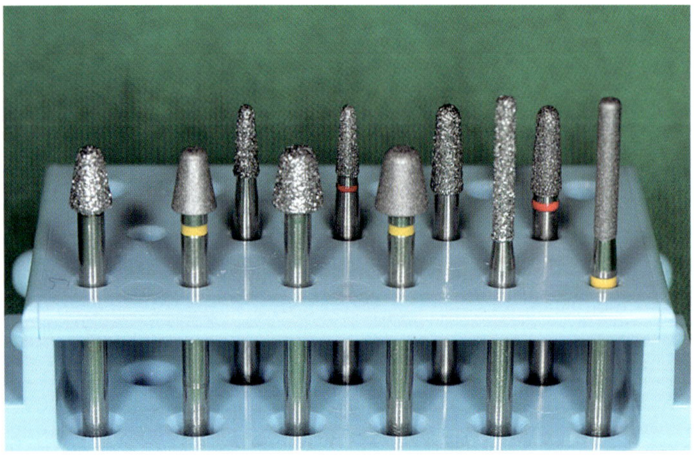

그림 1. CAD/CAM 응용 인레이 와동 형성에 사용하는 버의 종류(필자가 사용하는 것). 그림 2~4에서 설명하는 라인업이 있으며, CAD/CAM 응용 인레이 와동 형성용 버를 하나의 세트로 갖추어 둘 가치는 있다.

CAD/CAM 응용 인레이 와동 형성 순서

형성 순서	기구, 버의 종류, 재료 등	상세한 설명, 주의사항 등
1. 교합면 와동 형성(그림 10)	우식의 상태에 맞춰 와동을 형성한다《206CR 혹은 207CR》	• 우식, 수복 처치의 재치료(인레이 탈락, 복합레진 치료, 2차 우식)에 기인할 때가 많다⇒어느 정도의 와동 외형이 이미 설정되어 있다 • 와동 벽과 와동 바닥을 구성하는 선각은 예각으로 만들지 않고 둥근 모양으로 형성한다 • 디지털 시대의 인레이에서는 옛날의 금속 인레이와는 달리 예방 확대나 MI(minimal intervention) 개념의 접근이 다르다
2. 인접면 와동 (박스) 형성 (그림 11)	• 온레이 형식(우식이 넓거나 잔존 치질이 아주 얇은 경우 • 기본적으로는 박스 모양이지만, 슬라이스 컷이나 플레어 형성은 하지 않는다(그림 7 참조)《202RD 혹은 301RD》《114 혹은 SF114》	• 선각과 점각을 날카롭게 형성하지 말고 둥근 모양으로 형성한다(응력 집중을 피함) • 치은측 마진은 deep chamfer나 rounded shoulder로 형성한다(둥글림을 줌) • 되도록 인접치에 상처를 주지 않는다 • 치간유두에 상처를 주지 않는다 • 박스 와동의 깊이나 크기에 따라 스트레이트 모양의 버(114, SF114)를 사용한다
3. 와동 형태의 확인 (그림 12~15)	즉시중합 레진으로 임시 수복 인레이 제작	임시 수복 인레이를 제작해 와동 형태의 미비, 언더컷의 유무, 인접면 와동 형태 등을 확인한다⇒임시 수복 인레이의 교합면과 인접면 박스의 두께를 잰다(자, 버니어 캘리퍼스 등)
	형성량 확인용 기구(Prepsure II, Morimura)	Prepsure II를 이용해 와동의 깊이와 폭을 확인한다
	교합지	교합지로 표시된 교합 접촉 부위와 와동 외형의 위치 관계를 확인한다.
4. 마무리와 연마 (그림 16)	《206CR, SF206CR 혹은 207CR, SF207CR》《202RD, F202RD 혹은 301RD, F301RD》《114, SF114》	• 전체적으로 이행적이면서도 전체 둘레를 활택하게 연결한다 • 언더컷은 반드시 수정한다

표 1. CAD/CAM 응용 인레이의 기본적인 와동 형성 순서.

예전부터 금속 인레이 와동 형성에 사용되었던 버와의 비교

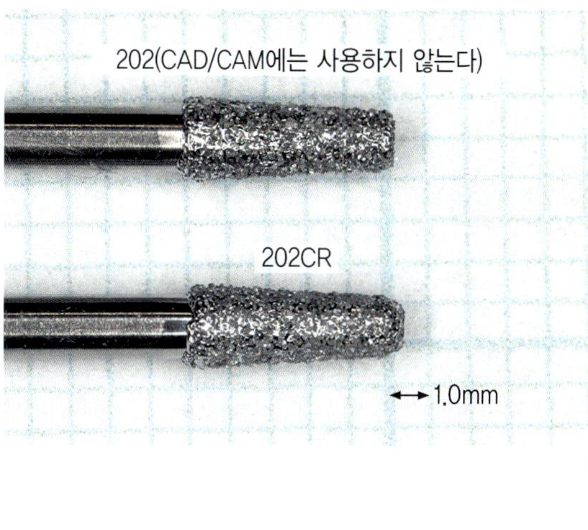

그림 2. 202는 금속 인레이 와동의 교합면과 인접면 박스에 많이 사용되었다. 202와 202CR을 비교하면 버 끝 모서리의 모양이 확실히 차이가 난다. CAD/CAM 응용 인레이의 와동은 둥글림을 띠므로 202는 사용하지 않는다. 또한, 금속 인레이 인접면 와동 형성의 슬라이스 컷이나 온레이는 치관수복에 사용하는 각종 버를 사용한다.

CAD/CAM 응용 인레이에 사용하는 버: ① 교합면 와동

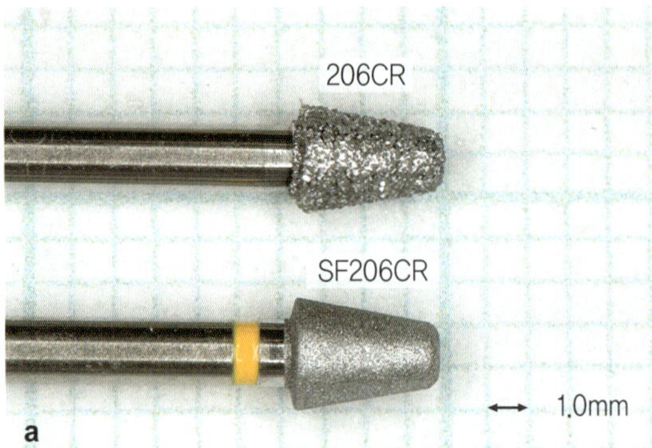

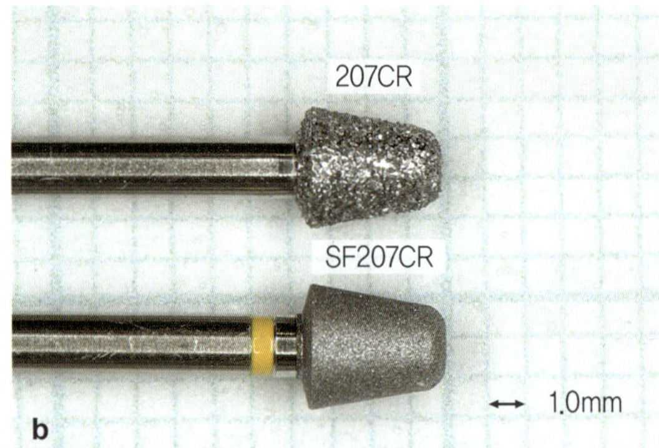

그림 3a, b. 206CR, 207CR은 주로 인레이 교합면 와동 형성에 사용한다. 202보다 테이퍼가 강해 CAD/CAM 응용 인레이 와동 벽에 적절한 테이퍼를 준다. 206CR과 207CR의 작업 길이는 약 3.5mm로, 형성 깊이의 기준으로 파악해 둘 필요가 있다. 뒤에 설명하겠지만 교합면의 main groove(가장 깊은 곳)에서 형성 깊이(=인레이 수복물의 두께)는 1.5mm를 확보할 필요가 있다. 와동 변연에서부터 형성 깊이는 0.5~1.0mm 정도 더 깊게 형성한다(그림 8e 참조). 또한, 버 끝의 모서리가 둥글어서 와동 벽과 와동 바닥의 선각 부위를 deep chamfer 혹은 rounded shoulder로 형성할 수 있고, 와동 바닥도 둥글림을 띤 뒤집은 지붕 모양이 된다.

CAD/CAM 응용 인레이에 사용하는 버: ② 인접면 와동

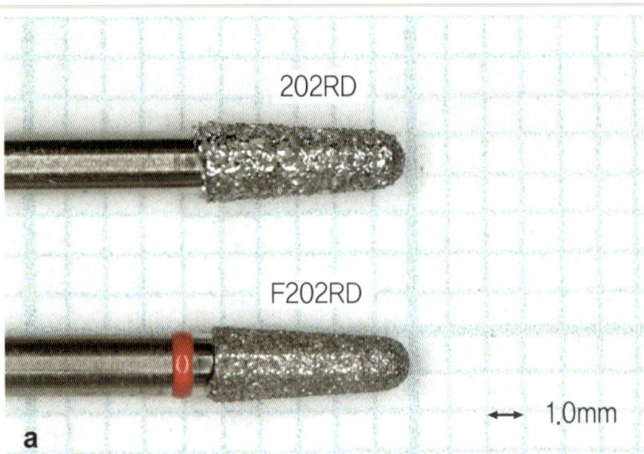

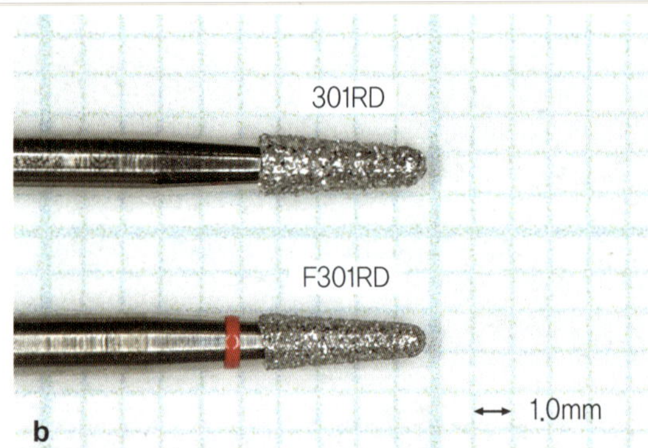

그림 4a, b. 202RD/F202RD(작업 부위의 최대 지름은 2.0mm, 길이는 약 5.5mm)와 301RD/F30IRD(작업 부위의 최대 지름은 약 1.5mm, 길이는 약 4.2mm)는 주로 인레이의 인접면 박스 와동 형성에 사용한다. 이러한 버의 작업 부위 길이는 비교적 짧아서 인접면을 형성할 때 접근하기 편하다. 또한, 끝의 모서리가 둥글어서 피니시라인에 명확한 deep chamfer 형태를 부여할 수 있다

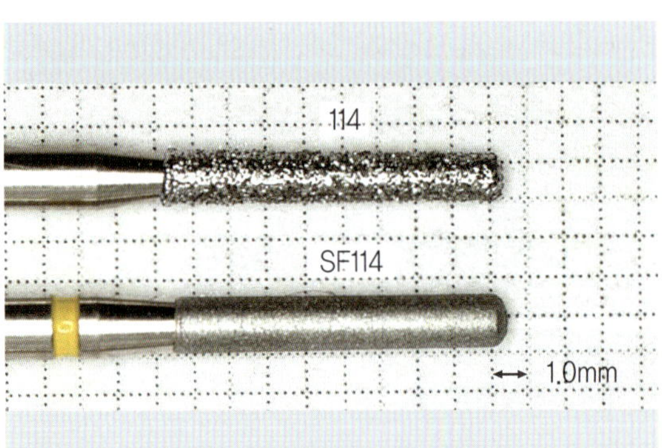

그림 4c. 박스 부위 깊은 곳의 형태 수정이나 연마에는 114, SF114를 사용하는 것도 효과적이다. 이러한 버는 끝의 모서리가 둥글어서, 선각을 완만한 라운드 형태로 마무리할 수 있다.

2. CAD/CAM 응용 인레이 와동 형성에 관한 상세 설명과 유의사항

CAD/CAM 응용 인레이 와동은 금속 인레이 와동과는 달리 전체적으로 완만한 곡선이나 둥근 모양으로 마무리한다. 앞에서 설명했듯이 CAD/CAM 응용 인레이 수복물은 약한 성질의 재료를 사용하므로, 응력의 집중을 피하는 동시에 강도 유지를 위해서도 예방 확대나 MI(minimal intervention) 개념의 접근이 다르다는 것도 이해할 필요가 있다.

참고로 학생 때 배운 기본적인 (금속) 인레이 와동의 구성과 명칭을 그림 5에 제시했다. 그림 6 이후로는 CAD/CAM 응용 인레이 와동의 특징과 주의사항을 정리했다(표 2, 그림 6~9). 여기서는 와동 형성의 기본적 요건을 충분히 설명하기 위해 교합면과 한쪽의 인접면을 포함한 II급 와동을 예로 들어 설명한다.

기본적인 인레이 와동의 구성과 명칭

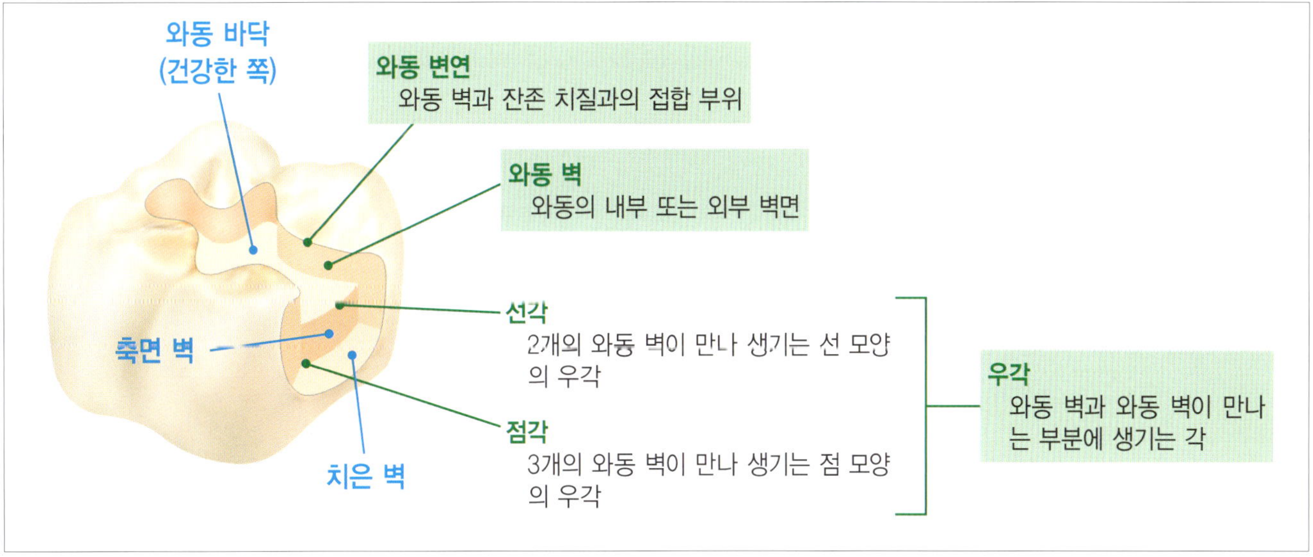

그림 5. 기본적인 인레이 와동의 구성과 명칭. 와동은 와동 변연, 와동 벽, 우각으로 구성된다. 우각에는 선각과 점각이 있다(참고문헌 18에서 변경 인용).

CAD/CAM 응용 인레이의 이상적인 와동 형태 모식도

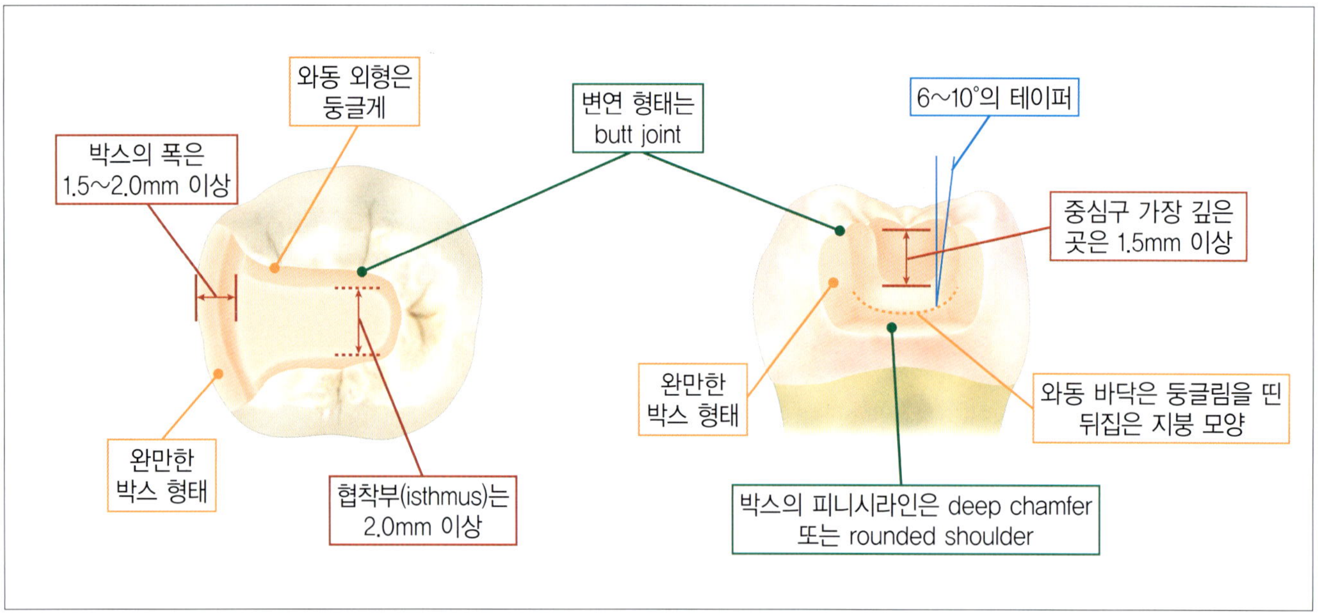

그림 6. 표 2의 특징을 정리한 것. 그림 7~9의 상세한 설명과 함께 CAD/CAM 응용 인레이 와동의 이미지를 이해하는 것이 중요하다(참고문헌 19에서 변경 인용).

CAD/CAM 응용 인레이와 금속 인레이의 와동 외형 비교

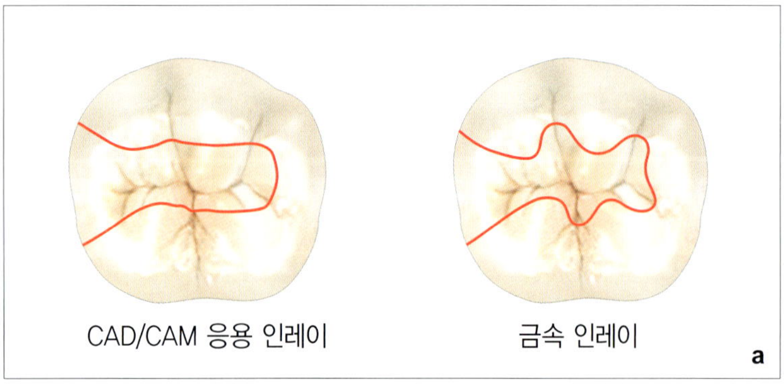

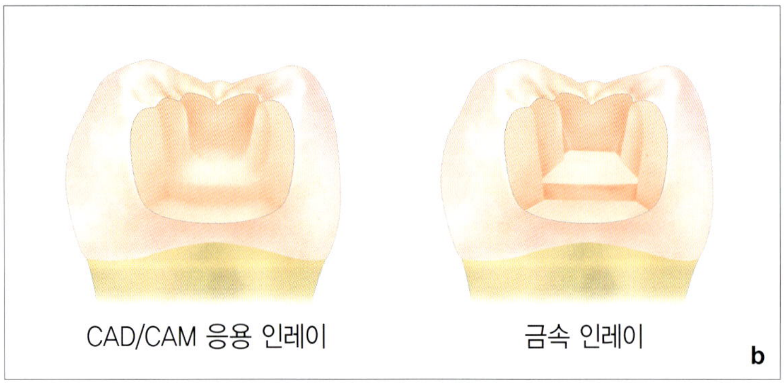

그림 7a, b. CAD/CAM 응용 인레이와 금속 인레이의 기본적인 와동 외형. 둘 사이에는 교합면(**a**)과 인접면(**b**) 형태에 큰 차이가 있다. 그림 6에 제시한 것처럼 CAD/CAM 응용 인레이 와동의 특징은 보존수복학에서 배운 금속 인레이의 와동 원칙과 양립할 수 없는 부분이 많다. 특히 인접면의 형성은 전혀 다르며, 금속 인레이에서 부여한 슬라이스 컷이나 플레어 형성은 CAD/CAM 응용 인레이에서는 금기이다.

인접면의 상태와 수복 재료, 와동 형태의 관계

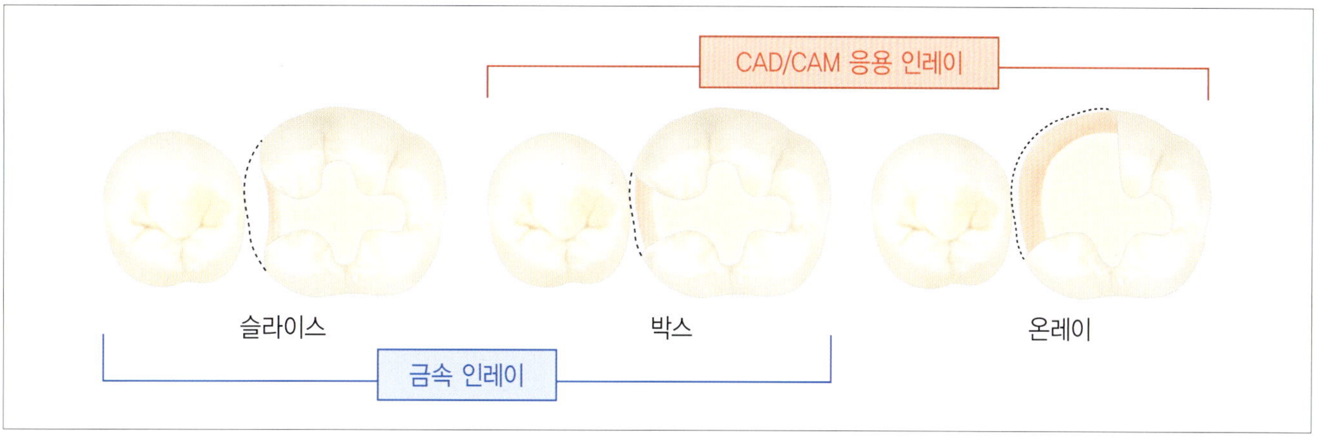

그림 7c. 인접면 형성에서 ① 치질 삭제량이 많아 교두의 강도 보강이 필요한 경우, ② 우식에 이환한 쪽의 협·설측에서 인접면 부위까지 치관 풍융과 형태 부여에 유리한 경우, ③ 금속 인레이의 재제작으로, 이미 인접면에 슬라이스 컷과 플레어 형성 흔적이 있는 경우 등에서는 교두를 덮는 온레이 형태로 형성하는 경우가 있다(참고문헌 20에서 변경 인용).

[POINT] CAD/CAM 응용 인레이와 금속 인레이의 와동 비교

와동의 구비 조건	특징, 주의사항 등	CAD/CAM 응용 인레이	금속 인레이
와동 외형 유지 형태 저항 형태	와동 외형과 유지 형태(그림 6, 7)	• 뚜렷한 저항 형태를 부여하지 않고 전체적으로 둥글게 형성한다 • 금속 인레이보다 치질 삭제량은 많아진다	인레이 수복물에 대한 수평 파지 효과와 측방 탈락에 저항하는 힘으로서 수평 요철 형태나 dove tail을 부여한다
	Isthmus(와동의 협착부)(그림 6, 7)	• 기본적으로 뚜렷한 협착부는 형성하지 않는다 • 가장 협착한 부위의 지름은 2.0mm 이상으로 한다	교두 간 거리의 1/3 이내에 머무른다
	와동의 깊이(=인레이 수복물의 두께)(그림 8)	• 사용 재료에 따라 다르지만, 교합면 가장 깊은 곳의 기준은 대구치가 1.5mm 이상, 소구치에서는 1.2mm 이상이다 • 와동 전체의 깊이는 금속 인레이의 기준을 따른다	• 와동의 깊이는 상아질에서 0.5~1mm에 설정하므로 법랑질의 두께를 더하면 전체에서 2.0~2.5mm가 된다 • 일반적으로 삭제량이 적어 인레이 수복물이 얇아지는 경향이 있다
	인접면 와동(그림 6~9)	• 박스 • 온레이(우식이 넓거나 잔존 치질이 매우 얇은 경우) • 치은측 마진은 deep chamfer로 형성한다	• 슬라이스 컷 • 박스
편의 형태	와동 벽의 테이퍼(그림 6, 8)	금속 인레이보다 테이퍼가 강하게(6~10°)	기본적으로 박스 모양이지만 편의 형태를 고려해 적은 테이퍼를 준다(<6°)
	선각, 점각	모두 둥글게	직선, 예각
와동 변연 형태	교합면 와동 변연의 형태(그림 6, 8)	Butt joint	베벨 부여

표 2. CAD/CAM 응용 인레이와 금속 인레이의 와동 특징 비교.

CAD/CAM 응용 인레이 와동을 형성할 때 주의해야 할 사항

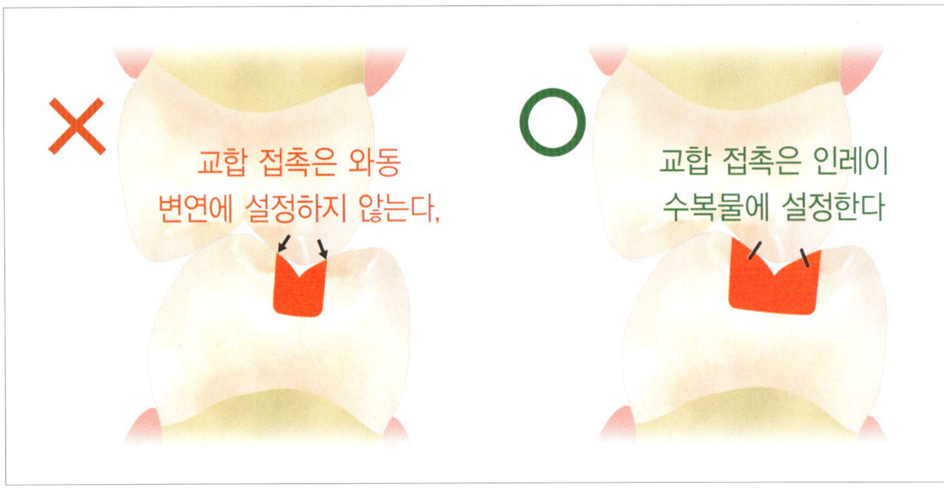

그림 8a~d. 교합면 와동 외형선의 설정 위치, 와동 테이퍼, 선각의 유의사항.

a: CAD/CAM 응용 인레이와 금속 인레이 모두 교합 접촉이 있는 곳에 와동 변연을 설정하지 않는다. CAD/CAM 응용 인레이에서는 잔존 법랑질 혹은 인레이 수복물에 교합 접촉을 설정한다. 조건에 따라 온레이로 변경한다(그림 7c 참조). (참고문헌 21에서 변경 인용).

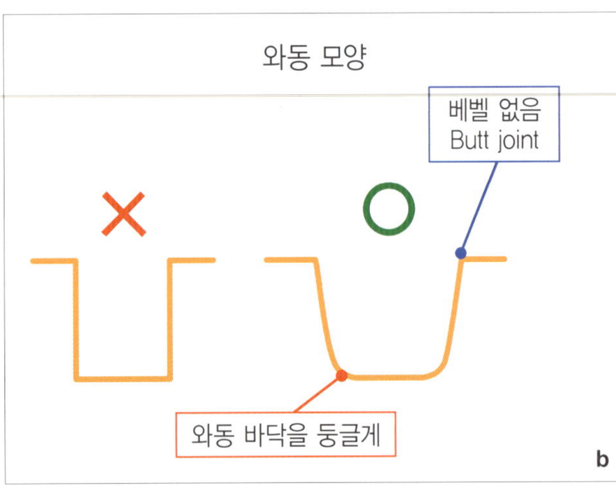

b~d: 와동 바닥은 둥글게 하고 와동 벽은 충분한 테이퍼를 가진다(206CR, 207CR을 사용하면 이러한 요건을 쉽게 충족할 수 있음) (참고문헌 22에서 변경 인용).

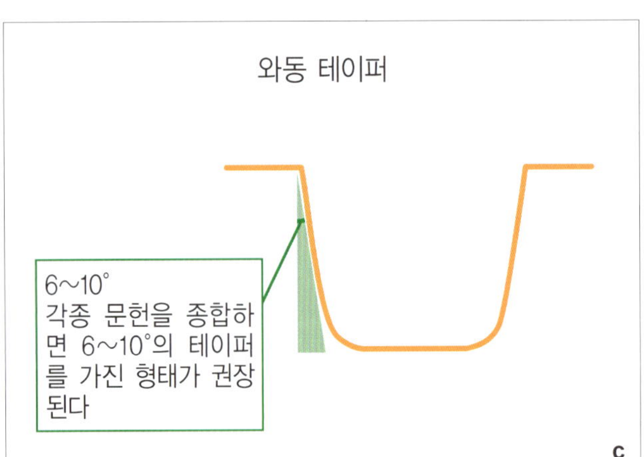

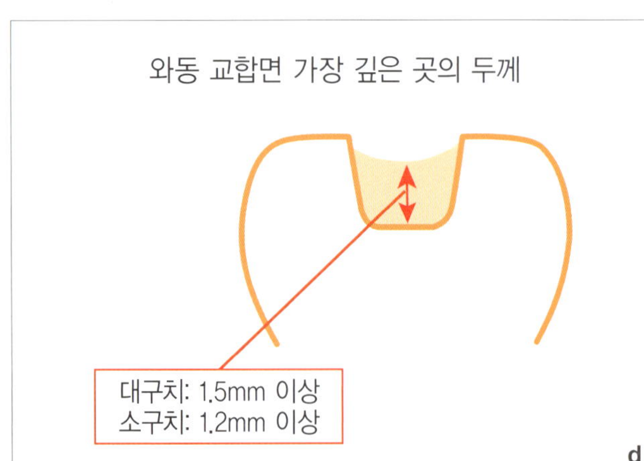

와동의 깊이와 형태의 정리

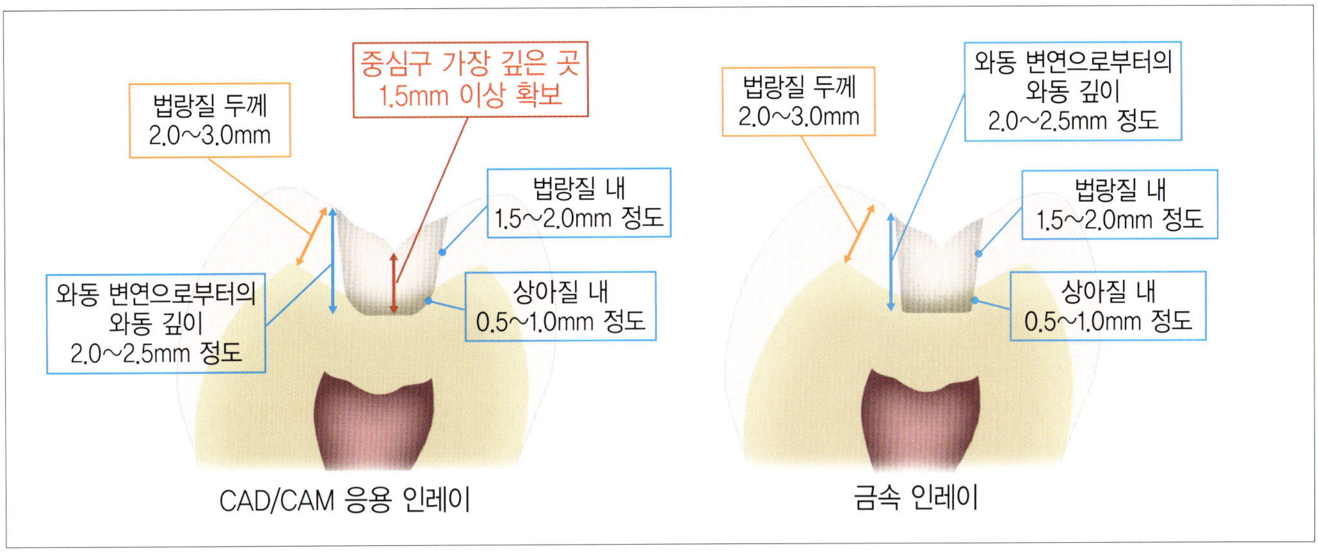

그림 8e. CAD/CAM 응용 인레이는 금속 인레이와 비교하여 와동 깊이의 기본 원칙을 더 확실히 준수해야 한다. 인레이 수복물 중심와 부근의 가장 깊은 곳에서 1.5mm 이상의 두께를 확보한다. 와동 변연으로부터의 와동 깊이는 최소 2.0~2.5mm를 확보한다.

인접면의 박스 형태 부여에 관한 주의사항

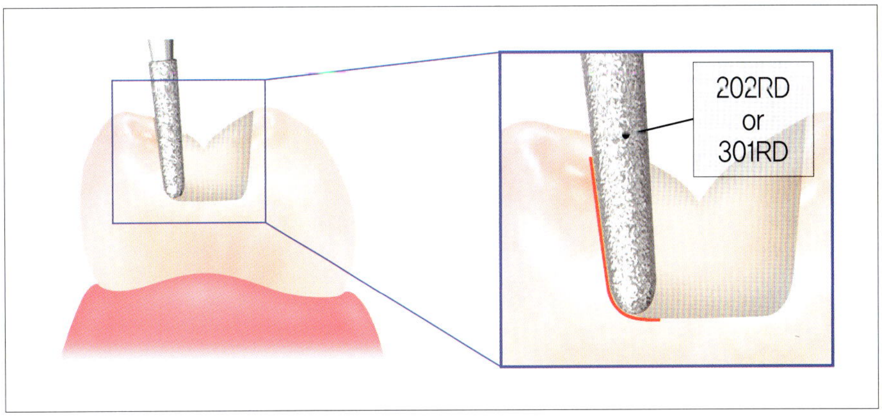

그림 9. 전용 버(202RD 혹은 301RD)를 사용하여 충분한 테이퍼의 박스 형태로 형성한다. 치은벽 변연은 deep chamfer 혹은 rounded shoulder로 형성한다(참고문헌 23에서 변경 인용).

3. CAD/CAM 응용 인레이 와동 형성의 실제(1: Ⅱ급 와동)

여기서는 교합면과 근심 인접면 우식을 제거하는 Ⅱ급 와동(MO 와동)을 가정하여 설명한다.

1) 교합면과 인접면의 와동 형성

교합면 와동 형성

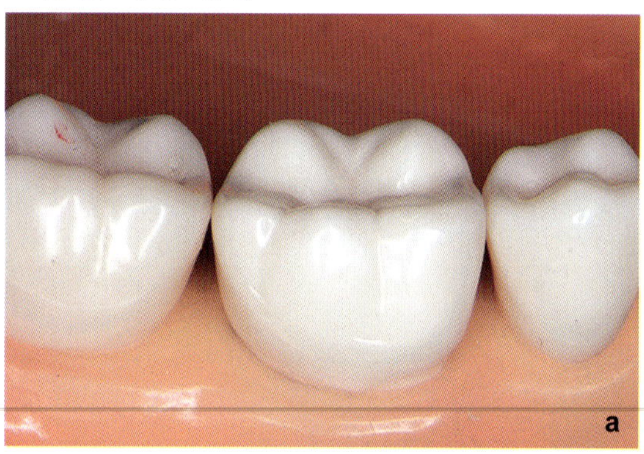

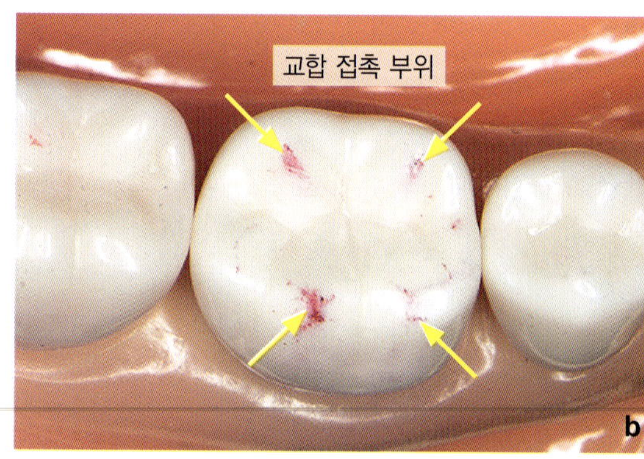

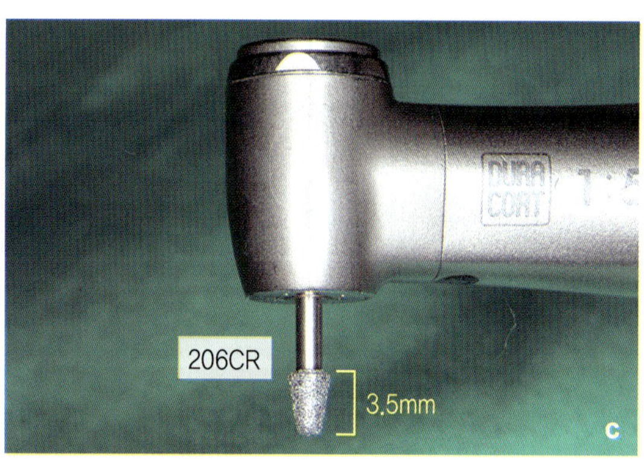

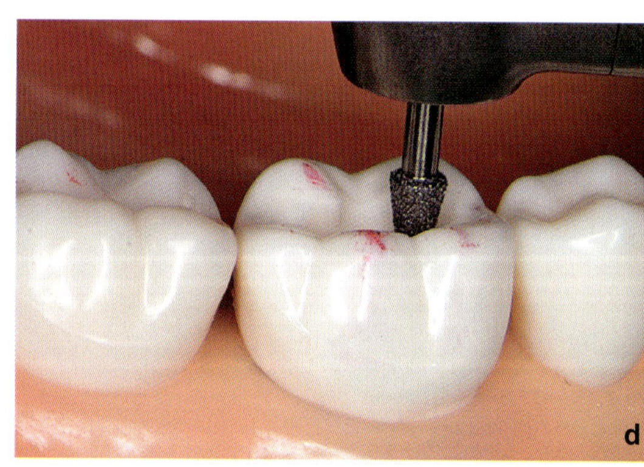

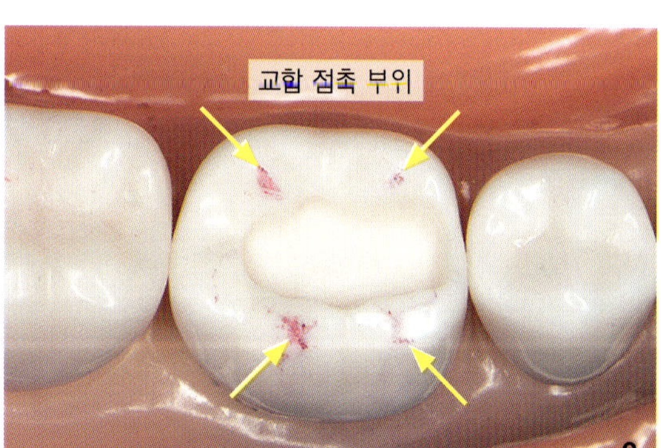

그림 10a~e. 교합면 우식을 제거하면서 와동을 형성하기 때문에 우식의 확산과 대합치와의 교합 접촉 부위를 확인할 필요가 있다(**a, b**). 와동의 크기는 우식의 범위와 교합 접촉 상태에 따라 결정한다. 형성 전에 교합지로 교합 접촉 상태를 확인해 둔다(**c**). 여기서 사용하는 206CR 혹은 207CR 버는 작업 길이가 3.5mm이므로 버가 잠기는 정도를 보면 와동 형성 깊이를 파악할 수 있다(**c~e**).

인접면 와동 형성

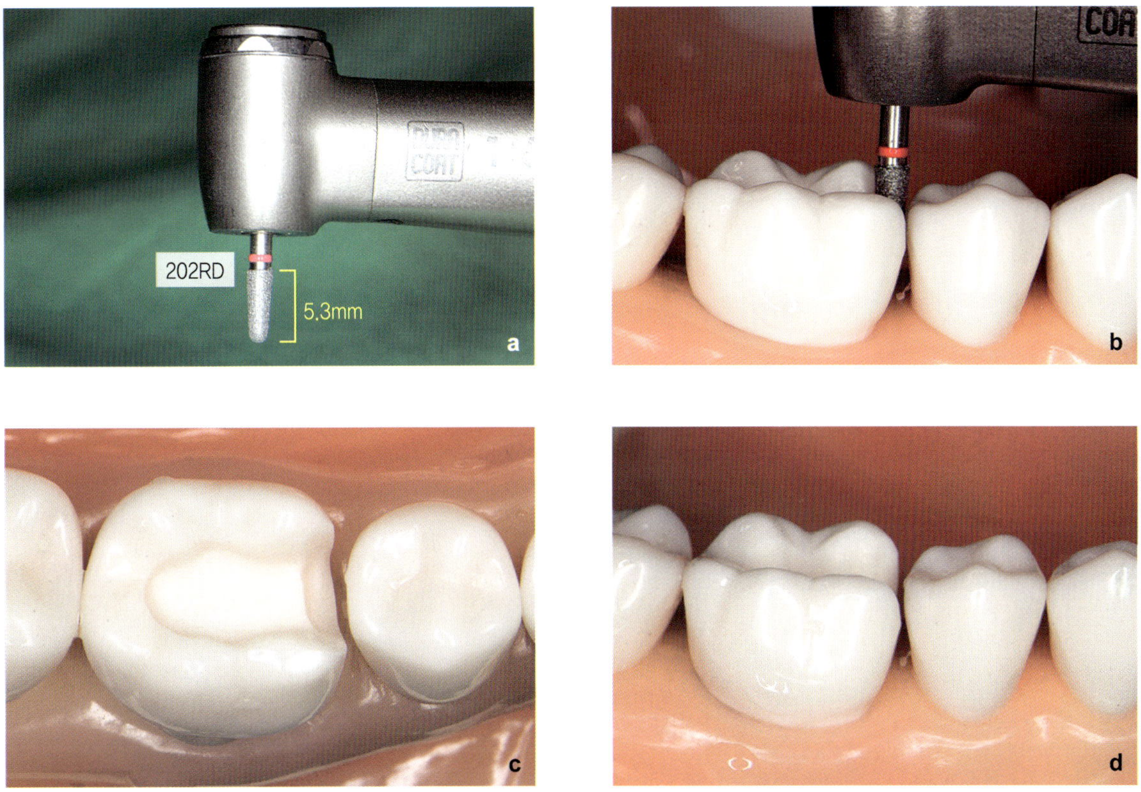

그림 11a~d. 202RD 혹은 301RD 버를 사용하여 교합면 와동에서 이행적으로 인접면 박스 와동을 형성한다. 인접치를 되도록 이면 손상시키지 않도록 주의하면서, 어느 정도 테이퍼를 부여한 협·설 와동 벽을 형성한다(**c, d**). 치질 삭제량에 따라 다르지만, 치은벽의 변연 형태는 deep chamfer 혹은 rounded shoulder로 형성한다. 금속 인레이와는 달리 CAD/CAM 응용 인레이에서는 슬라이스 컷이나 플레어 형성은 절대로 하지 않는다.

2) 와동 형태의 확인과 연마

와동 깊이와 박스 폭의 확인

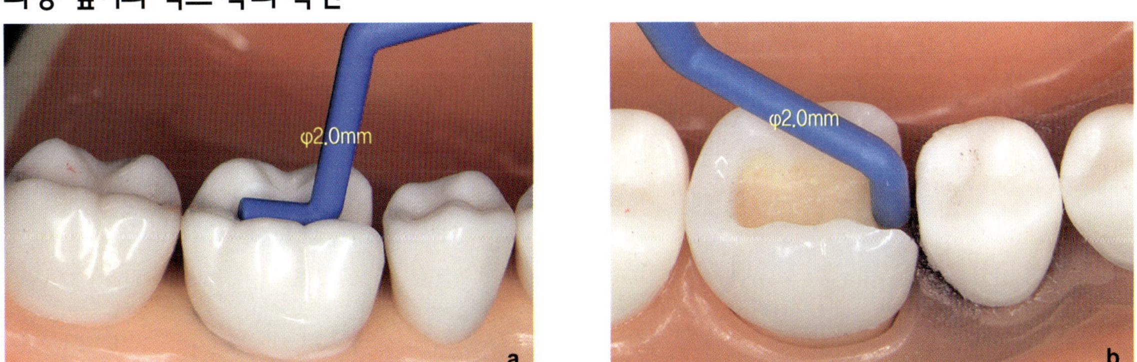

그림 12, b. 형성 도중에 형성량 확인용 기구(Prepsure Ⅱ, Morimura)를 사용하여 와동 깊이와 박스 폭을 확인한다.

와동의 연마

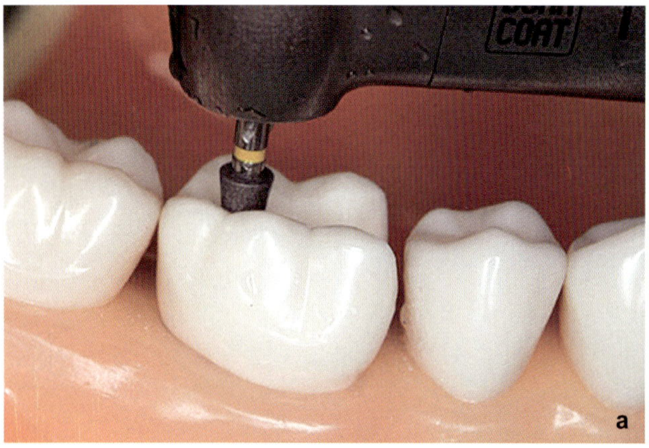

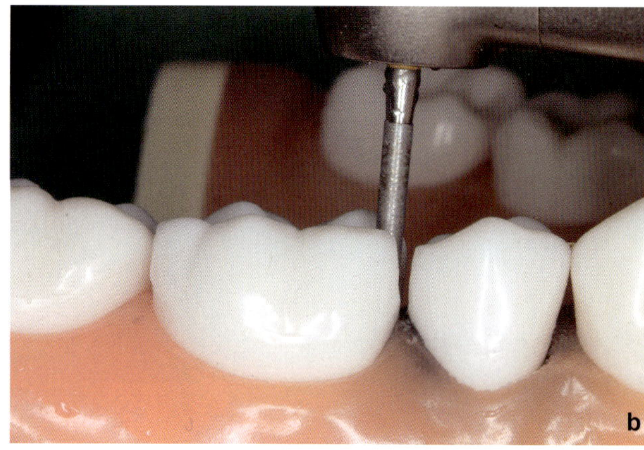

그림 13a, b. 교합면 와동에는 SF206CR이나 SF207CR을 사용하고, 인접면 와동에는 F202RD나 F301RD 또는 SF104를 사용하여 형태의 미세 조정과 연마를 한다.

1) 임시 인레이 수복물 제작과 와동 형태 확인

임시 인레이 수복물 제작

즉시 중합 레진

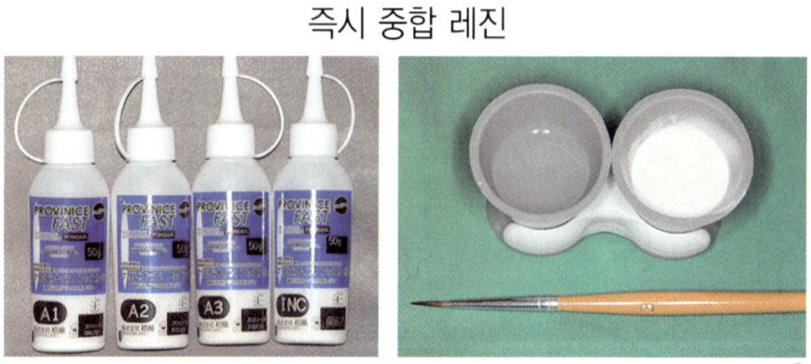

사용이 익숙한 카바이드 버, 스틸 버

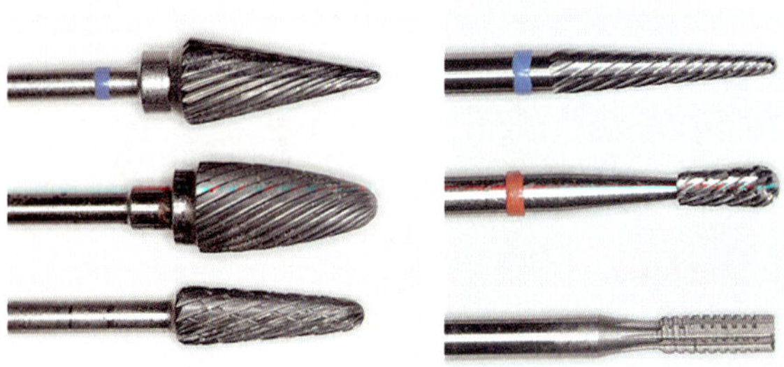

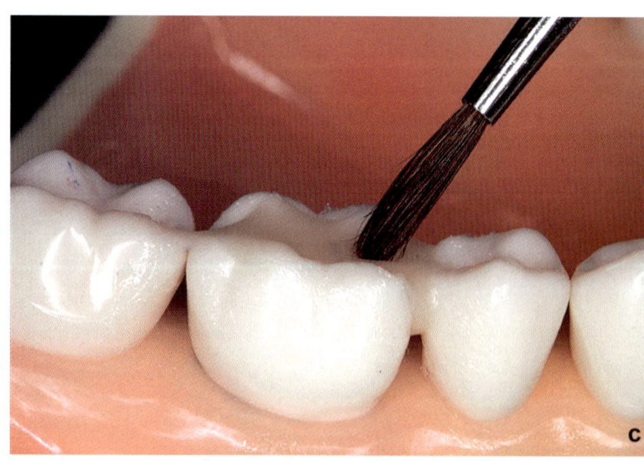

그림 14a~h. 임시 인레이 수복물을 제작하는 목적은 치유 과정에서 와동을 생물학적, 물리적으로 보호하는 것과 더불어 여기서 강조하고자 하는 것은 와동 형태의 미비, 언더컷의 유무, 인접면 와동 형태 등을 확인하는 것이다(그림 15 참조).
a, b: 임시 인레이 수복물 제작에 사용하는 재료와 기구. 여기서는 Shofu의 즉시 중합 레진(Provinice®)을 사용했다(a). Provinice®는 레진 분말에 필러가 함유되어 있어 내마모성이 우수하다. 기구는 일상 임상에서 익숙한 카바이드 버나 스틸 버를 사용하면 된다(b). c: 와동에 분리제(바셀린 등)를 바르고, brush dip법으로 임시 인레이 수복물을 제작한다.

임시 인레이 수복물의 인접면 형태 수정

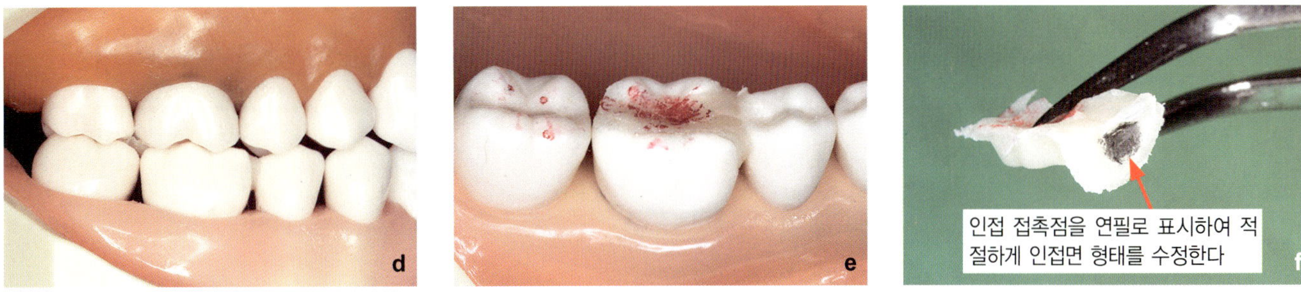

d~f: 임시 인레이 수복물의 인접 접촉점을 연필로 표시하여 인접면 형태를 피셔 버나 카바이드 버 등으로 수정한다.

임시 인레이 수복물의 교합면 형태 조정

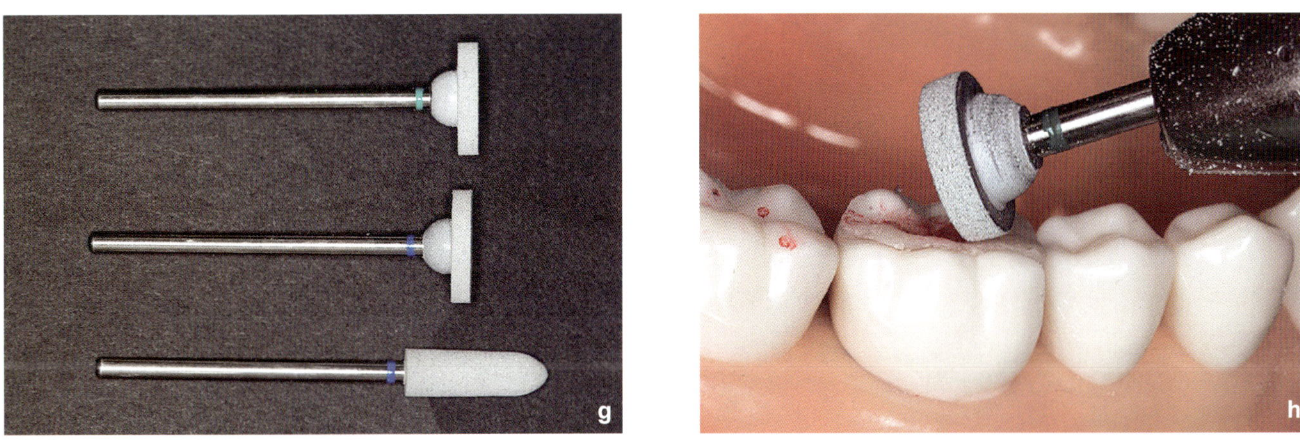

g, h: 임시 인레이 수복물 교합면을 효율적으로 조정하려면, '임시 인레이 수복물 변연의 잉여 즉시 중합 레진을 치질에 손상을 주지 않고 삭제'하는 것이 좋다. 필자는 그 조작에 'Shofu의 실리콘 포인트 PE타입 HP(중간 입자의 PA 그린 라인, PB 블루 라인)'을 애용한다(**g**). 원반 모양의 포인트를 사용해 중속(15,000~20,000rpm 정도)으로 주수 상태에 교합면의 잉여 즉시 중합 레진을 삭제한다. 이 실리콘 포인드는 원래 도재의 최종 미감 연마에 사용할 수 있으므로 법랑질에 손상을 주지 않고 잉여 즉시 중합 레진만을 삭제하여 교합면 형태(교합면 높이, 변연의 적합 상태)를 부여할 수 있다(**h**).

임시 인레이 수복물의 교합면과 박스 와동의 두께 계측

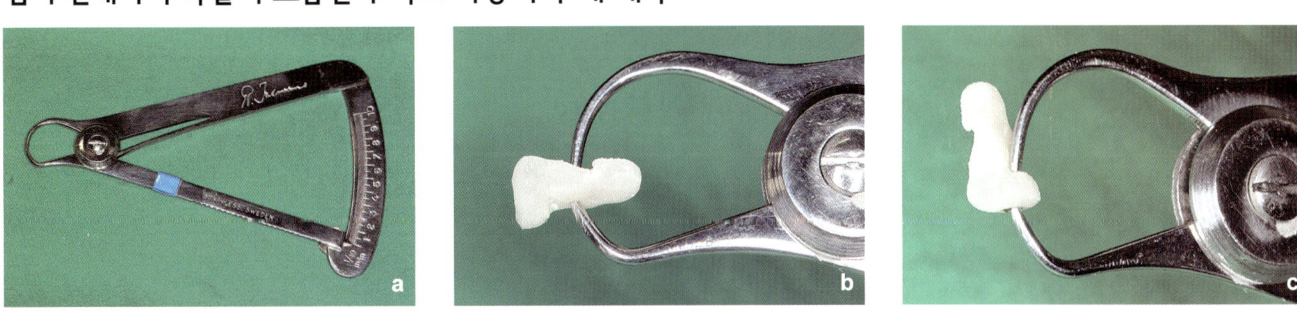

그림 15a~c. 금속 크라운 두께 계측에 사용하는 기구(**a**)로 어느 정도 완성된 임시 인레이 수복물의 교합면(중심와에 해당하는 부위=가장 깊은 곳, **b**)과 인접면 박스 부위(**c**)의 두께를 계측한다. 이 두 부위의 두께는 1.5mm 이상이 바람직하다(주: 박스 깊이에 관한 문헌적 지표는 없지만 사용하는 202RD, 301RD 버의 지름이나 재료학적 특징을 고려하면 교합면의 가장 깊은 곳과 같은 정도의 두께를 확보하는 것이 좋음).

최종적인 와동 형태와 임시 인레이 수복물

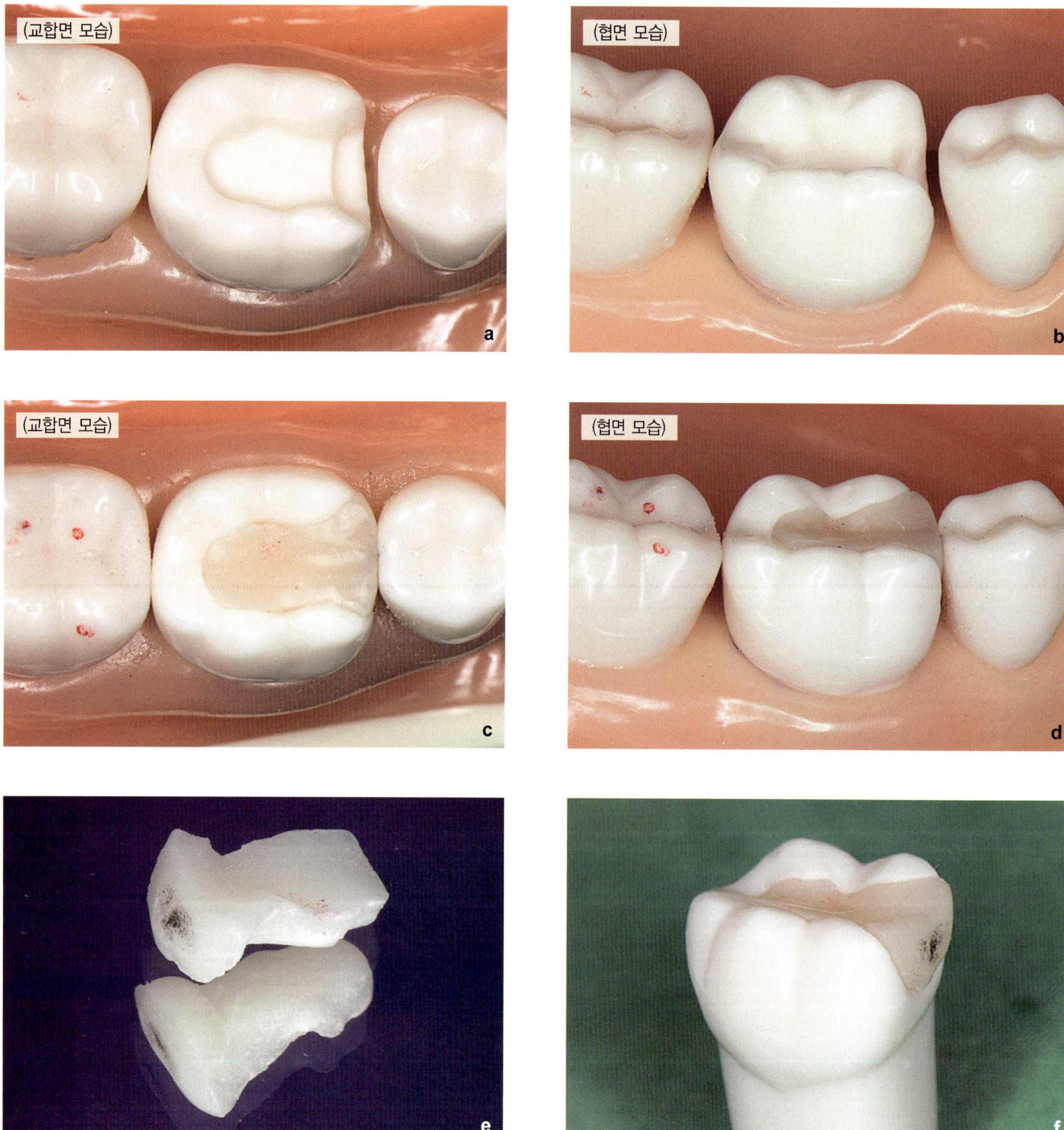

그림 16a~f. 임시 인레이 수복물을 사용해 와동 형태를 마지막으로 확인한 후 최종 형태의 미세 조정과 연마를 한다. 최종 와동 형태(a, b)와 임시 인레이 수복물 장착 상태(c~f).

4. CAD/CAM 응용 인레이 와동 형성의 실제(2: 온레이 와동)

여기서는 심부 우식의 확대로 인해 강도의 관점에서 근심 설측 교두의 피복이 필요한 경우를 가정하여 온레이 와동 형성에 대해 설명한다.

1) 교합면과 인접면의 와동 형성

교합면 와동 형성

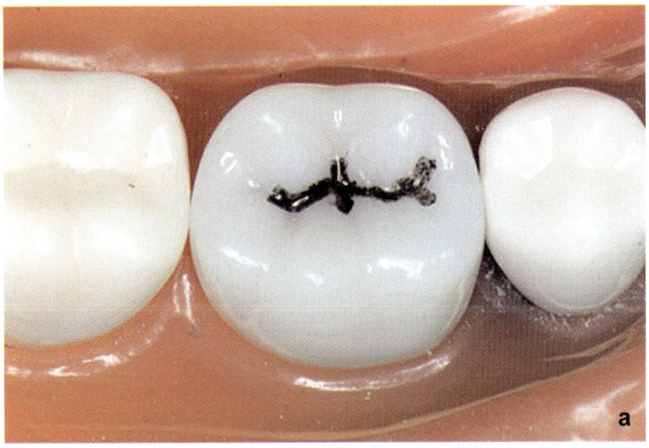

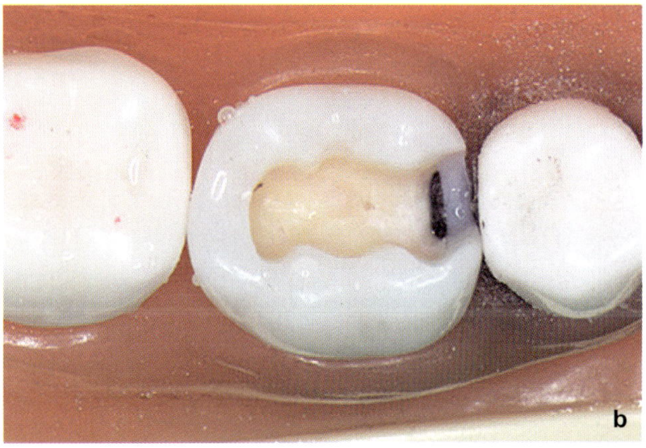

그림 17a, b. 206CR, 207CR로 교합면 우식을 제거하면서 와동을 형성한다. 와동의 크기는 우식의 범위에 따라 결정되지만, 여기서는 인접면 깊은 곳에도 우식이 있다고 가정한다.

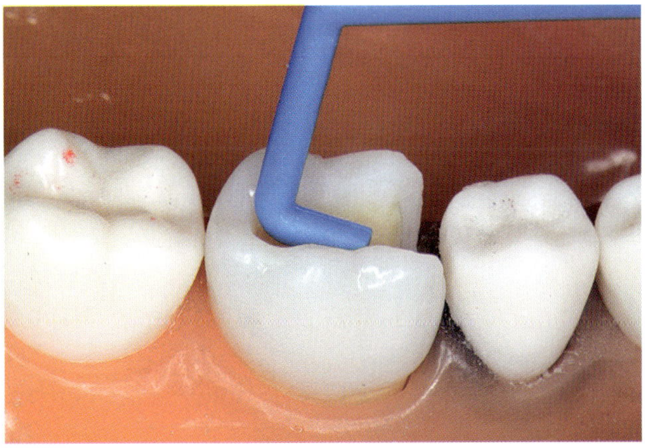

그림 17c. 형성량 확인용 기구(Prepsure II, Morimura)를 사용하여 와동 깊이를 확인한다.

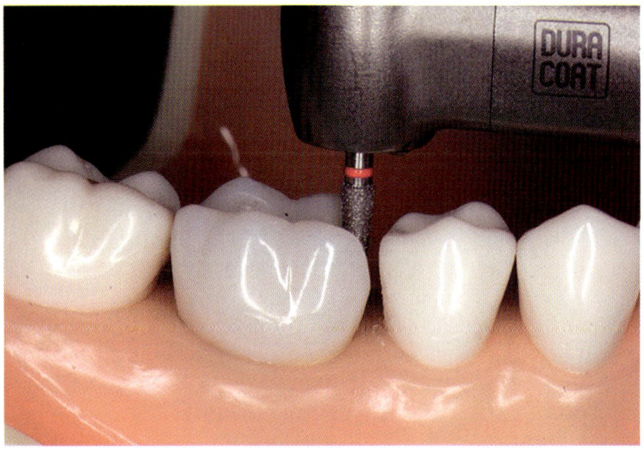

그림 17d. 인접면 우식을 제거하면서 박스 와동을 형성한다.

인접면 와동 형성

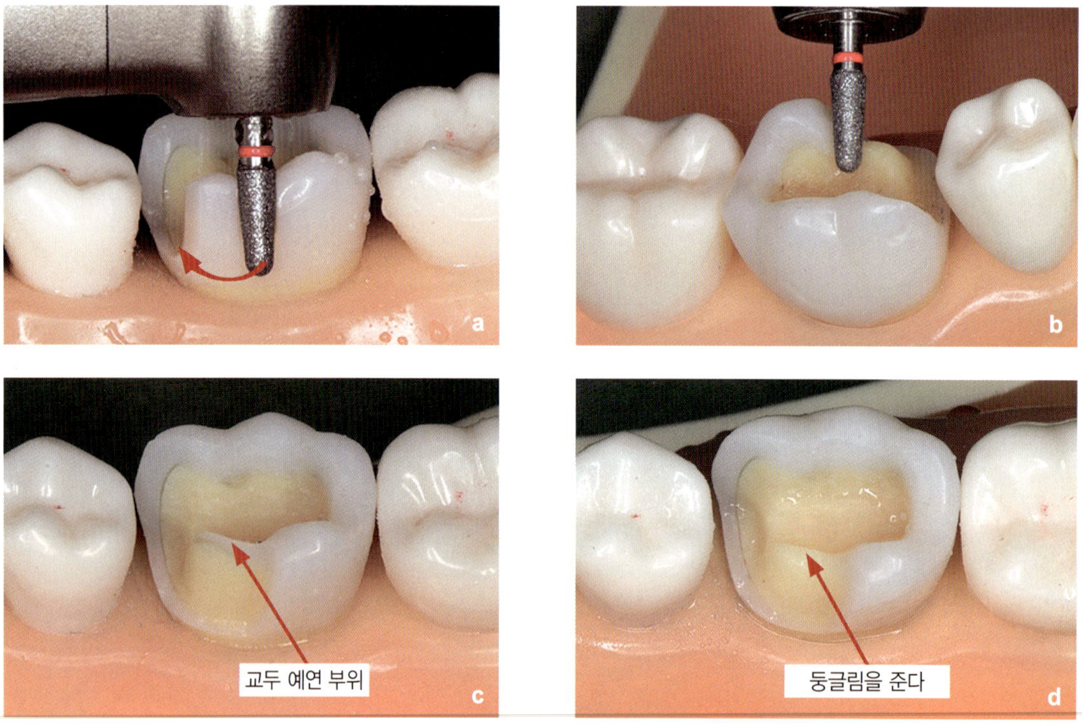

그림 18a~d. F202RD나 301RD로 인접면 박스 와동을 형성한 후에 그대로 설측 근심 교두 해당 부위에 가이드 그루브를 넣는다. 미리 형성된 박스 와동과 가이드 그루브를 부드럽게 연결하듯이 형성한다(**a**). 교두가 뒤집은 지붕 모양이 되도록 형성하고(**b**), 예연 치질을 부드럽게 볼록한 모양으로 조정한다(**c, d**). 여기서는 F202RD의 최대 작업 지름(2.0mm)을 기준으로 rounded shoulder의 피니시라인을 형성했다.

2) 임시 온레이 수복물 제작과 와동 형태 확인

임시 온레이 수복물 제작

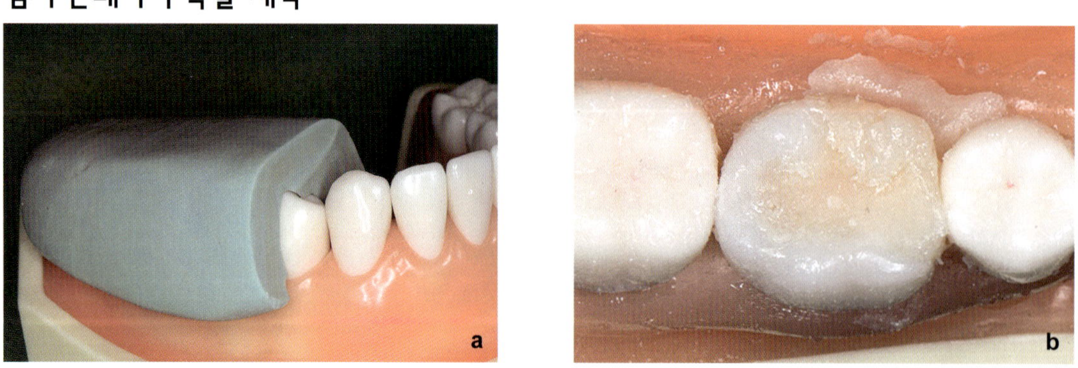

그림 19a, b. 와동 형성 전에 준비해 둔 해당 치아의 실리콘 인덱스(**a**)와 brush dip법을 병용하여 임시 온레이 수복물을 제작한다.

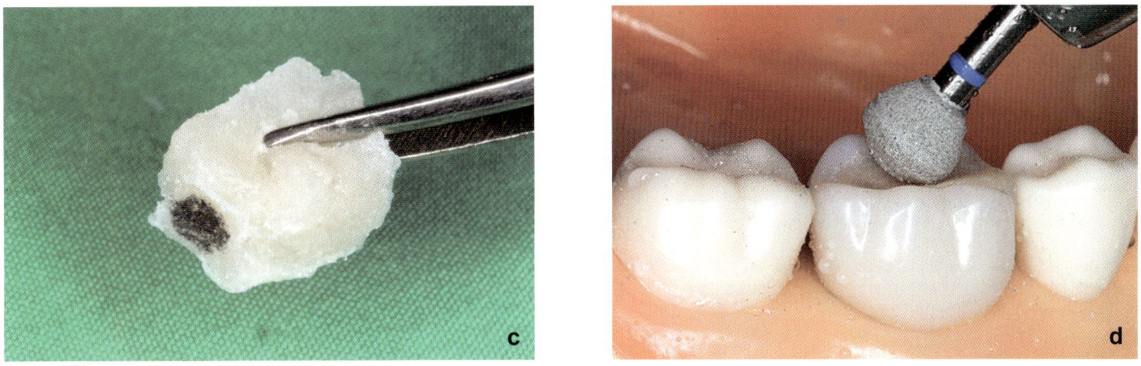

그림 19c, d. 인접면 접촉점(인접면 치관 풍융 형태)을 조정한 후(**c**), 교합면의 잉여 즉시 중합 레진을 'Shofu의 실리콘 포인트 P타입 HP(원반 형태를 드레싱하여 목적에 맞게 형태를 수정한 것)'를 이용하여 주수 상태에서 삭제하고 연마한다(**d**).

임시 온레이 수복물의 교합면과 박스 와동의 두께 계측

그림 20a, b. 임시 온레이 수복물의 교합면(중심와에 해당하는 부위=가장 깊은 곳, **a**)과 인접면 박스 부위(**b**)의 두께를 금속 크라운 두께 계측에 사용하는 기구로 계측한다. 이 두 부위의 두께는 1.5mm 이상이 바람직하다. 필요에 따라 와동의 형태를 수정하고 연마한다.

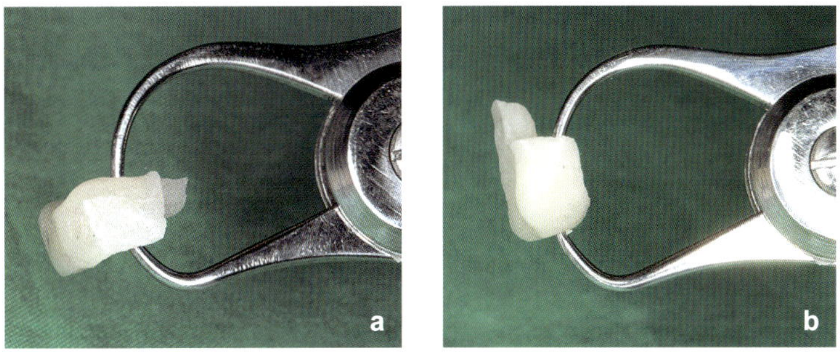

최종적인 와동 형태와 임시 온레이 수복물

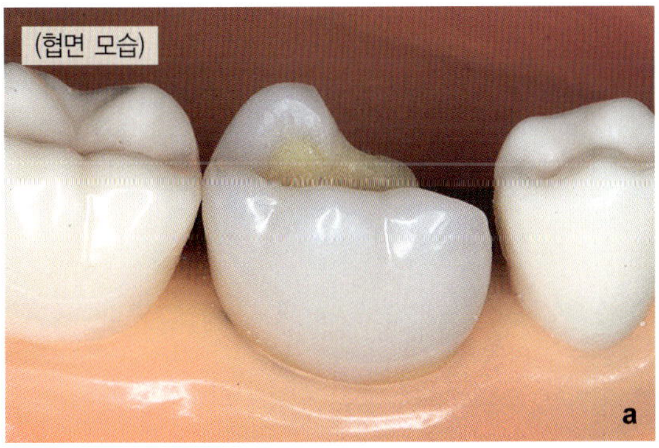

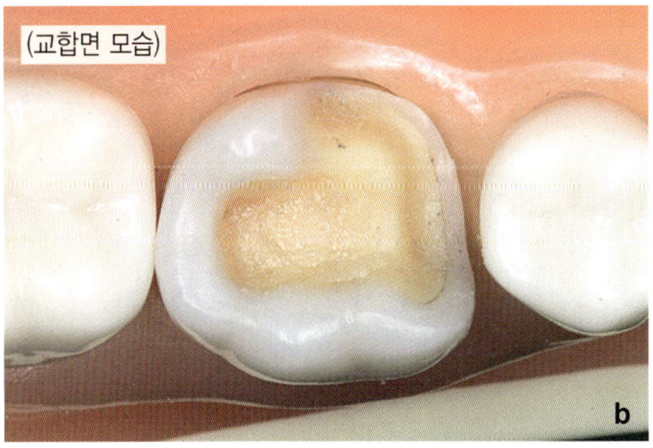

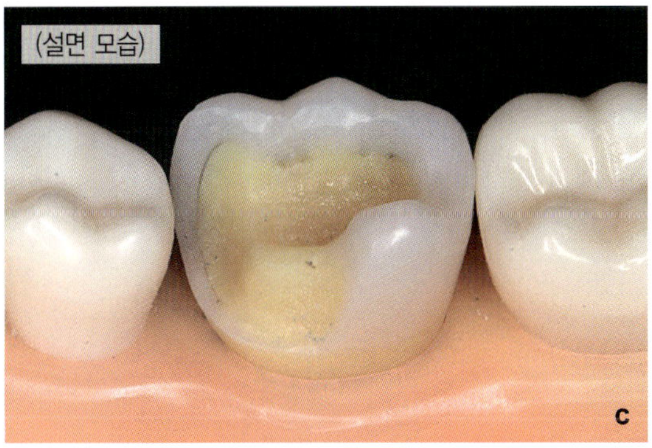

그림 21a~g. 임시 온레이 수복물을 사용해 와동 형태를 마지막으로 확인한 후 최종 형태의 미세 조정과 연마를 한다. a~c: 최종적인 와동 형태.

(계속) **최종적인 와동 형태와 임시 온레이 수복물**

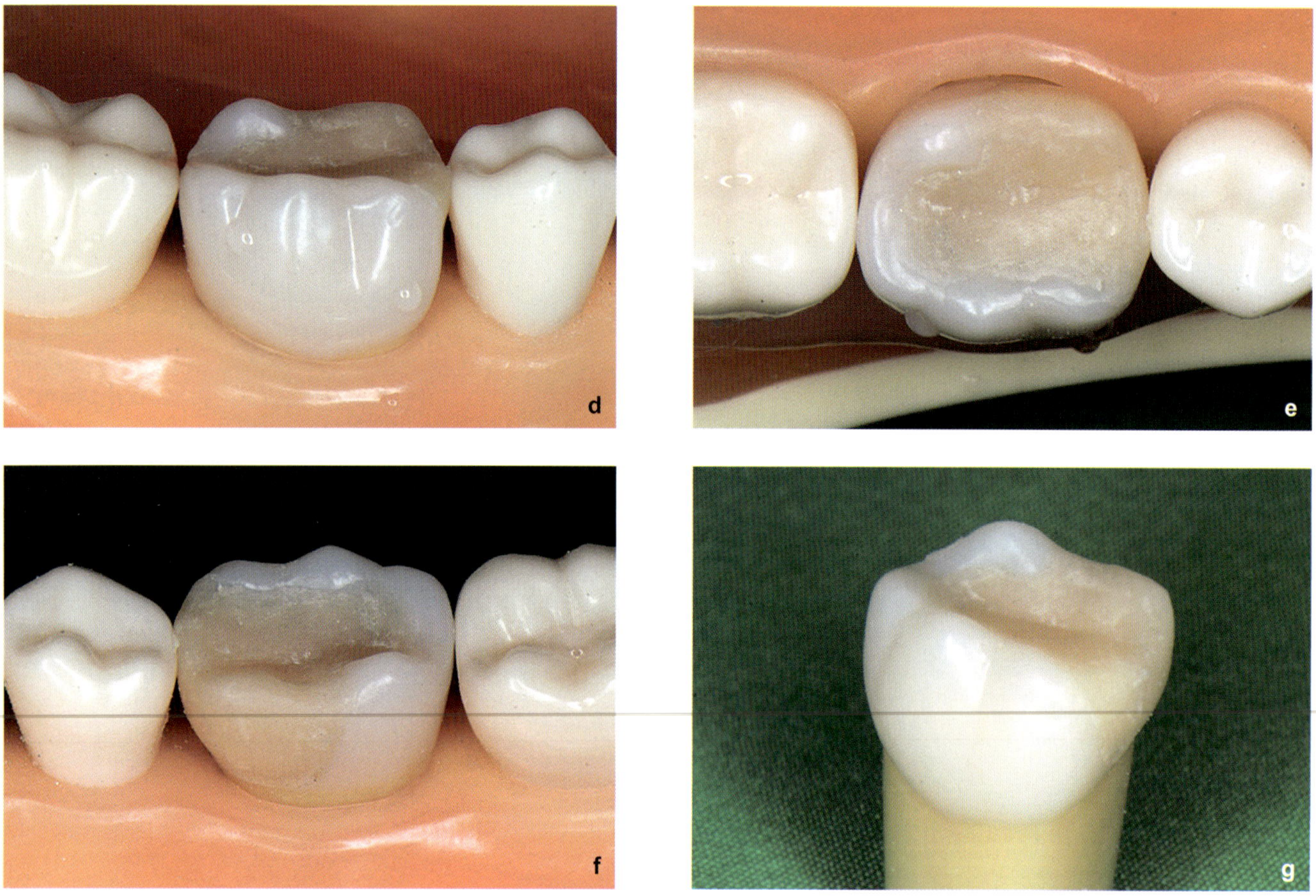

d~g: 형성이 끝난 와동에 임시 온레이 수복물을 장착한 상태.

Chapter 6의 정리

이 Chapter에서는 현시점에서 제창되고 있는 CAD/CAM 응용 인레이 와동의 기본 원칙과 유의사항을 정리했다. 아직은 CAD/CAM 응용 인레이가 임상에 응용된 이후의 기간이 짧고, 와동 형태와 장기적 경과 등에 관한 과학적 근거 또한 불충분하다. 보존수복학의 필수 항목인 금속 인레이는 유감스럽게도 일상 임상 현장에서는 재료(금속) 강도에 대한 신뢰성을 바탕에 둔 와동 형성의 기본 원칙이 준수되고 있다고는 말하기 어렵고, 와동 형태 불량[특히 깊이(=인레이 수복물의 두께) 부족]에 따른 탈락이나 2차 우식을 비교적 많이 볼 수 있다.

앞에서 언급했듯이 일정한 임상 성적을 남기고 환자 만족도가 높은 치관수복을 위해서는 기본 원칙에 따른 지대치 와동 형성이 필요하다.

Chapter 7

임시 수복물

1. 임시 수복물의 임상적 의의 98
2. 임시 수복물 제작 방법의 종류와 실제 98
3. 임시 수복물 제작에 사용하는 기구 100
4. 임시 수복물 제작의 실제
(1: 실리콘 인덱스를 이용한 직접법) 100
5. 임시 수복물 제작의 실제
(2: 사전에 기공실에서 제작해 놓은 쉘을 사용한 간접법) 106
6. CAD/CAM을 이용한 임시 수복물 제작의 실제
(구강 내 스캐너를 이용한 광학 인상으로 제작) ~1: 상악 구치부~ 113
7. CAD/CAM을 이용한 임시 수복물 제작의 실제
(구강 내 스캐너를 이용한 광학 인상으로 제작) ~2: 상악 전치부~ 118

이 Chapter에서 배울 포인트

임시 수복물의 제작과 활용

1. 임시 수복물의 임상적 의의

임시 수복물은 지대치 형성 직후부터 최종 보철물 장착까지의 사이에 잠간 사용하는 보철물로써 환자의 구강 내에 장착된다. 의의와 목적에 대해서는 학생 때 이미 배웠지만, 복습의 의미를 담아 간단히 정리한다(표 1).

디지털 시대의 치관수복에서는 지대치의 ① 삭제량, ② 피니시라인의 형태와 삭제 폭이 중요하다. 지대치 형성으로 시작되는 치관수복의 의료 행위에서 실천적인 '지대치 형태의 평가 도구'로서 임시 수복물의 중요성을 재인식할 필요가 있다.[24]

임시 수복물의 의의와 목적

생물학적 측면	기능과 형태적 측면	진단적 측면
1. 치수 보호(상아질 감염 방지) 2. 지대치 형성면의 보호 3. 치주조직의 보호	1. 저작 기능과 교합 기능의 회복 2. 지대치, 인접치, 대합치의 이동 방지 3. 심미성의 회복 4. 치은 형태의 유도	1. 최종 치관 형태와 심미성의 평가 2. 청소 상태의 평가 3. 지대치 형태의 평가(삭제량, 테이퍼, 피니시라인의 형태) 4. 교합 상태, 적합 상태의 평가(탈락 빈도, 시멘트 워시아웃 등)

표 1. 임시 수복물의 의의와 목적.[24]

2. 임시 수복물 제작 방법의 종류와 실제

임시 수복물의 제작 방법은 크게 구강 내의 직접법과 기공실에서 제작한 것을 응용하는 간접법의 두 가지로 분류할 수 있다(표 2). 임시 수복물의 목적에 근거해 기본적으로는 지대치 형성 후 제작해 장착하는 것이 일반적이다.

임시 수복물의 임상적인 기본 목표는 모두 같고, 다양한 제작 방법의 선택 기반은 대상 치아가 생활치인지, 실활치인지, 심미성의 요구 정도, 임시 수복물의 사용 기간 등에 따라 다르다. 제작 방법을 그룹으로 나눈 것을 그림 1에 제시한다.

여기서는 먼저, 예전부터 해왔던 각종 제작 방법을 간략하게 설명한다. 또한, 디지털 기술을 응용한 임시 수복물 제작에 대해서도 설명한다.

임시 수복물 제작 방법의 종류

	장점과 특징	단점과 유의사항
기성 임시 크라운 (폴리카보네이트)을 사용 ■직접법 (참고문헌 24에서 설명)	• 간편해 진료 시간을 절약할 수 있다 • 크기가 풍부하여 대다수의 증례에 적용할 수 있다	• 기성관이 단색이어서 색조를 조정할 수 없다 • 장기적인 사용에는 적합하지 않다 • 기성 크라운의 바깥쪽에 상온(즉시) 중합 레진의 첨가가 화학적으로 어렵다
인공치 쉘을 사용 ■직접법	• 전치, 견치에 적합하다 • 심미적으로 우수하다 • 형태와 색조 선택의 자유도가 높다(의치용 인공치를 사용) • 간접법과 비교하여 진료 시간을 절약할 수 있다	인공 치아의 조정에 시간이 걸린다
상온 중합 레진을 이용한 직접 제작 ■직접법 (참고문헌 24에서 설명)	• 전치부에 적합하다 • 색조 선택의 자유도가 있다 • 형태 부여의 자유도가 있다	형태 부여에 시간이 필요하다
실리콘 인덱스를 사용 ■직접법 (그림 3~12에서 설명)	• 모든 치아 종류와 증례에 응용할 수 있다 • 간접법과 비교하여 진료 시간을 절약할 수 있다	• 형태 부여에 시간이 필요하다 • 형성 전의 이상적인 치관 형태에 대한 실리콘 인덱스가 필요하다 • 심미성을 고려하면 구치부 응용이 바람직하다
사전에 기공실에서 제작한 임시 수복물을 사용 ■간접법 (그림 13~25에서 설명)	• 모든 치아 종류와 증례에 응용할 수 있다 • 진료 시간을 절약할 수 있다 • 기능적, 심미적 요건을 충분히 만족할 수 있다	• 형성 전의 석고 모형(연구 모형)이 필요하다 • 기공 조작을 할 수 있는 환경이 필요하다 • 적절한 진단용 왁스 업과 예상 지대치 형성이 필요하다
형성이 끝난 지대치를 인상 채득한 후 모형을 제작해 CAD/CAM으로 제작 ■간접법	• 모든 치아 종류와 증례에 응용할 수 있다 • 중·장기적인 교합 치료 등을 목적으로 사용한다(사용 목적이 다름) • 기능적, 심미적 요건을 충분히 충족할 수 있다 • 사용 재료(CAD/CAM 블록)에 따라, 중·장기적인 마모와 교모를 예방해 교합 관계를 보존하는 데 효과적이다	• 일반적인 임시 수복물과 달리 사용 목적이 한정적이다 • 인상 채득과 모형 제작이 필수이기 때문에 형성 직후에 이 방법으로 임시 수복물을 장착할 수는 없다 • 비용이 든다
형성이 끝난 지대치를 구강 내 스캐너로 광학 인상 채득 한 후 CAD/CAM으로 제작 ■직접법 (그림 26~40에서 설명)		• 일반적인 임시 수복물과 달리 사용 목적이 한정적이다 • 형성 직후에 이 방법으로 임시 수복물을 장착할 수 있다 • 비용이 든다

표 2. 임시 수복물 제작 방법의 종류.

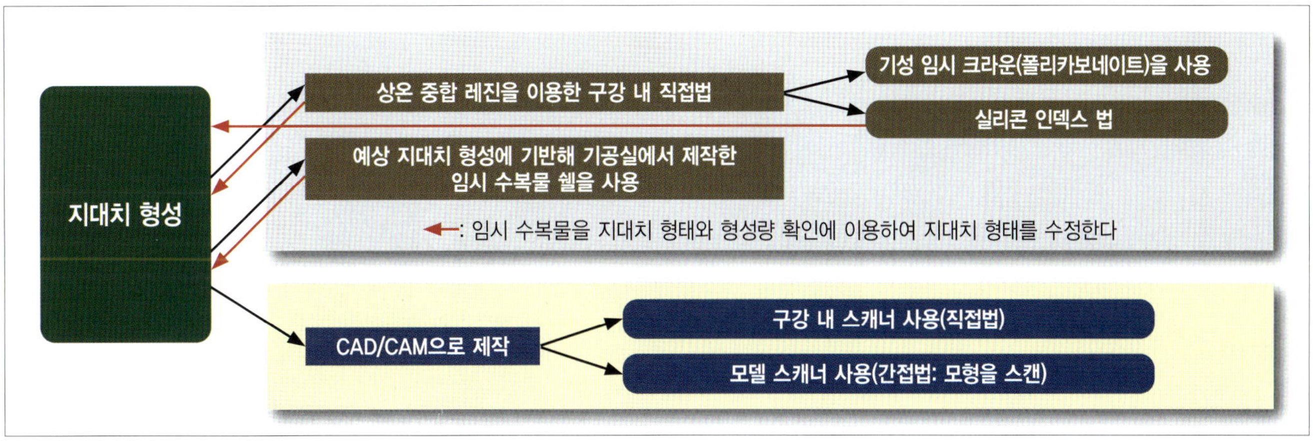

그림 1. 임시 수복물 제작 방법을 그룹으로 나누어 그림으로 제시한다.

3. 임시 수복물 제작에 사용하는 기구

진료실에서 임시 수복물을 효율적으로 제작하고 조정하기 위해 준비하는 기구를 그림 2에 제시한다.

사용하는 기구

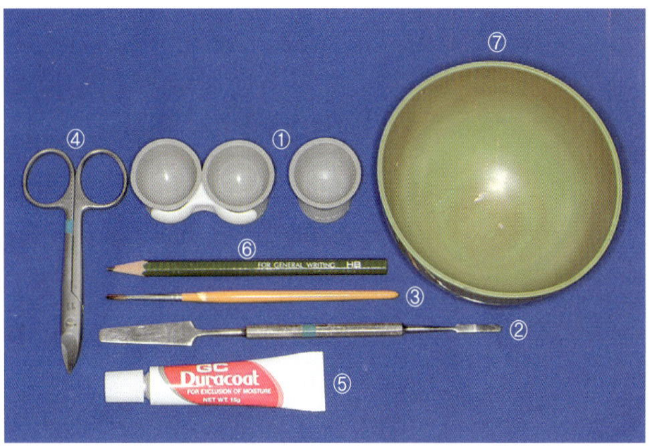

그림 2. 임시 수복물 제작에 사용하는 기구.
① Dappen glass나 러버 컵을 최소 3개 준비한다(Brush dip법에 사용할 것 2개, 레진 연화에 사용할 것 1개)
② 연화용 시멘트 스파튤라
③ 가는 붓(붓끝의 굵기가 다른 것을 2종류 준비해, 붓을 쌓는 상황이나 필요량에 따라 구분하여 사용함)
④ 치관용 가위(날카로운 치은 가위도 사용하기 쉬움)
⑤ 분리제(바셀린이나 코코아 버터)
⑥ 연필
⑦ 러버 보울(경화 촉진을 위해 따뜻한 물을 사용함)

4. 임시 수복물 제작의 실제(1: 실리콘 인덱스를 이용한 직접법)

여기서는 #16을 풀 지르코니아 크라운(단일체)으로 수복하는 경우를 가정하여 실리콘 인덱스를 이용한 직접법의 임시 수복물 제작을 중심으로, 지대치 형성으로부터 일련의 작업 과정을 설명한다.

1) 임시 수복물 제작 준비와 지대치 형성

인덱스 제작

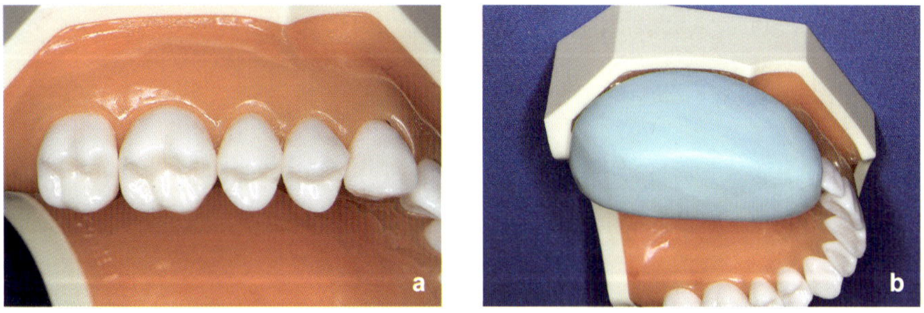

그림 3a, b. 지대치 형성 전의 치관 형태(임상적으로 용인할 수 있는 형태의 경우)를 실리콘 또는 알지네이트 인상재로 인상 채득하여 임시 수복물 제작용 인덱스로 사용한다.

지대치 형성

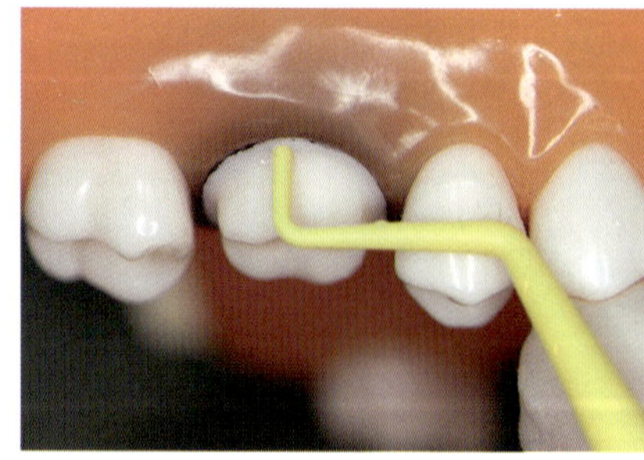

그림 4. 올 세라믹 크라운, CAD/CAM 복합레진 크라운 등의 최종 보철물의 목적에 맞게 지대치를 형성한다(지대치 형성 순서와 형태, 삭제량 등은 Chapter 3 참조).

2) 임시 수복물의 제작

인덱스를 이용한 임시 수복물 제작

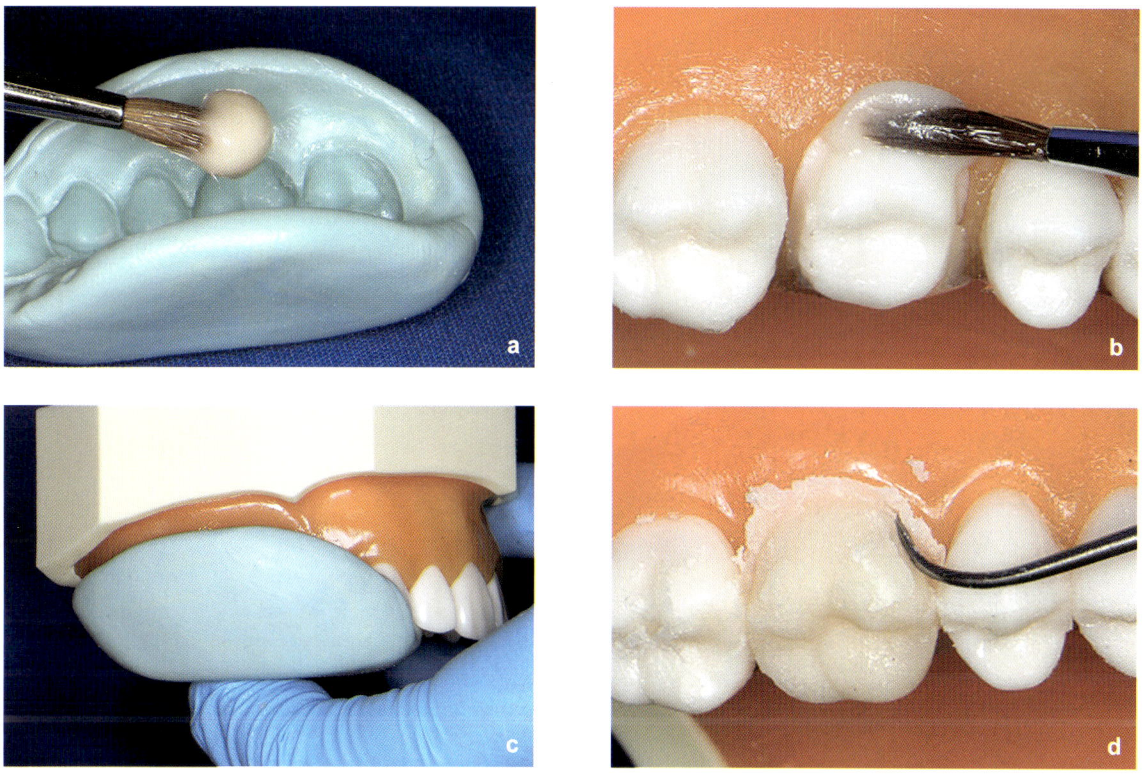

그림 5a~d. 인덱스(여기서는 실리콘 인덱스를 이용함)에 연화한 레진을 넣고(a), 빠르고 확실하게 인덱스를 구강 내에 압접한다(c). 압접 전에 피니시라인 부위에 붓으로 레진을 쌓음으로써(b), 임시 수복물에 마진을 확실하게 표시할 수 있다. 타이밍을 가늠하여 인덱스를 철거하고 빠르게 잉여 레진을 탐침으로 제거한다(d). 레진이 연할 때 감합시켜 교합면 접촉 형태를 만든다. 레진이 완전 경화되기 전에 임시 수복물의 탈부착을 반복하여 언더컷에 들어가는 것을 회피하면서, 최종적으로는 구강 내에서 레진 경화를 기다린다(언더컷 부분에서 레진이 경화되면, 임시 수복물을 빼낼 수 없게 되므로 주의가 필요함).

임시 수복물의 조정 ①

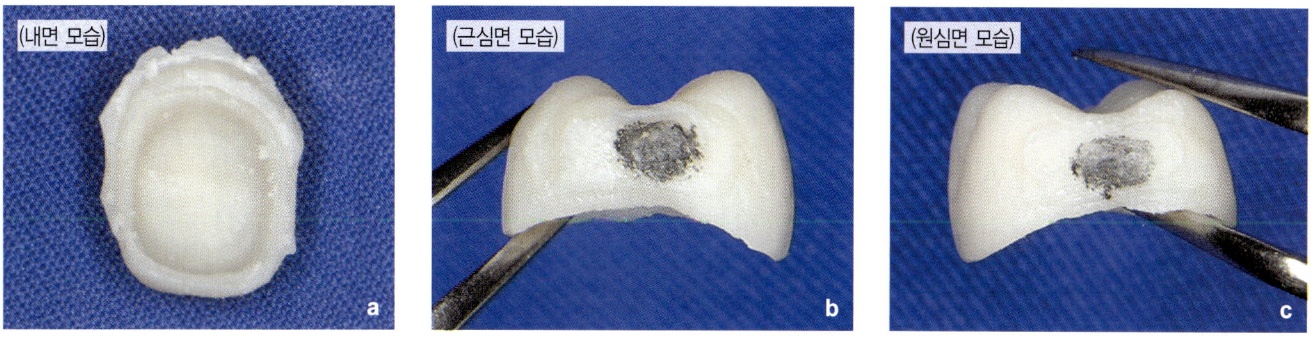

그림 6a~c. 경화 후 임시 수복물의 착탈을 확인하고 마진 부위가 넘치거나 부족하지 않게 표시되어 있음을 확인한다. 그 후 인접면 접촉 부분을 연필로 표시한다(구치부의 경우는 가로로 넓은 타원형이 됨).

임시 수복물의 조정 ②

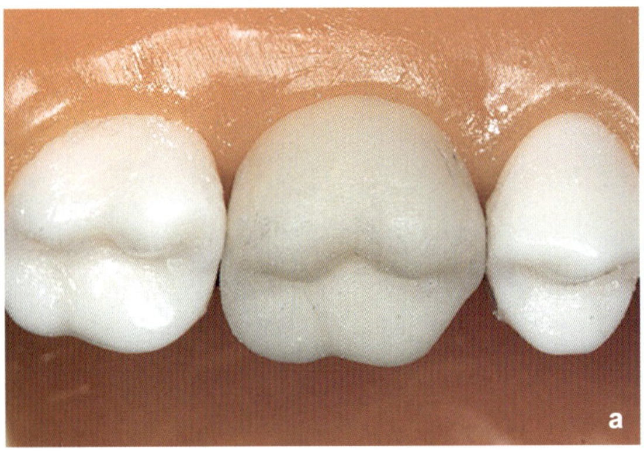
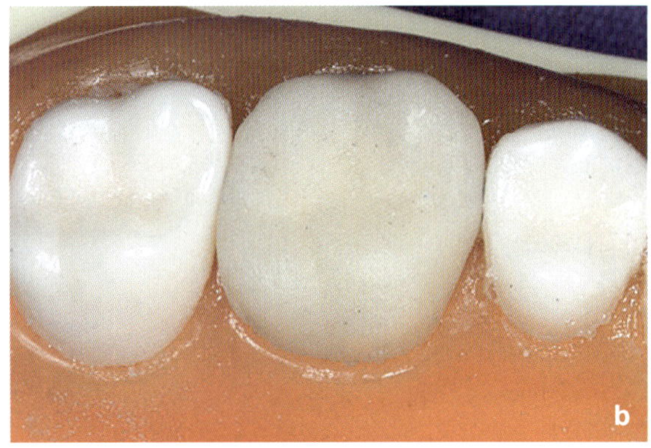
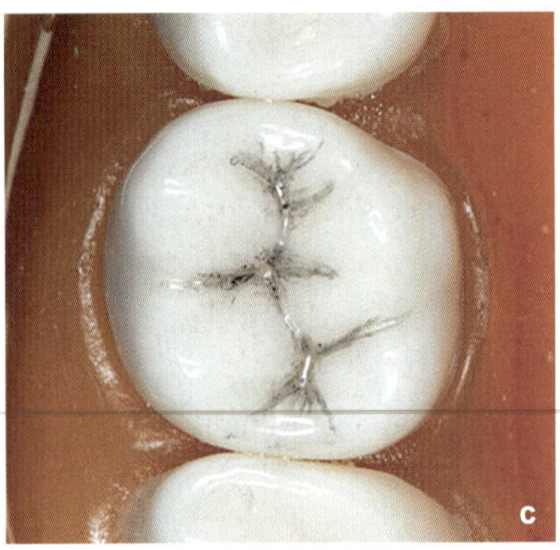
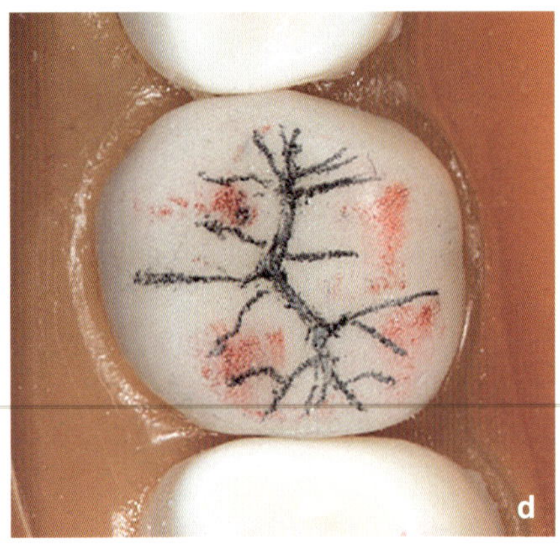
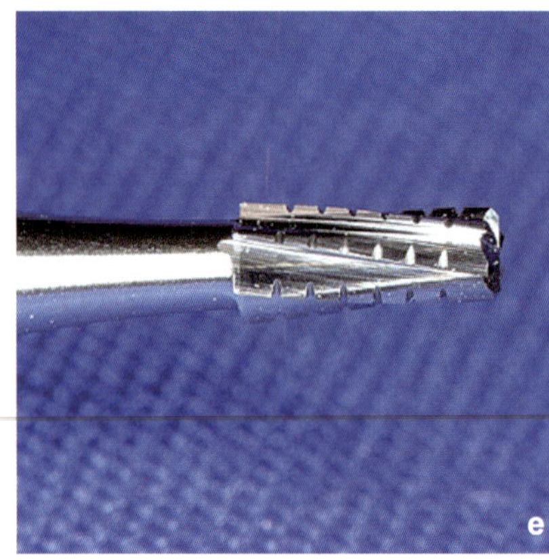
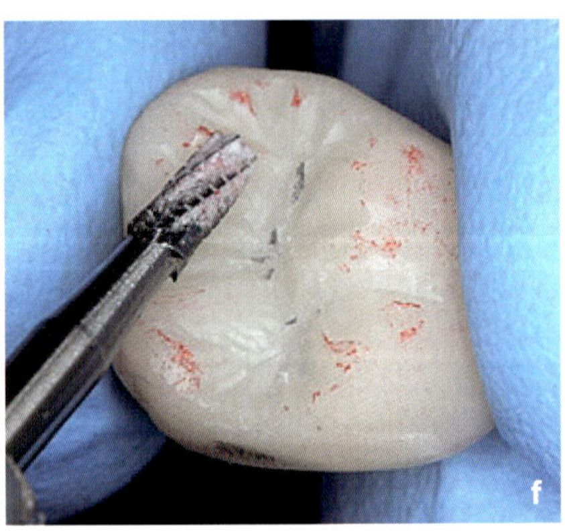

그림 7a~f 인덱스 법에서는 임시 수복물 외형과 교합면 형태가 어느 정도 쉽게 재현된다. 그리고 세세한 형태 부여가 필요한 경우에는 모양을 만든다. 인덱스로 제작한 임시 수복물의 대략적인 형태를 **a**, **b**에 제시한다. 교합면 형태의 디테일을 만드는 경우는 이상적인 해부학적인 랜드 마크를 올바르게 이해하고 있을 필요가 있다. 형성 전의 교합면 형태의 특징을 **c**에 제시한다. 교합면 형태의 재현을 위해서는 ① 교두정, ② main groove, ③ main ridge와 accessory groove, ④ 변연 융선 등의 정보를 통합하여 연필로 가이드라인을 그리는 것이 효과적이다(**d**). Main groove나 accessory groove는 굵은 피셔 버(여기서는 Komet 카바이드 버 703을 사용함)의 모서리를 사용해 만든다. 연필로 그린 main groove를 버의 모서리로 조각하듯이 삭제한다(**f**). 이것만으로 교합면의 특징이 나타난다. 최종적으로 구강 내에서 교합지로 교합 접촉 상태를 확인한다.

지대치 형성(형태)의 확인 장치로서의 임시 수복물

임시 수복물의 외형≒최종 보철물

↓

임시 수복물의 축면이나 교합면의 두께는 지대치 형성량을 반영

↓

임시 수복물의 정밀 조사를 통해 지대치 형태(삭제량)를 수정한다.

그림 8. 지대치 형성을 확인하는 도구로 임시 수복물을 사용하는 것은 최종 보철물의 축면이나 교합면의 두께를 확보하기 위해 중요하다.

그림 9a~d. 90% 완성한 임시 수복물의 축면과 교합면(중심와에 해당하는 부위=가장 깊은 곳)을 금속 크라운 두께 계측에 사용하는 기구(**a**)를 이용하여 계측한다. 임시 수복물 각 부위의 두께를 확인해 지대치의 형성량 부족 부위를 파악한다(**b~d**). 필요에 따라 지대치의 삭제량과 형태를 수정함으로써 최종 보철물에 이상적인 두께를 확보할 수 있다.

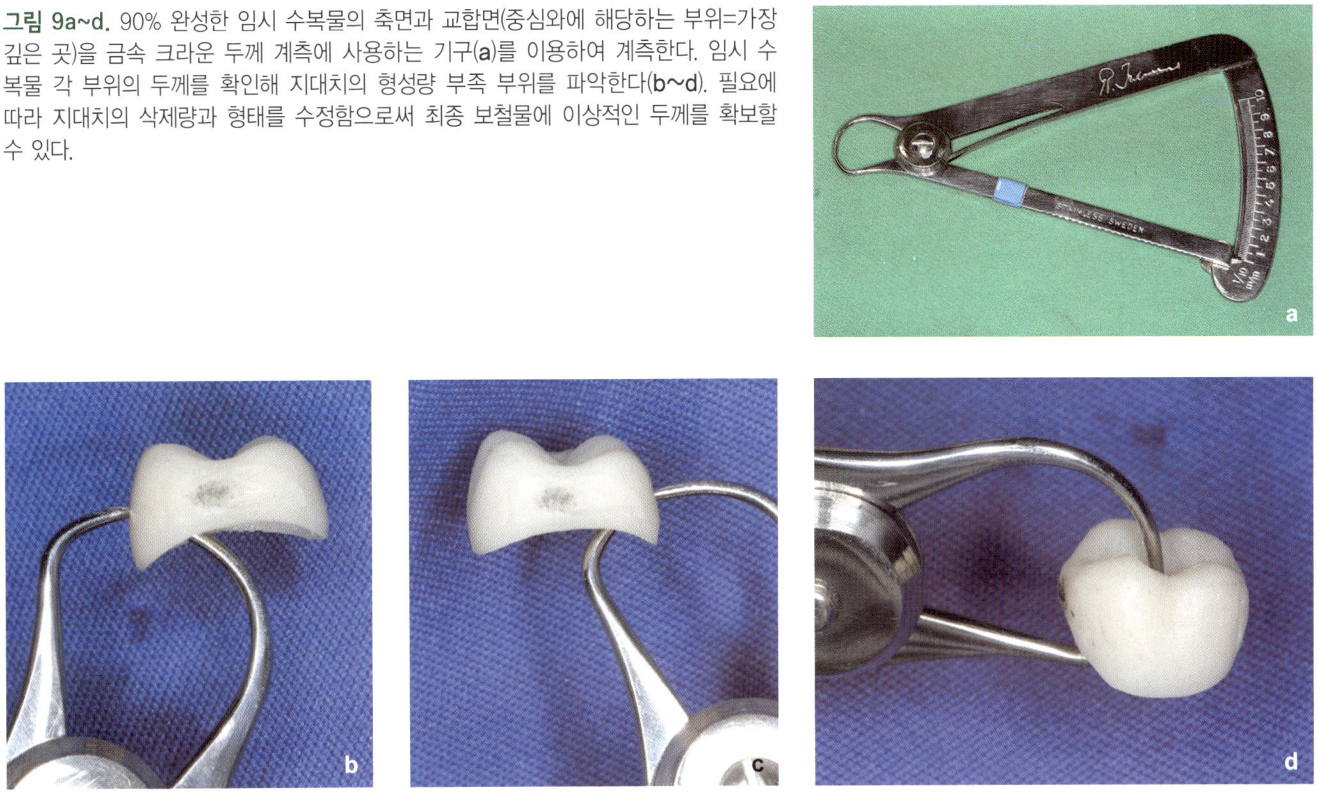

상악 대구치 풀 지르코니아 크라운(단일체)의 기본적인 지대치 형태

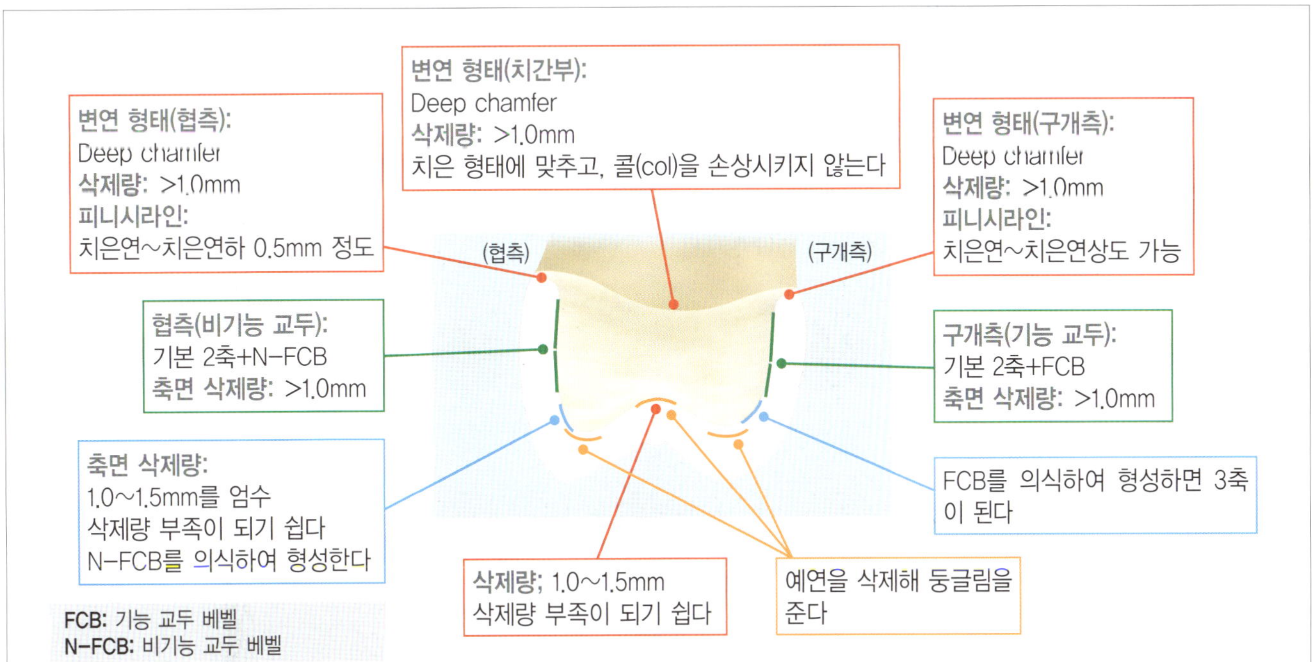

그림 10. 풀 지르코니아 크라운(단일체)을 가정하여 그림에 제시한 주의사항을 반영한 임시 수복물 및 지대치 형성을 완성했다(Chapter 3의 내용을 다시 실음).

마무리 형성 종료

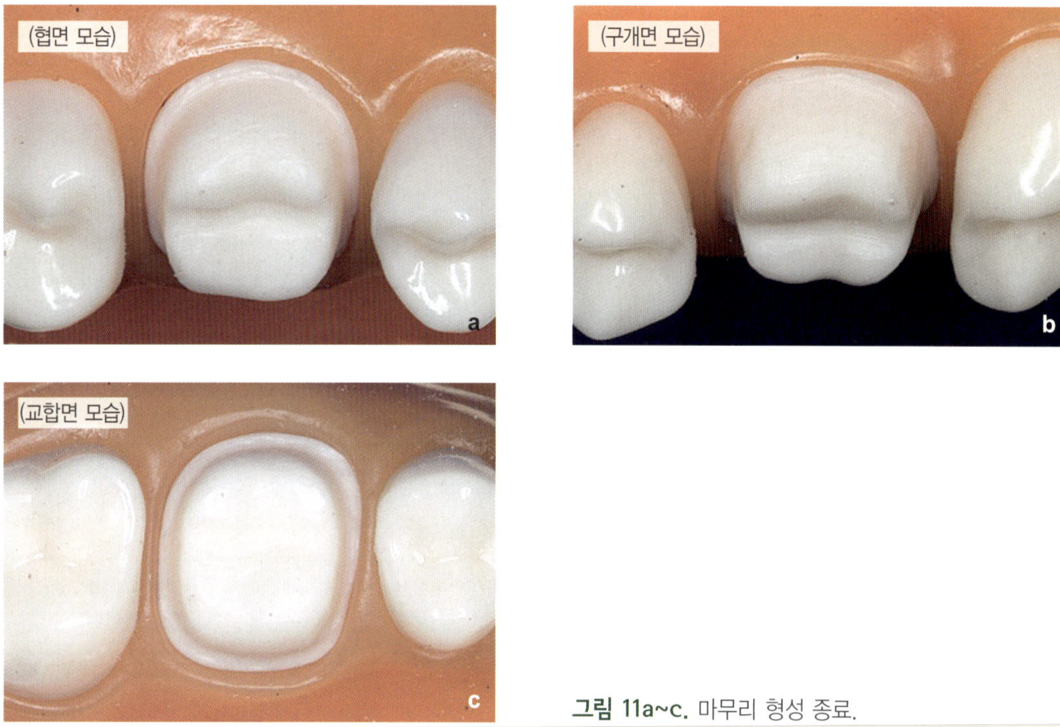

그림 11a~c. 마무리 형성 종료.

3) 임시 수복물의 완성

완성된 임시 수복물

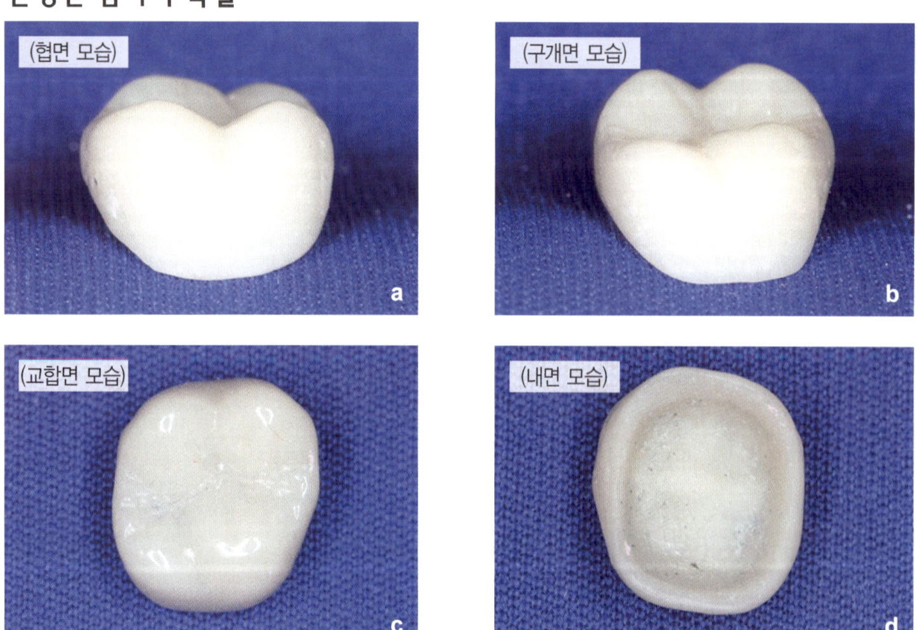

그림 12a~d. 완성된 #16의 임시 수복물.

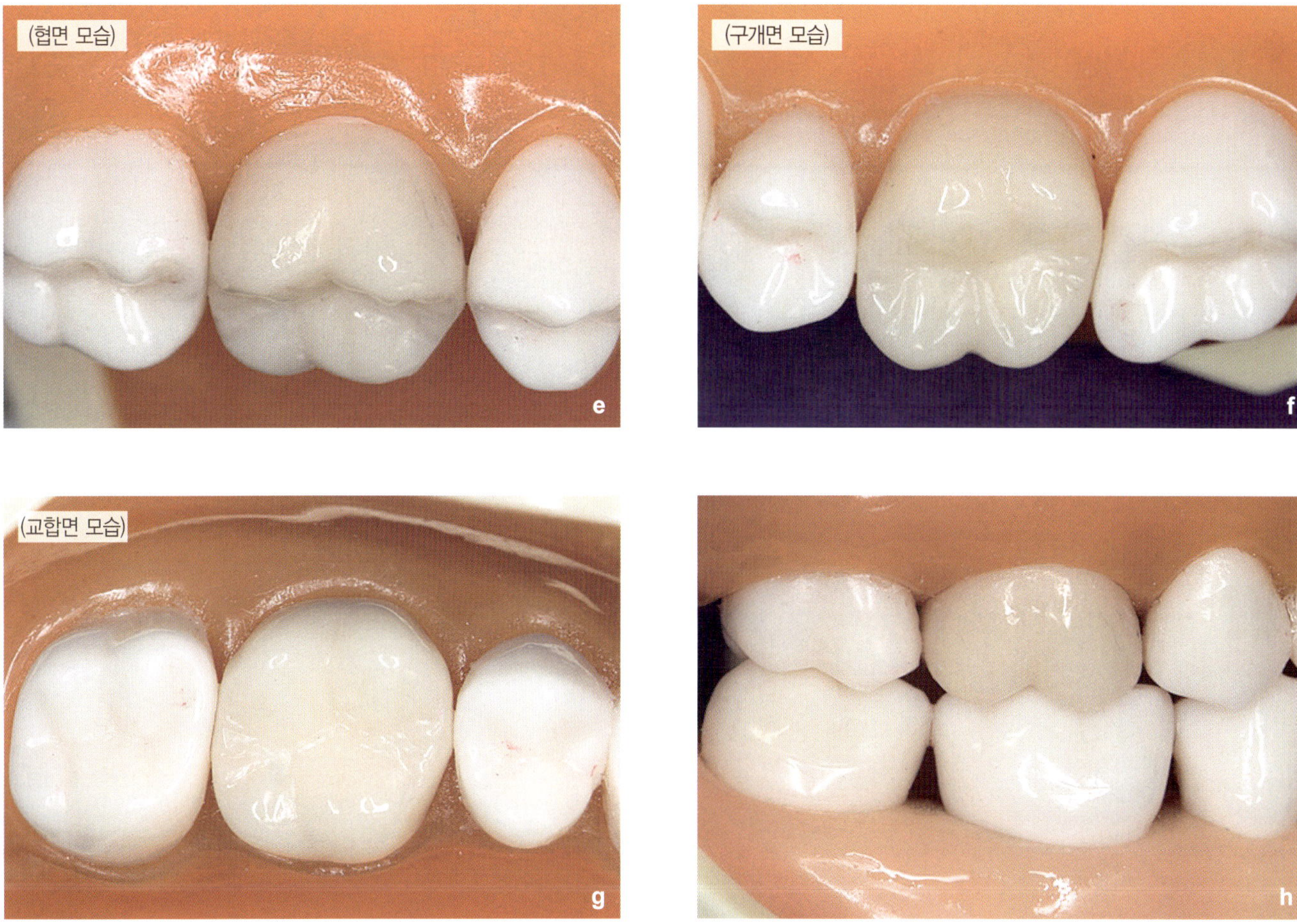

그림 12e~h. 완성된 #16의 임시 수복물을 구강 내에 장착한 상태.

5. 임시 수복물 제작의 실제(2: 사전에 기공실에서 제작해 놓은 쉘을 사용한 간접법)

일상 임상에서는 불량 보철물의 재치료나 치관의 형태 수정을 위해 치관수복을 할 때가 압도적으로 많다. 여기서는 풀 지르코니아 크라운(단일체)에서 불량 보철물(전부 주조 크라운)을 재치료하는 경우를 가정하여 설명을 추가한다.

이 방법에서는 미리 기공실에서 치료 대상 치아의 임시 수복물용 쉘(이하 쉘로 줄임)을 만들어 준비해 놓아야 한다. 그 때문에 치료 대상 치아의 연구 모형이 필요하게 되어 약속 횟수는 1회 많아진다(이 방법의 장·단점은 표 2에 실음).

1) 불량 보철물이 수복 대상인 경우

치료 대상 치아의 상태

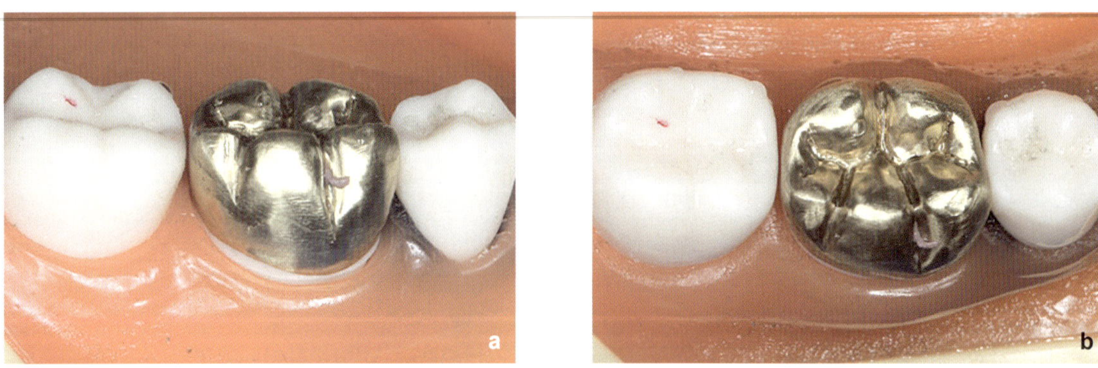

그림 13a, b. 치료 대상 치아는 치관 형태가 불량한 전부 주조 크라운이다.

연구 모형

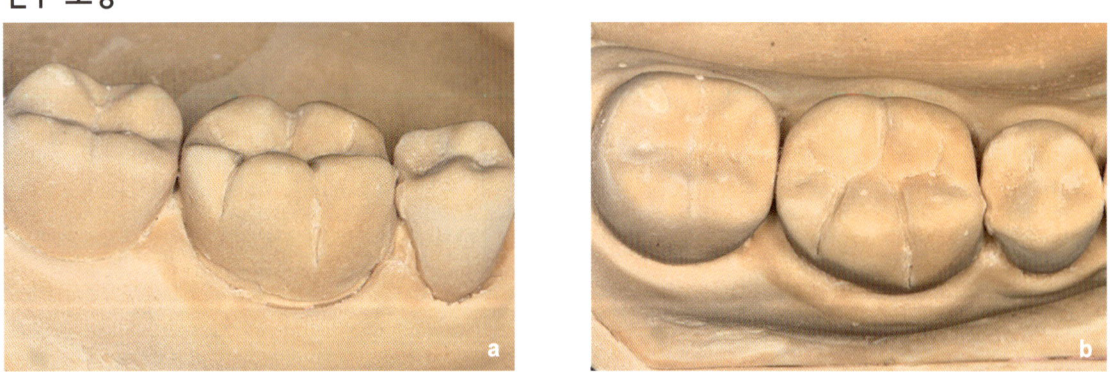

그림 14a, b. 연구 모형. 진단용 왁스 업에 이상적인 형태를 부여하기 위해 교합기에 부착하는 것이 바람직하다.

2) 예상 지대치 형성을 통한 쉘의 제작

예상 지대치 형성

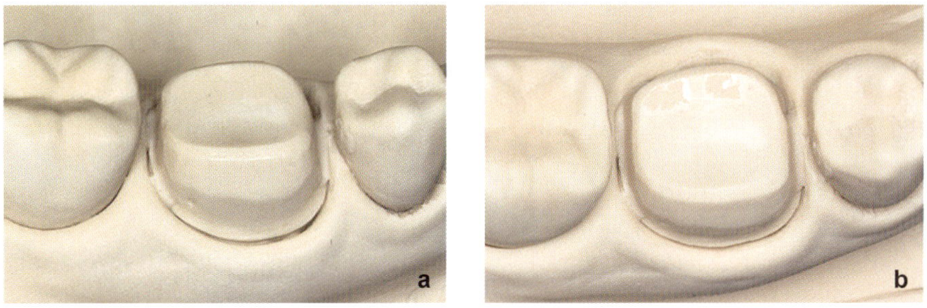

그림 15a, b. 연구 모형에서 치료 대상 치아의 예상 지대치 형성을 한다. 이때 진단용 왁스 업의 형태를 복사한 쉘을 기공실에서 제작하기 때문에 예상 지대치 형성(형태와 삭제량)은 구강 내의 실제 삭제보다 삭제량을 적게 한다(쉘 내면 > 지대치 형성량).

진단용 왁스 업

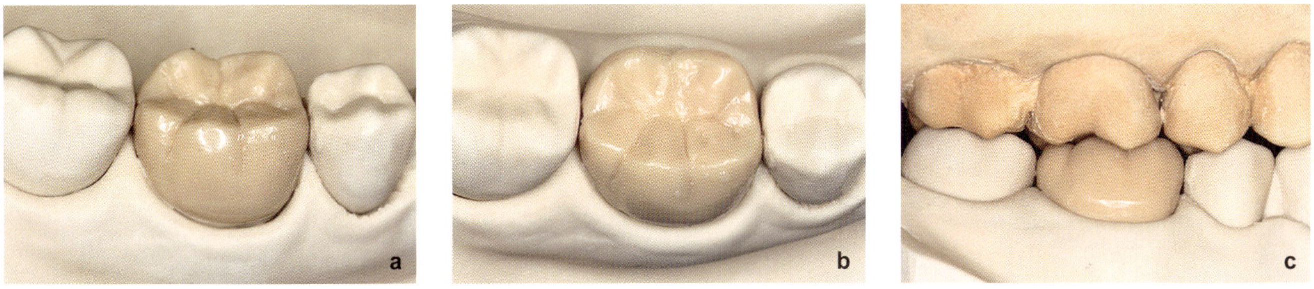

그림 16a~c. 최종 보철물에 부여하는 이상적인 치관 형태를 진단용 왁스 업으로 재현한다.

쉘의 제작

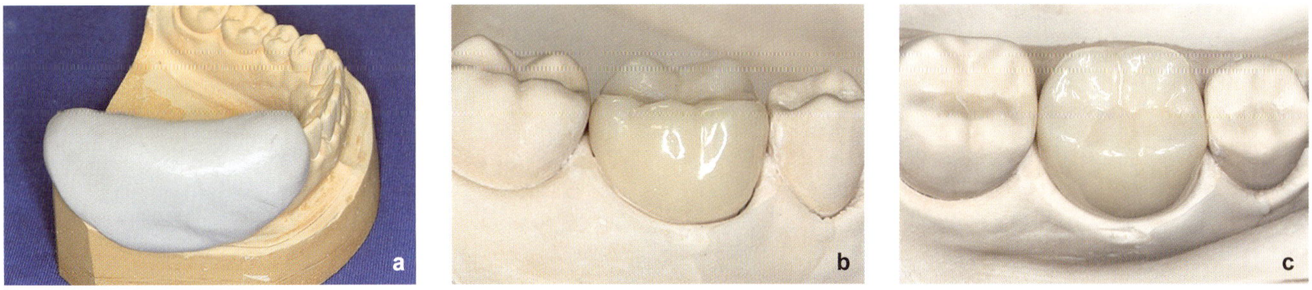

그림 17a~c. 실리콘 인상재(기공용 실리콘도 가능함)로 진단용 왁스 업의 인상을 채득한다(**a**). 그 후, 진단용 왁스 업의 왁스를 제거하고 예상 지대치 형성을 한 모형에서 쉘을 제작한다(**b, c**).

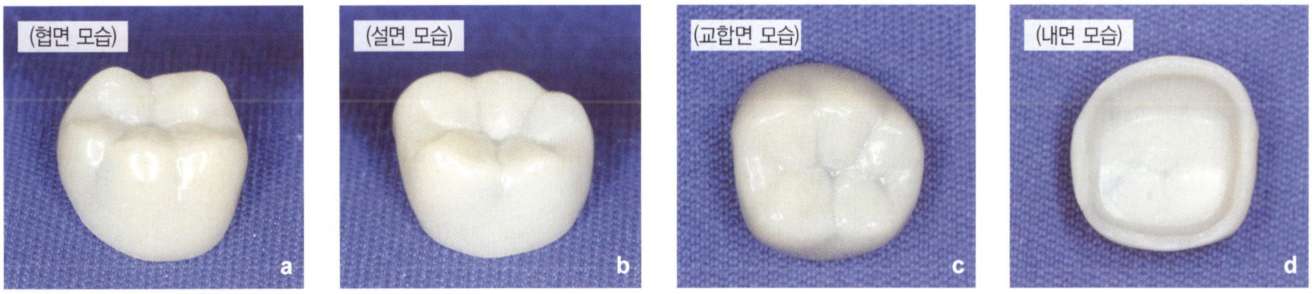

그림 18a~d. 완성된 쉘. 이것으로 다음 번 진료에서 지대치 형성 후의 임시 수복물 장착에 대비한다.

3) 불량 보철물의 제거와 지대치 형성

불량 보철물 제거와 지대 축조

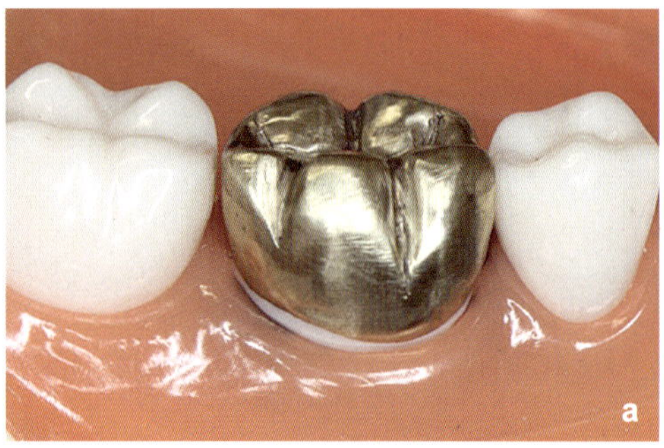

그림 19a~c. 여기서는 전부 주조 크라운 제거 후 지대치에 우식이 있다는 것을 가정하여 복합레진으로 일부를 지대 축조(파란색 화살표)한 후에 지대치 형성을 했다.

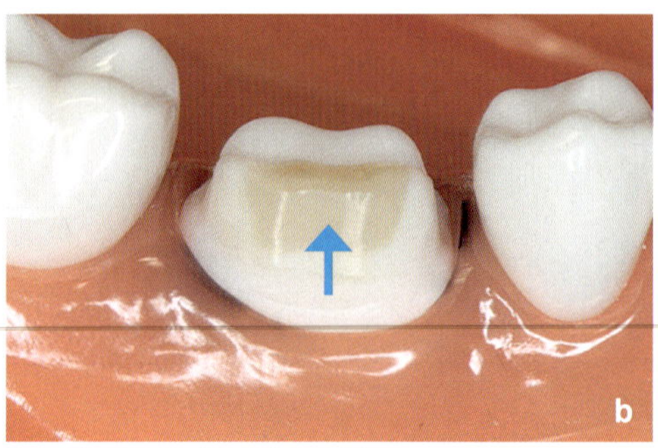

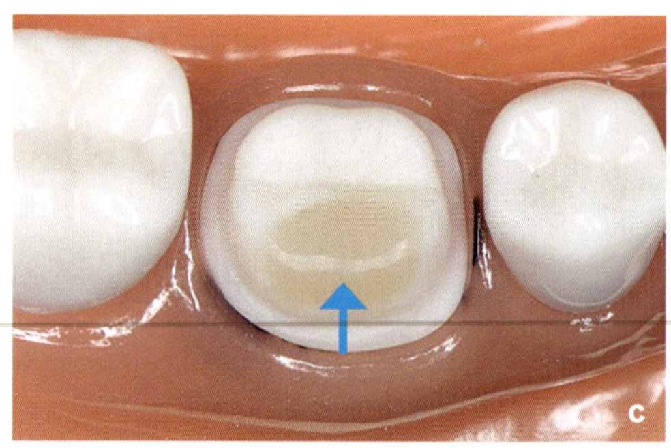

지대치 형성

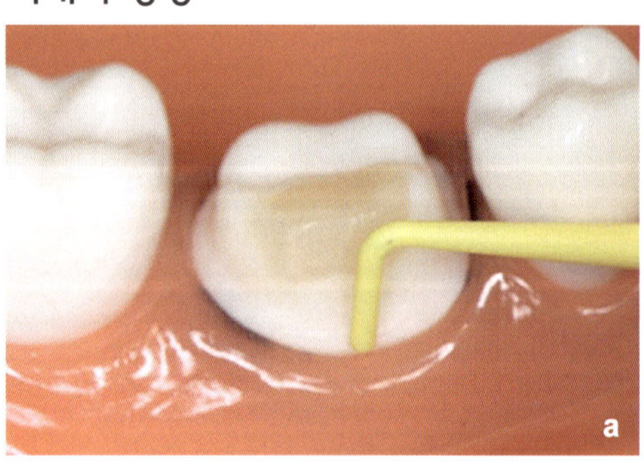

그림 20a~c. 여기서는 풀 지르코니아 크라운(단일체)을 가정한 지대치 형성을 했다. 최종 마무리 직전 상태에서 임시 수복물을 제작한다.

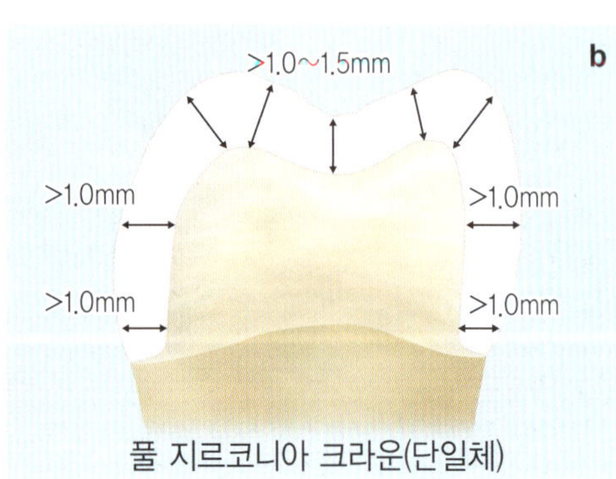

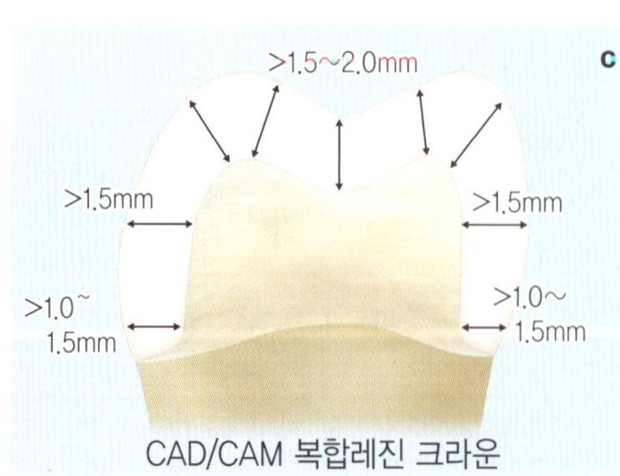

쉘의 시적

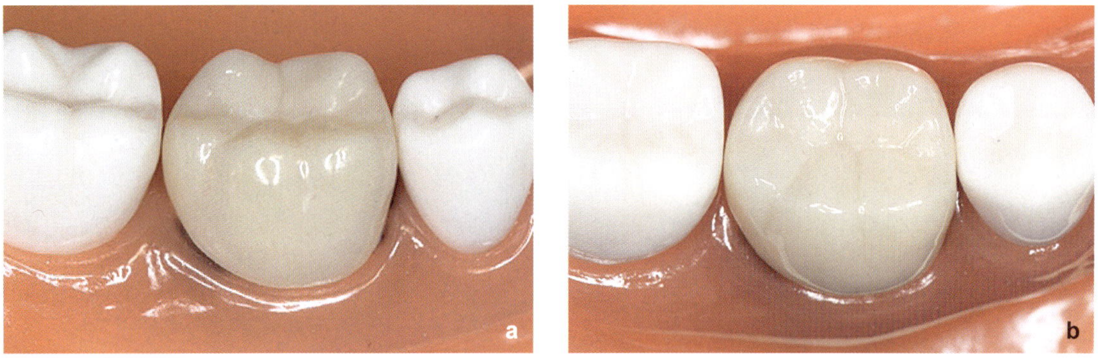

그림 21a, b. 지대치 형성이 끝난 후에 쉘을 시적한다. 이때 지대치 형태보다 쉘이 한층 더 크게 제작되어 있는 것이 중요하다. 예상 지대치 형성이 적절하게 이루어지면 양 인접치와의 접촉점과 피니시라인의 적합 상태가 양호하고, 레진으로 워시할 때도 대폭적인 형태 수정은 불필요하다.

4) 쉘을 이용한 임시 수복물 제작

레진을 brush dip법으로 워시

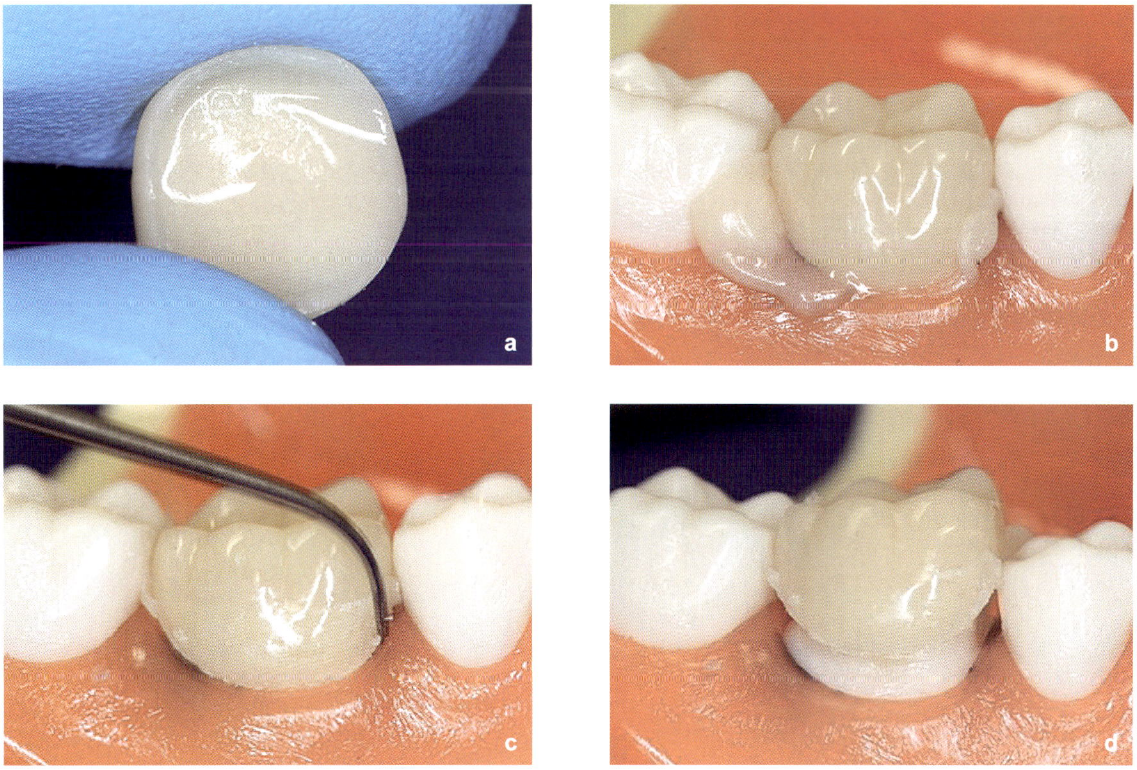

그림 22a~d. 쉘 내면에 적당량의 레진을 brush dip법으로 채워, 재빠르고 확실하게 지대치에 압접하고 교합시켜 교두 감합이 되는지를 확인한다(a, b). 타이밍을 가늠하여 재빨리 잉여 레진을 탐침으로 제거한다. 그 후, 레진이 완전 경화되기 전에 임시 수복물의 착탈을 반복해, 언더컷에 레진이 들어가는 것을 회피하면서, 최종적으로 구강 내에서 레진 경화를 기다린다(d).

임시 수복물의 조정

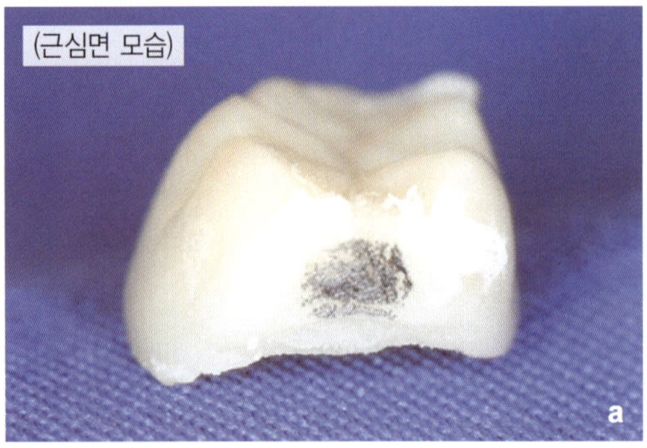

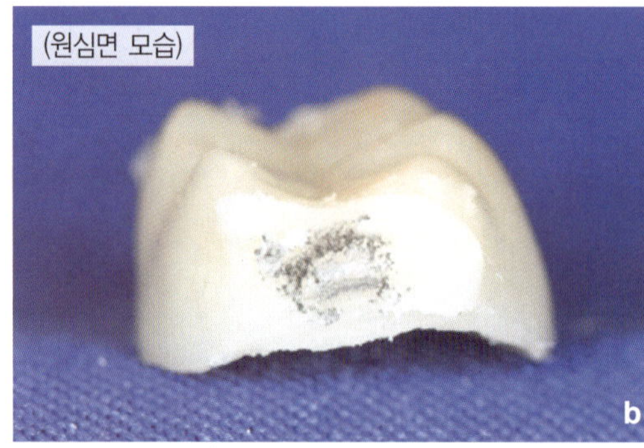

그림 23a, b. 경화 후에 임시 수복물의 탈착을 확인하고 마진 부위가 넘치거나 부족하지 않게 레진으로 덮였는지를 확인한다. 그 후, 인접면 접촉점 부분을 연필로 표시하여 임시 수복물의 최종 형태를 만든다.

지대치 형성의 확인 장치로서의 역할

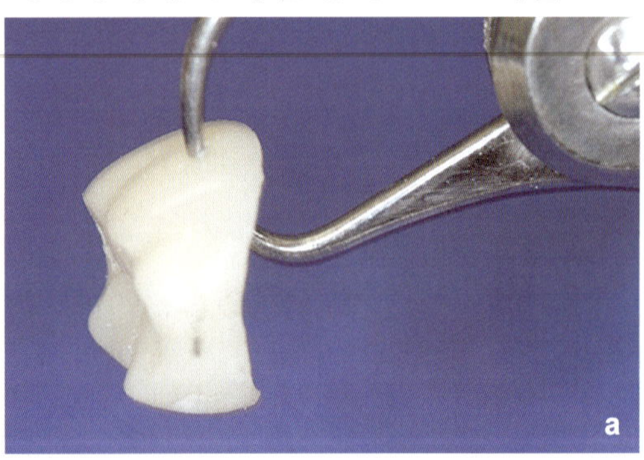

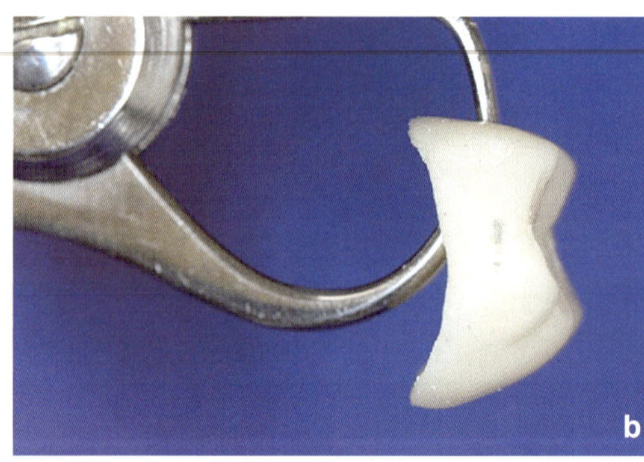

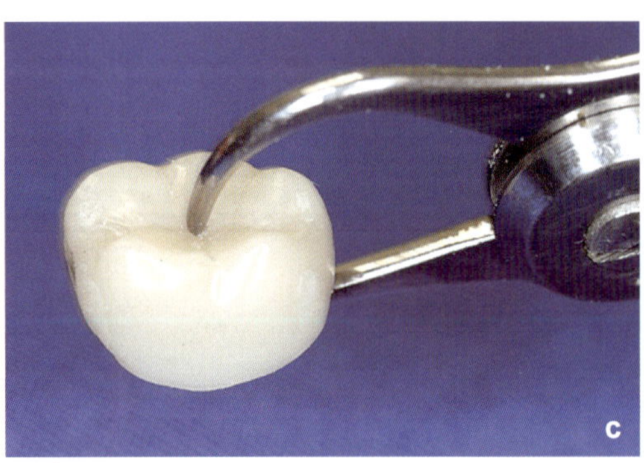

그림 24a~c. 마무리 연마 전의 임시 수복물 축면과 교합면을 금속 크라운 두께 계측에 사용하는 기구를 이용하여 계측한다. 이 작업을 통해 지대치의 형성량 부족 부위를 파악한다. 필요에 따라 지대치의 삭제량과 형태를 수정한다.

5) 임시 수복물의 완성

완성된 임시 수복물

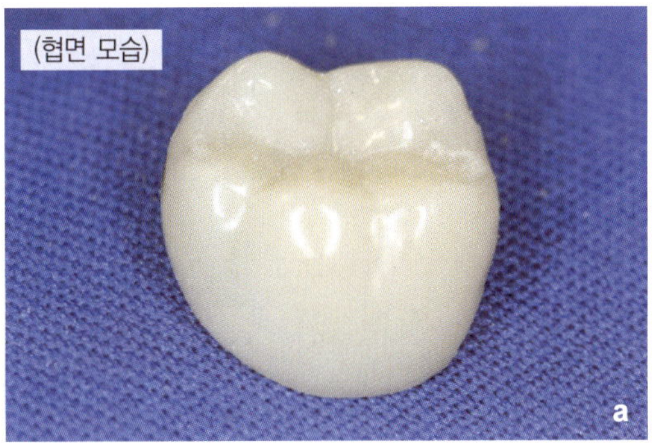

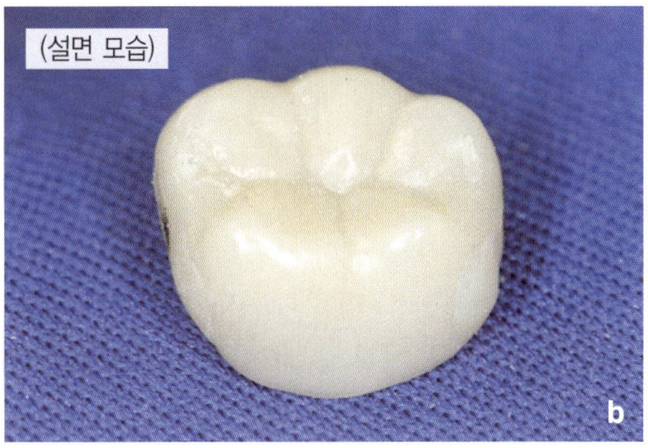

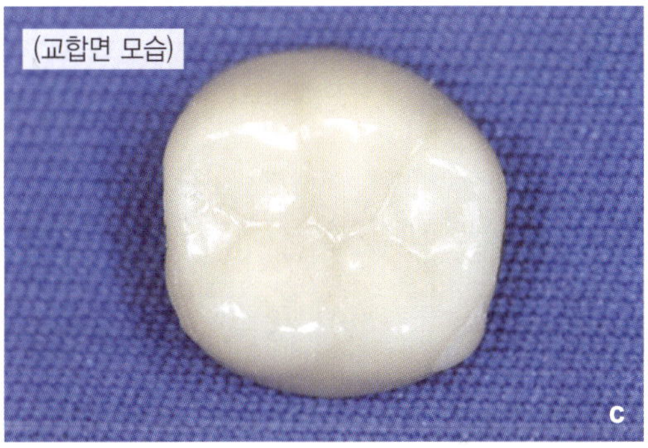

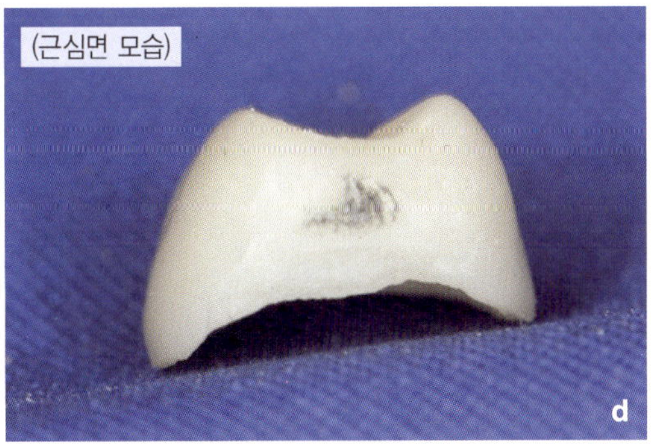

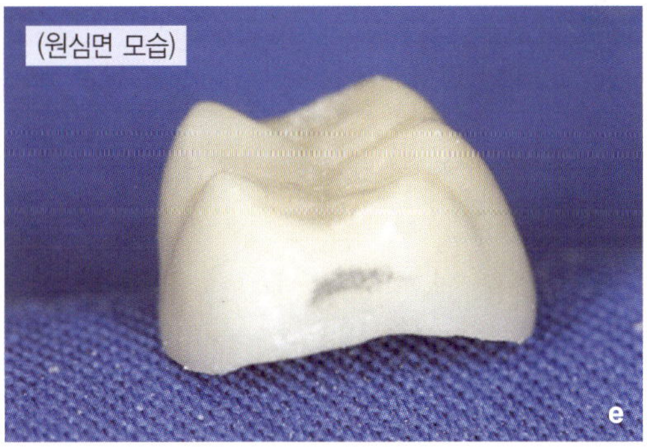

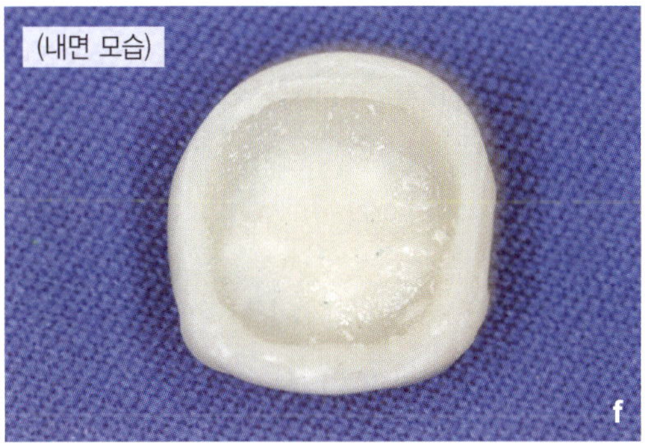

그림 25a~f. 필요에 따라 지대치와 임시 수복물의 형태를 수정한 후에 마무리 연마를 한다. 완성된 #46의 임시 수복물.

(계속) 완성된 임시 수복물

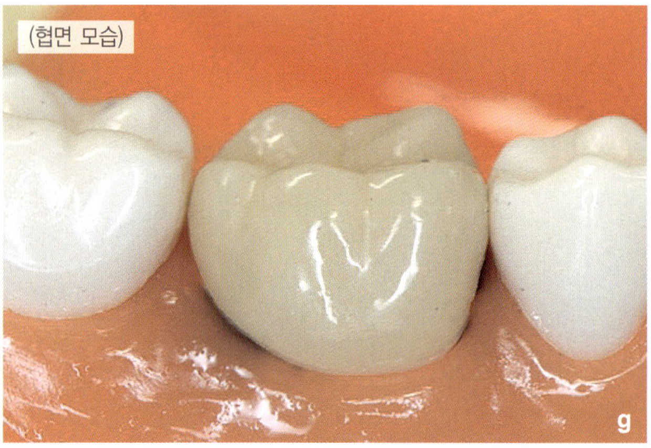

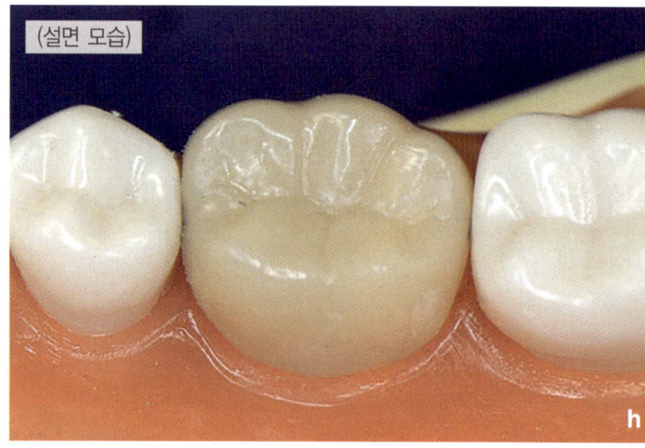

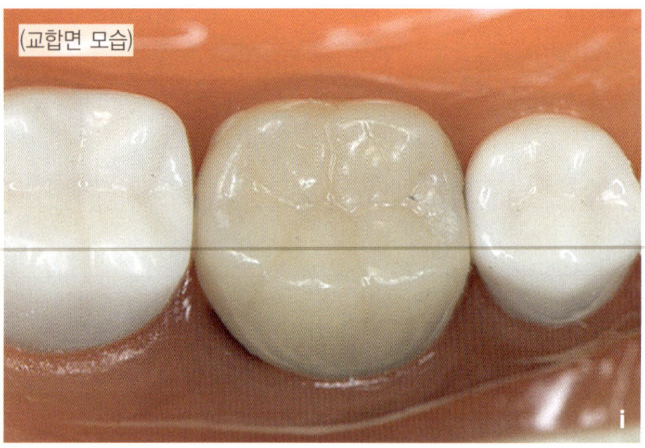

그림 25g~i. 완성된 #46의 임시 수복물을 구강 내에 장착한 상태.

6. CAD/CAM을 이용한 임시 수복물 제작의 실제 (구강 내 스캐너를 이용한 광학 인상으로 제작) ~1: 상악 구치부~

여기에서 소개하는 CAD/CAM 응용 임시 수복물은 이제까지 설명한 것과는 달리 비교적 오래 사용하는 유형의 임시 수복물이다. 교합 치료나 광범위한 보철 처치, 비교적 오랜 기간에 걸쳐 경과를 관찰할 필요가 있는 증례 등에서는 일반적인 즉시 중합 레진(PMMA)으로 제작한 임시 수복물의 마모와 교모로 인해 악위가 바람직하지 않게 변화하는 경우가 있다. 이때는 최종적인 보철 형태를 본뜬 CAD/CAM으로 만든 임시 수복물이 효과적이다.

1) 지대치 형성

#16의 지르코니아 크라운을 가정한 지대치 형성

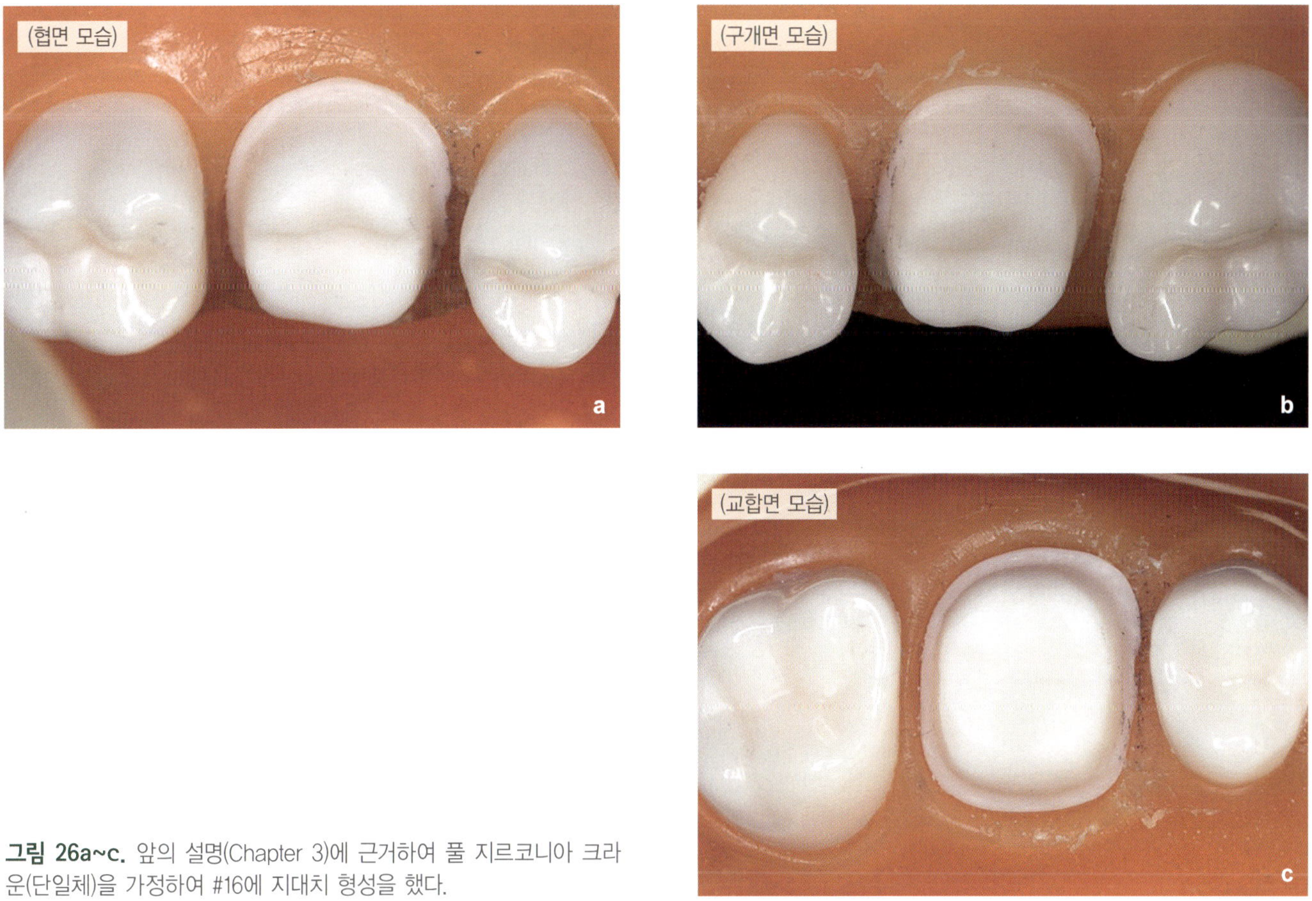

그림 26a~c. 앞의 설명(Chapter 3)에 근거하여 풀 지르코니아 크라운(단일체)을 가정하여 #16에 지대치 형성을 했다.

2) 광학 인상

구강 내 스캐너를 이용한 광학 인상

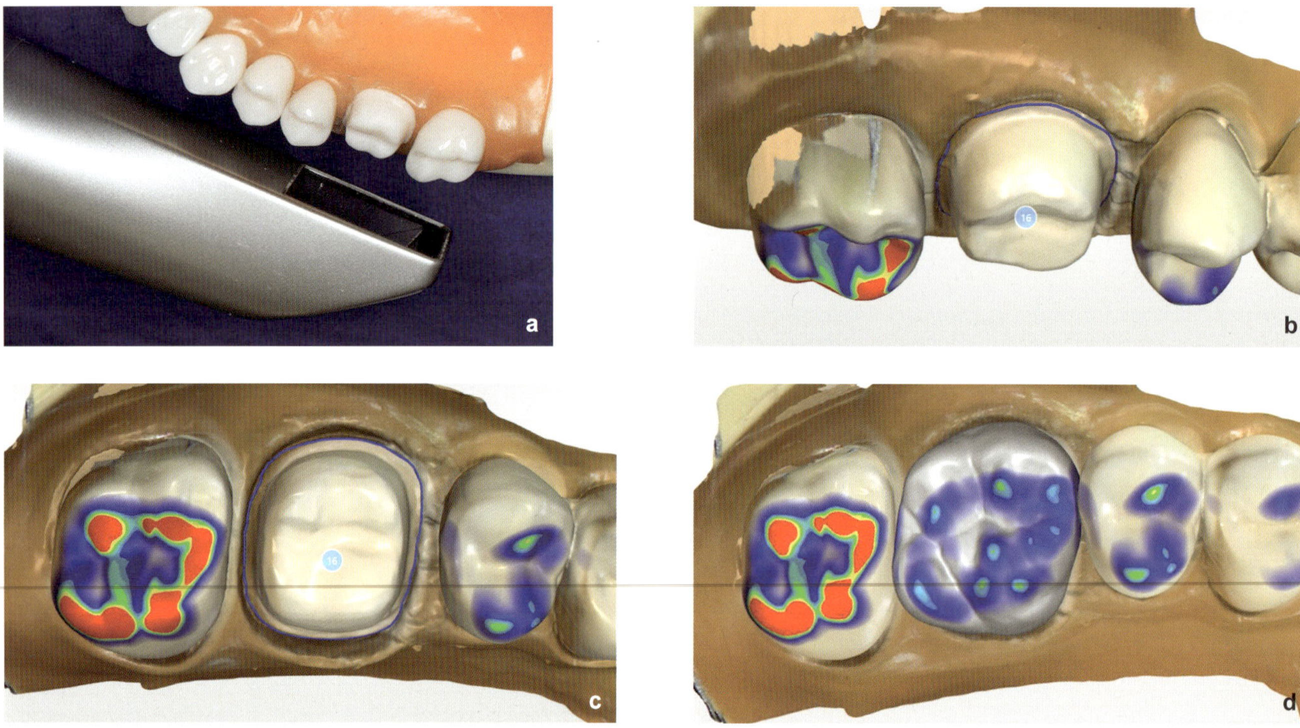

그림 27a~d. 형성이 끝난 지대치를 구강 내 스캐너를 이용해 광학 인상을 채득하고(**a**), 지대치나 인접치의 정보를 PC에 불러온(**b, c**) 후 PC 화면에서 치관 형태를 설계하는 디지털 왁스 업을 했다(**d**). 여기서는 CEREC Primescan(Dentsply Sirona)을 사용했다.

3) 밀링 조작

임시 수복물의 밀링

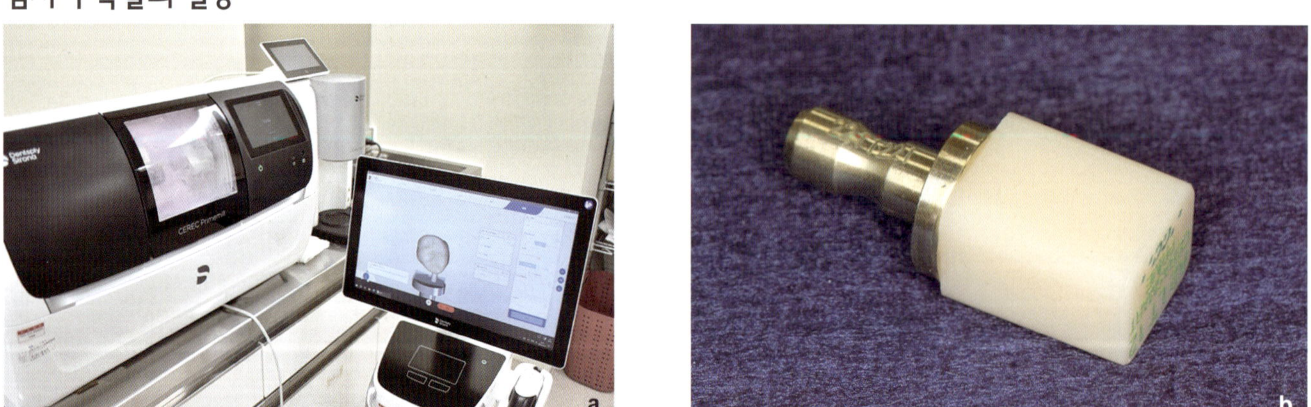

그림 28a, b. 완성된 왁스 업으로 CEREC Primemill(Dentsply Sirona)을 이용하여 #16의 임시 수복물을 밀링했다. 여기서는 CAD/CAM 복합레진 크라운용 재료(II)에 해당하는 치과 가공용 레진 재료(세라 스마트 프라임, GC)를 사용했다.

4) 임시 수복물의 완성

완성된 임시 수복물

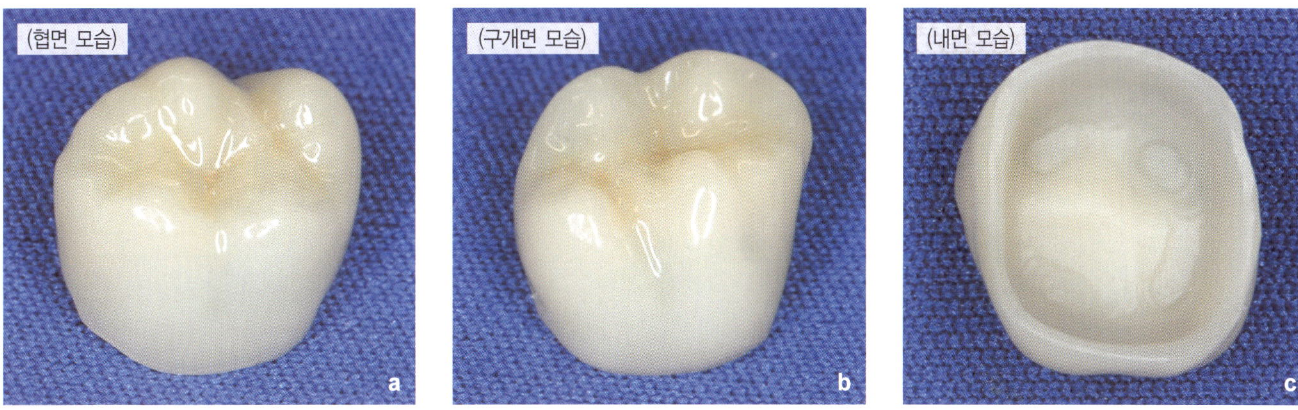

그림 29a~c. 필요에 따라 지대치와 임시 수복물의 형태를 수정한 후에 마무리 연마를 한다. 완성된 #16의 임시 수복물.

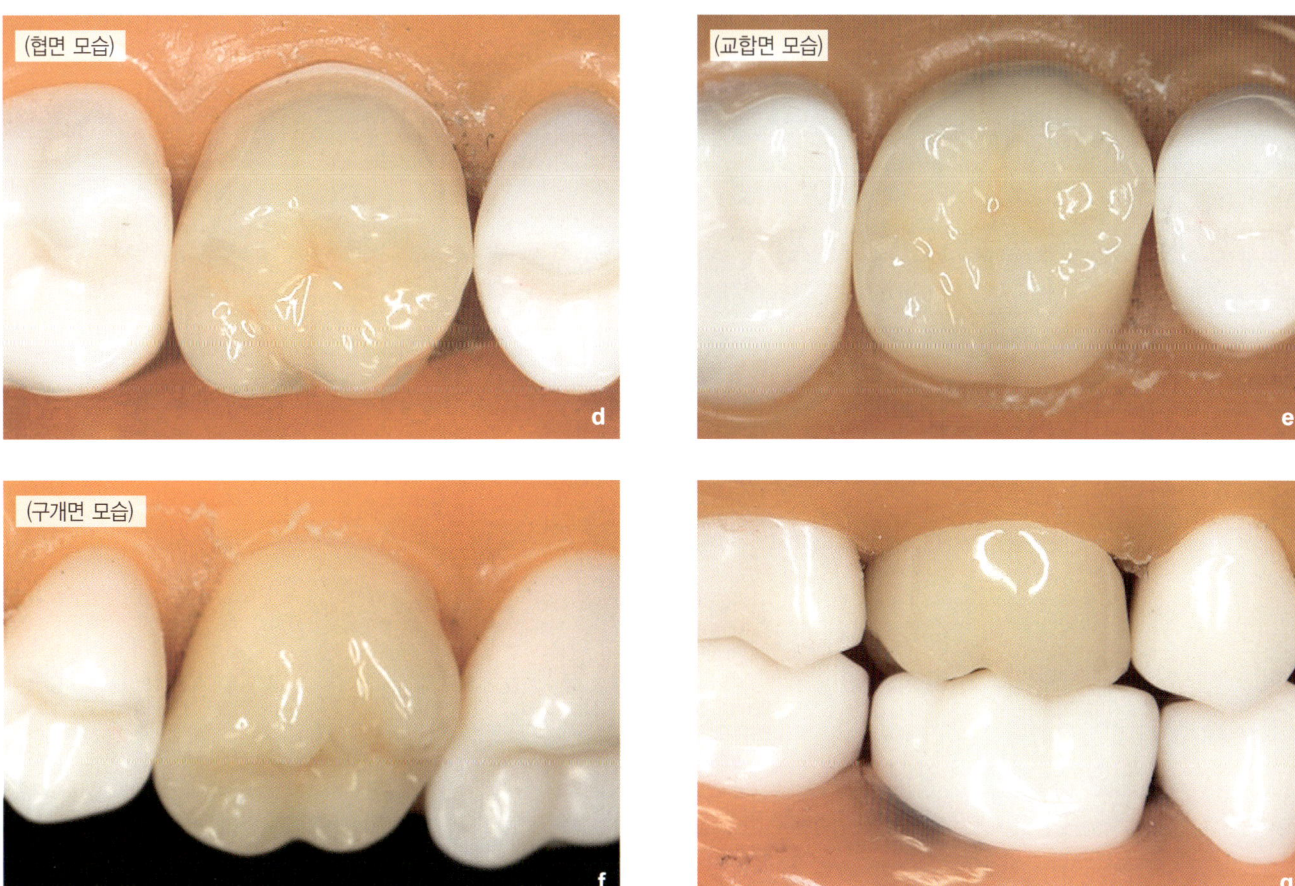

그림 29d~g. 완성된 #16의 임시 수복물을 구강 내에 장착한 상태.

[참고] 임시 수복물용 레진 블록으로 제작한 예

지금까지의 예에서는 중·장기 사용의 임시 수복물을 가정하고, 세라 스마트 프라임을 선택하여 밀링했다.

종류는 많지 않지만, 임시 수복물용 CAD/CAM 치과 삭제 가공용 레진 재료도 시판되고 있으므로(그림 30, 36) 증례에 따라서는 그것들을 사용하는 것도 효과적이다.

참고로 여기서는 마이크로 필러 함유 고가교 아크릴레이트 폴리머 복합레진 치과 삭제 가공용 레진 재료 'VTTA CAD-Temp'(VITA Zahnfabrik, Hakusui 무역)로 제작한 예도 제시한다(그림 30~35). 지대치 형성에서부터 구강 내 스캐너를 이용한 광학 인상, 디자인까지는 같은 순서이다.

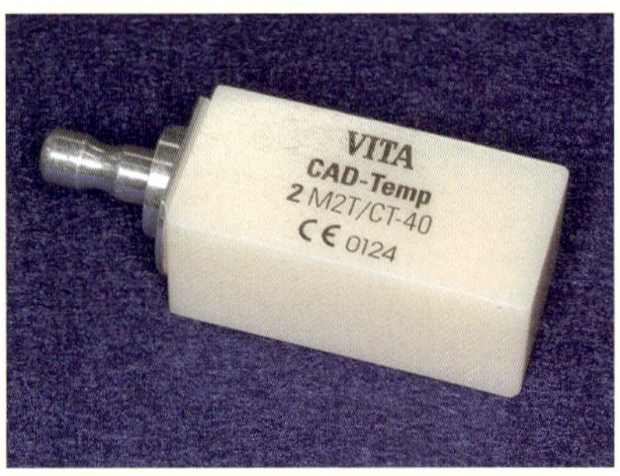

그림 30. VITA CAD-Temp는 오랜 기간 사용하는 임시 수복물용 마이크로 필러가 들어간 고가교 아크릴레이트 폴리머 복합레진이다. 우수한 표면 안정성과 파괴 강도로 인해 장기 안정성(장착 기간: 최대 3년)을 나타낸다. 단색 및 4단계의 그러데이션 블록 선택을 통해 구치부뿐만 아니라 전치부에서도 응용할 수 있다. 또한 블록 시리즈도 풍부하며, 2개 치아 가공치의 4유닛 브리지의 임시 수복물도 제작할 수 있다(첨부 문서에서 변경 인용).

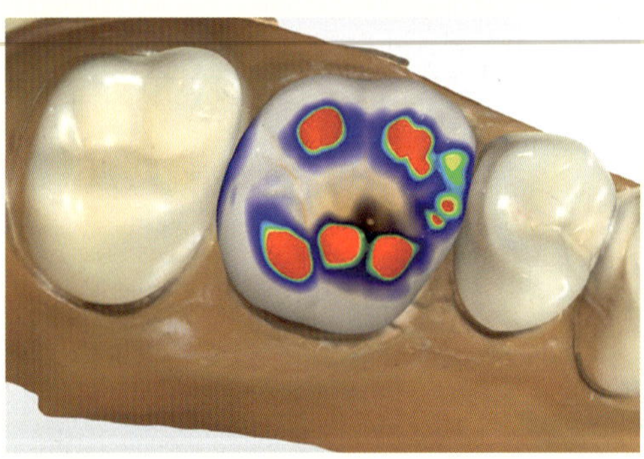

그림 31. PC 화면에서 치관 형태를 디자인하는 디지털 왁스 업.

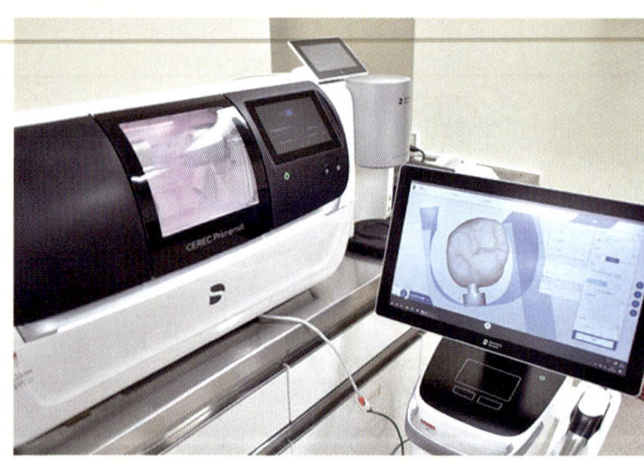

그림 32. CEREC Primemill을 통한 밀링.

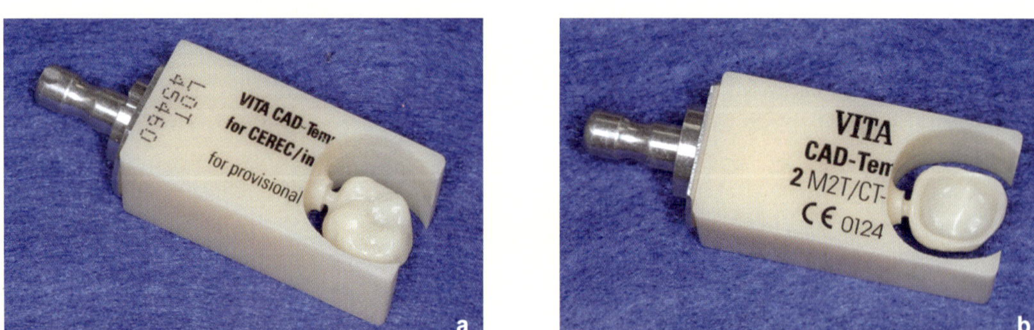

그림 33a, b. #16 임시 수복물의 "as-milling" 상태.

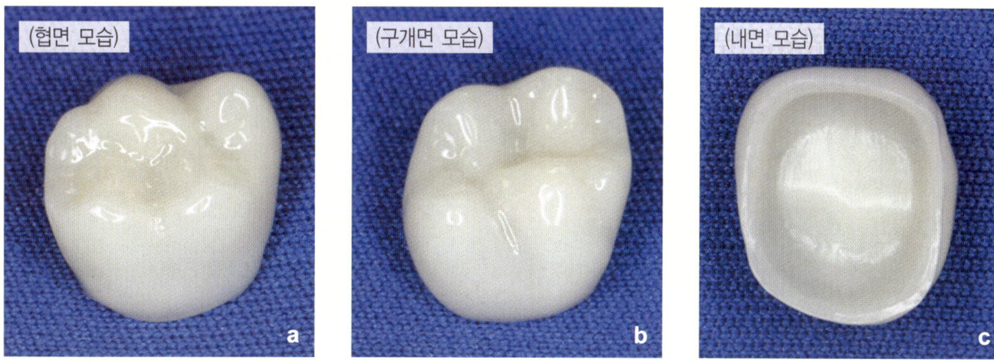

그림 34a~c. 완성된 #16의 임시 수복물.

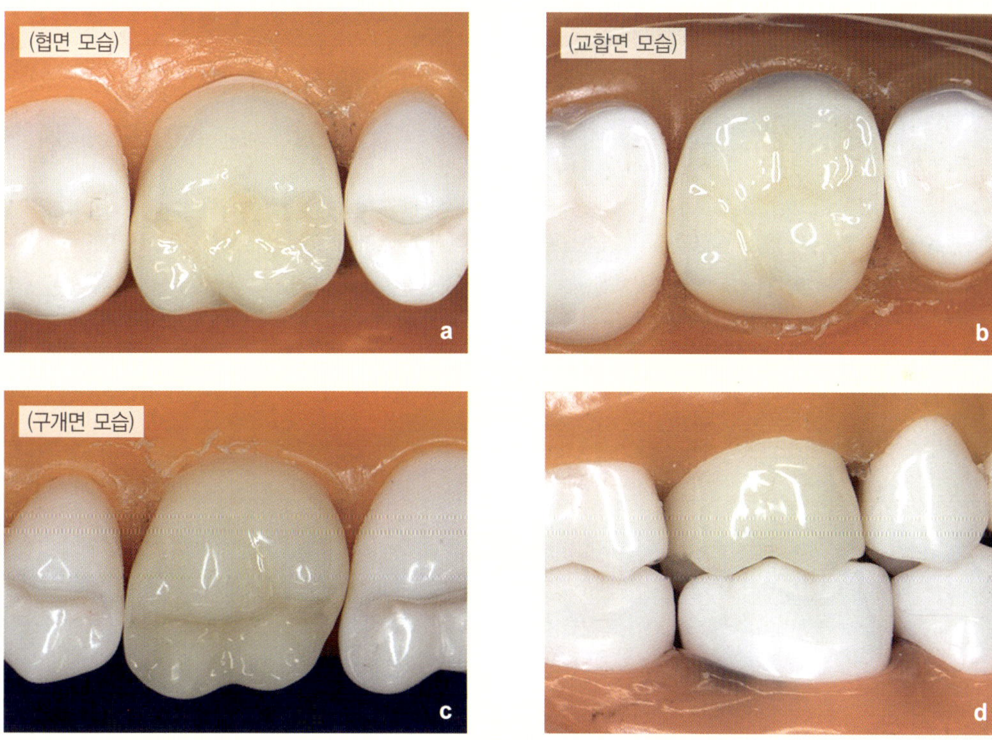

그림 35a~d. 구강 내에 장착한 상태.

그림 36. 폴리메틸메타크릴레이트(PMMA) 수지의 CAD/CAM용 레진 블록(핀 형식, Yamahachi 치재 공업)도 증례에 따라서는 유용하다. 다양한 크기(S, L)와 색(A1~A3)의 블록이 있어, 증례에 따라 구분해서 사용할 수 있다(사진의 크기는 S).

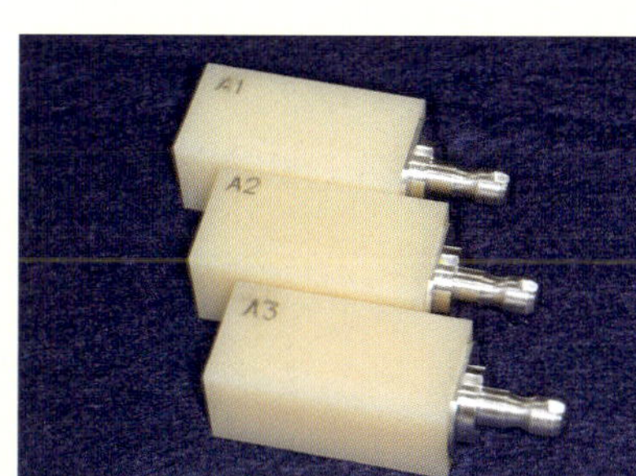

7. CAD/CAM을 이용한 임시 수복물 제작의 실제 (구강 내 스캐너를 이용한 광학 인상으로 제작) ~2: 상악 전치부~

1) 지대치 형성

#11 지르코니아 크라운을 가정한 지대치 형성

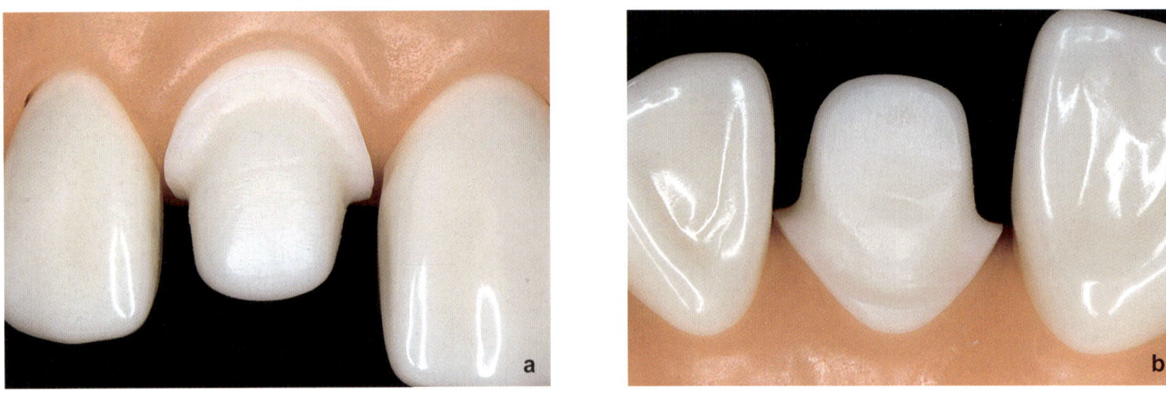

그림 37a, b. 이제까지의 설명을 바탕으로 풀 지르코니아 크라운(단일체)을 가정하여 #11에 지대치 형성을 했다.

2) 광학 인상

구강 내 스캐너를 이용한 광학 인상

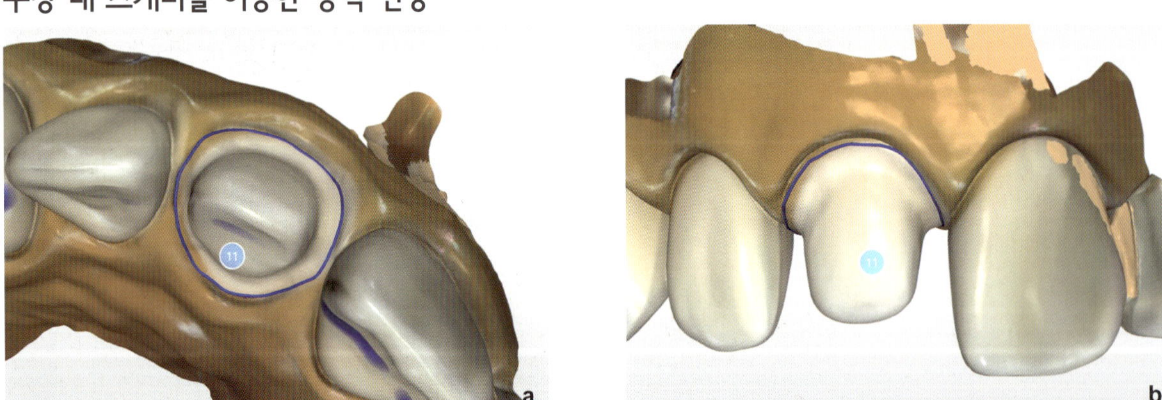

그림 38a, b. 형성이 끝난 지대치를 구강 내 스캐너를 이용해 광학 인상을 채득하고, 지대치와 인접치의 정보를 PC에 불러온다.

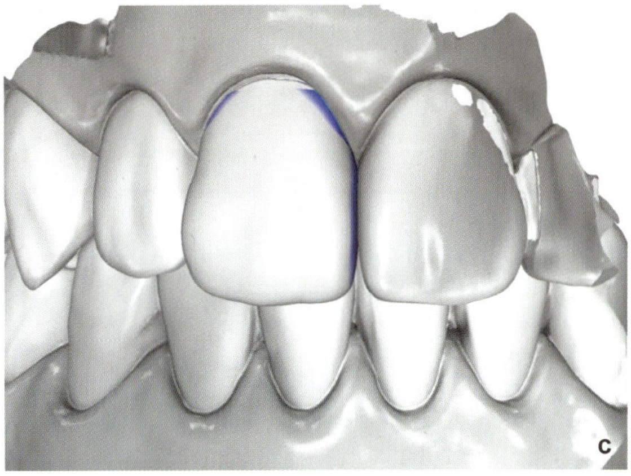

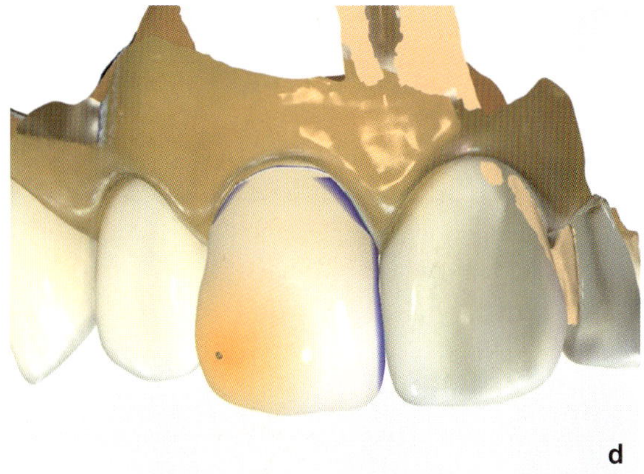

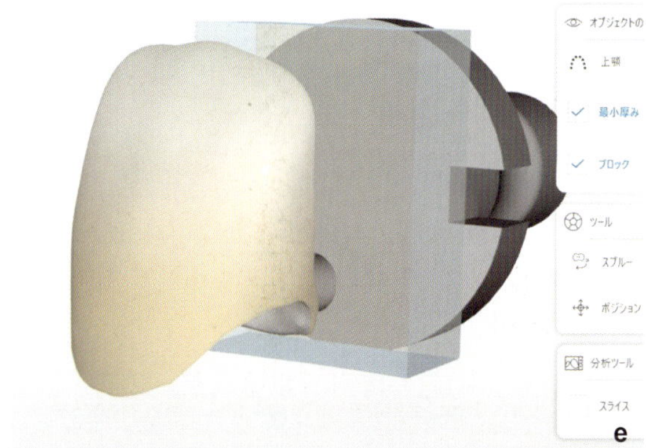

그림 38c~e. 그 후, PC 화면에서 치관 형태를 디자인하는 디지털 왁스 업을 했다(CEREC Primescan을 사용함)(**c, d**). 완성된 디지털 왁스 업은 밀링용이지만, 주조도 가능한 출력용으로 디자인한다(**e**).

3) 밀링 조작

밀링된 임시 수복물

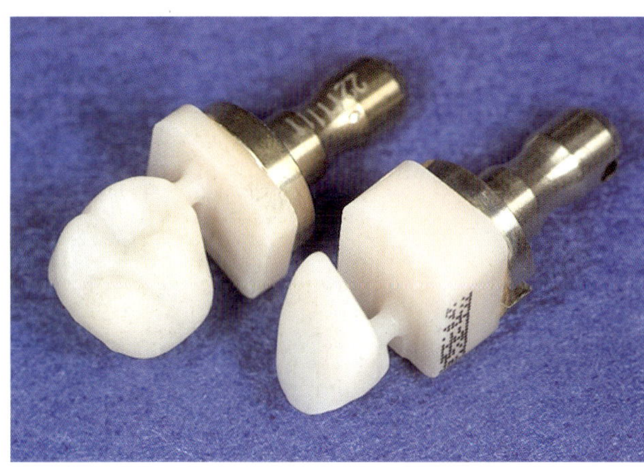

그림 39. 완성된 디지털 왁스업에서 세라 스마트 프라임을 이용하여 CEREC Primemill로 #16의 임시 수복물을 밀링했다. #16(그림 왼쪽)과 #11(그림 오른쪽) 임시 수복물의 "as-milling" 상태이다.

4) 임시 수복물의 완성

완성된 임시 수복물

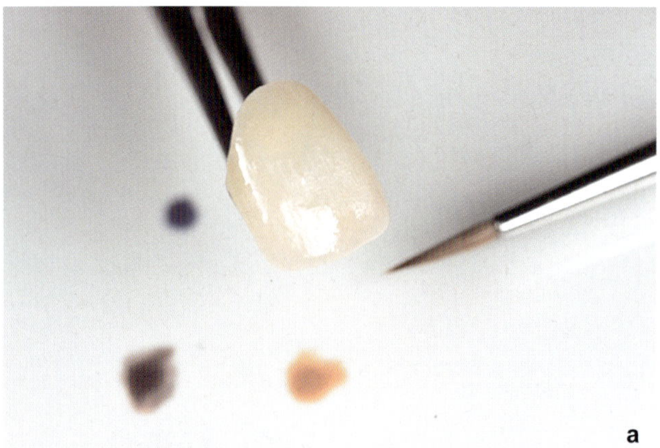

그림 40a~e. 필요에 따라 지대치와 임시 수복물의 형태를 수정한 후에 마무리 연마를 한다. 여기서는 전치부를 위해 스테이닝을 했다(a). 완성된 #11의 임시 수복물(b, c)과 구강 내에 장착한 상태(d, e).

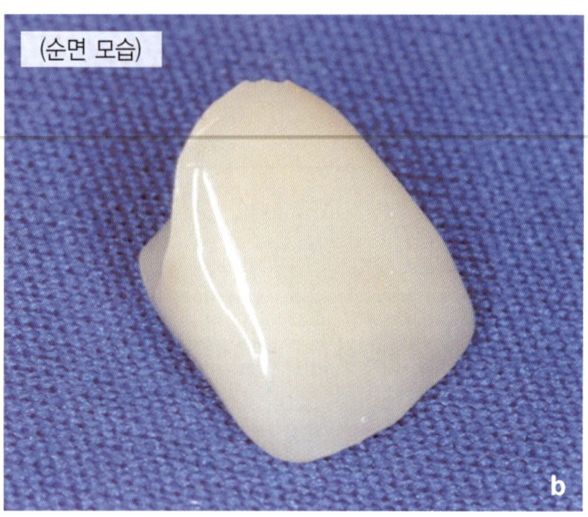

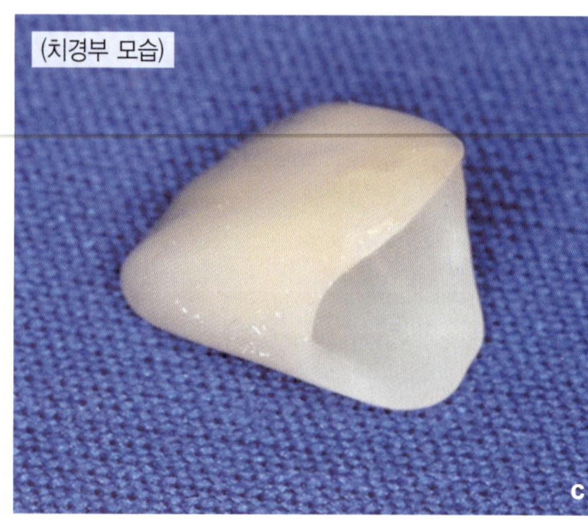

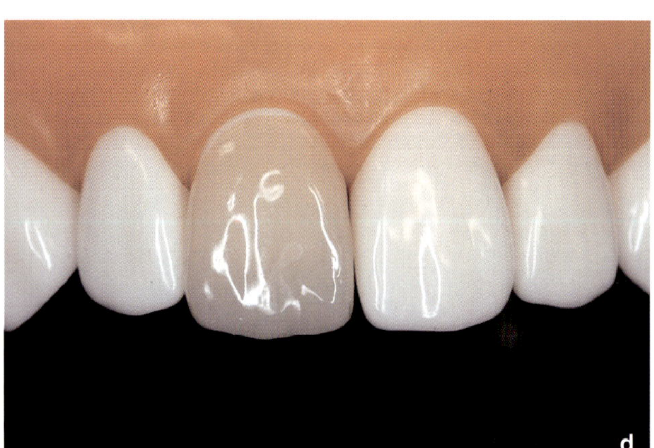

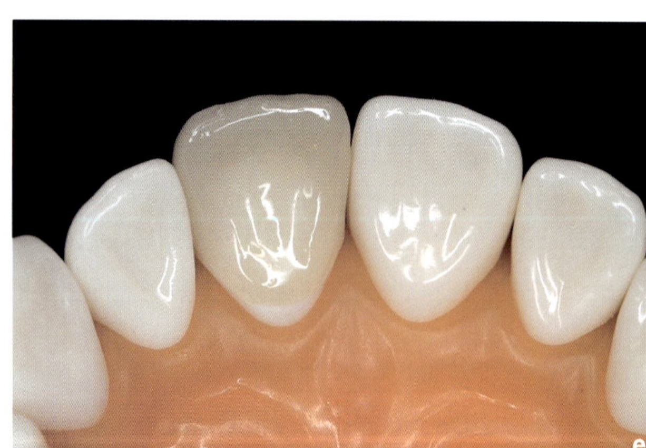

Chapter 7의 정리

이 Chapter에서는 임시 수복물의 기본적인 요건과 제작 방법을 정리했다. 임시 수복물은 치료 장치의 범주에 들어가야 하는 것으로 기능과 심미성의 회복은 물론 진단적 측면(지대치 형태, 최종 치관수복물의 두께, 교합 관련 요소)에서 유용성을 강조하고자 한다. 이 Chapter의 기본적인 임시 수복물 제작 방법에 관해서는 졸저 "실력 향상 치관수복" 하권을 참고하기 바란다.

또한 디지털 시대 나름의 CAD/CAM을 통한 임시 수복물 제작 방법에 대해서도 소개했다. 제작 방법은 CAD/CAM을 이용한 보철물과 같지만, 이른바 잠간 사용 보철물과 최종 보철물의 중간적인 역할을 담당하며 굳이 명명한다면 '장기 사용 임시 수복물'이 아닐까?

구체적인 사용 목적으로는

① 치료용 부분 의치의 지대치(clasped teeth)

② 치료 대상 치아가 많고, 오랜 치료 기간이 필요한 치관수복 처치

③ 오랜 기간에 걸친 임플란트 면하 기간이 필요한 증례의 교합 유지

④ 교합의 불안 요소를 안은 광범위한 보철 치료

등 치료가 복잡하고 비교적 시간이 필요하며, 임시 수복물의 마모와 교모를 최소화하고 싶은 경우에 응용하는 것이 효과적이다.

Chapter 8

보철물의 접착

1. CAD/CAM을 응용한 보철물에 사용하는 재료 ······ 124
2. CAD/CAM을 응용한 보철물의 종류 ······ 125
3. CAD/CAM을 응용한 보철물의 장착(접착 조작) ······ 128
4. 지대치 치면 청소와 지대치 처리 ······ 134
5. 지르코니아 크라운 접착 과정의 실제 ······ 140
6. CAD/CAM 복합레진 크라운 접삭 과정의 실제 ······ 146
7. PEEK 크라운 접착 과정의 실제 ······ 153

이 Chapter에서 배울 포인트

① CAD/CAM을 응용한 보철물의 재료와 종류
② CAD/CAM을 응용한 보철물의 접착

디지털 시대의 치관수복물은 CAD/CAM을 응용한 제작을 기본으로 한다. 그 때문에 사용하는 재료는 한정되어 기본적인 재료 중에서 적절한 것을 선택하게 된다. 보철물 장착은 금속 보철물을 제외하면 접착 기법을 이용한다. 기본적인 접착 기법은 재료의 종류에 따라 패턴화되기 때문에 여기서는 재료의 종류와 접착 기법에 대해 정리한다.

Chapter 1~7에서 CAD/CAM을 응용한 보철물의 지대치(와동) 형성에 대해 다루었을 때, 사용 재료에 따라서 지대치 형태가 다르다는 점을 설명했다. 기본적으로 지대치 형성 전에는 보철물의 종류와 재질이 이미 결정되어 있어야 하는데, 따라서 사용하는 시멘트의 종류에 따라 크라운 내면과 지대치 표면에 대한 전 처리는 다르다.

1. CAD/CAM을 응용한 보철물에 사용하는 재료

그림 1에 현재 사용되는 CAD/CAM용 블록과 디스크의 종류를 정리했다.

사용 빈도가 높은 CAD/CAM용 블록의 재질로는 세라믹과 고분자 재료(레진, 플라스틱 등)로 분류할 수 있다. 세라믹은 다시 실리카 계열 세라믹과 금속 산화물 계열 세라믹으로 구분되며, 실리카 계열 세라믹에는 장석 계열과 이규산리튬 계열이 있다. 그리고 금속 산화물 계열 세라믹이 지르코니아이다(이하 장석 계열, 이규산리튬 계열, 지르코니아로 줄임).

한편, 고분자 계열은 복합레진과 PEEK(Poly Ether Ether Ketone)로 구분된다. PEEK는 슈퍼 엔지니어링 플라스틱의 일종이다.

CAD/CAM용 블록과 디스크의 종류

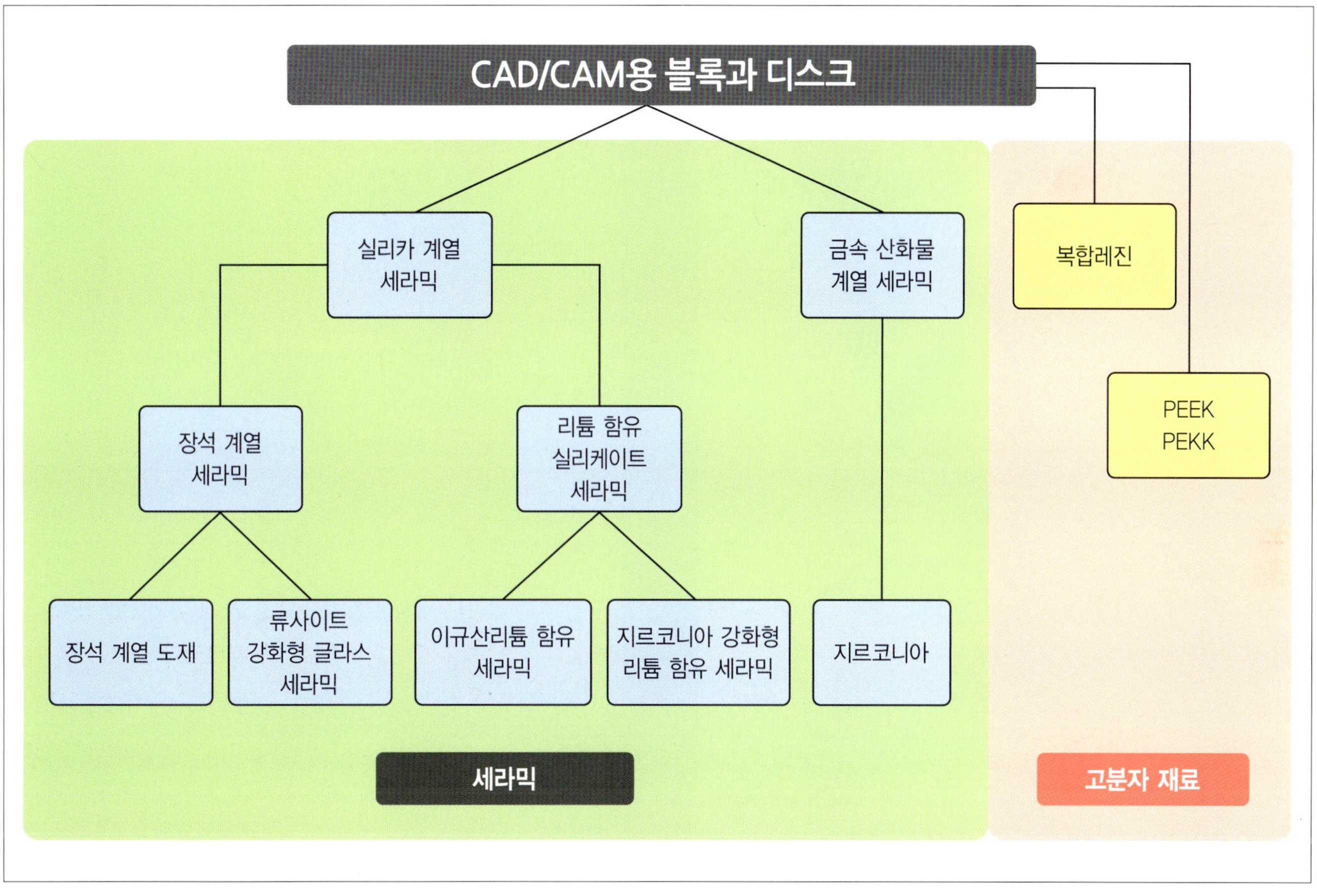

그림 1. CAD/CAM용 블록과 디스크의 종류.

2. CAD/CAM을 응용한 보철물의 종류

CAD/CAM 보철물을 장착할 때는 접착 기법을 사용할 필요가 있다. 치면과 접촉하는 부분(크라운 내면)을 기준으로 한 보철물의 특징과 분류를 표 1과 그림 2에 정리했다[표 1과 그림 2는 기준이 되는 부분을 색으로 구별하여 보철물의 형식(단일체, 전장 형식)도 제시함].

현재, 지르코니아 크라운과 CAD/CAM 복합레진 크라운에서는 단일체가 임상에 많이 응용되고 있지만, 사용 부위와 심미성을 고려하면 전장 형식의 선택지도 있다. 그러나 보철물의 종류에 관계없이, 보철물을 접착할 때는 ① 사용하는 시멘트, ② 크라운 내면 처리, ③ 지대치 처리의 3요소를 무시할 수 없다.

CAD/CAM을 응용한 보철물에 사용하는 재료

	재료 분류 (보철물의 기본 재질)	지대치와의 계면 접착 대상	재료, 특징 등	대표적인 CAD/CAM 재료
금속	금속	귀금속	금합금, 백금 가금, 금은팔라듐합금 등. 기본적으로는 주조로 보철물 제작	CAD/CAM에는 대응하지 않는다
		비귀금속	CAD/CAM으로 제작하는 보철물은 티타늄(Ti), 코발트크롬(Co-Cr)금합금이 주	각종 CAD/CAM용 Ti, 코발트크롬합금 블록과 디스크(다양한 제품이 있음)
실리카 계열 세라믹	장석 계열 세라믹	장석 계열 도재	실리카, 산화 알루미나	CEREC Blocs C(Dentsply Sirona) VITABLOCS Mark II (VITA) VITABLOCS RealLife (VITA)
		류사이트 강화형 글라스 세라믹	류사이트, 실리케이트 글라스	IPS Empress CAD (Ivoclar Vivadent)
	리튬 함유 실리케이트 세라믹	이규산리튬 함유 세라믹	이규산리튬	IPS e.max CAD (Ivoclar Vivadent)
		지르코니아 강화형 리튬 함유 세라믹	지르코니아를 10% 정도 함유해 강도를 높임(자주 사용되지 않음)	VITA SUPRINITY(VITA) Celtra Duo (Dentsply Sirona)
금속산화물 계열 세라믹	지르코니아	지르코니아	풀 지르코니아 크라운(단일체), 도재 전장 지르코니아 크라운(지르코본드)	각종 CAD/CAM용 블록과 디스크 (다양한 제품이 있음)
고분자 재료	복합레진	복합레진	CAD/CAM 복합레진 크라운 산화 알루미나 필러 함유	각종 CAD/CAM용 블록과 디스크 (다양한 제품이 있음)
	PEEK, PEKK (슈퍼 엔지니어링 플라스틱)	PEEK	PEEK 크라운. 슈퍼 엔지니어링 플라스틱의 일종(Poly Ether Ether Ketone: PEEK) ※접착 기법과 연마 기법은 복합레진과 다르다	Shofu Block PEEK(Shofu) Shofu PEEK Disc(Shofu) KZR-CAD PEEK(YAMAKIN)
		PEKK	Poly Ether Ketone Ketone(PEKK): Pekkton	Pekkton, Pekkton Polymer (모두 Cendres+Métaux, 다이신 무역)

주) ① 컬러 코드는 그림 2를 참조(보철물의 주요 디자인도 나타낸다: 단일체 구조/전장 구조), ② 이 Chapter에서는 PEEK 크라운을 주로 설명한다.

표 1. CAD/CAM을 응용한 보철물에 사용하는 재료.

CAD/CAM을 응용한 보철물의 변형

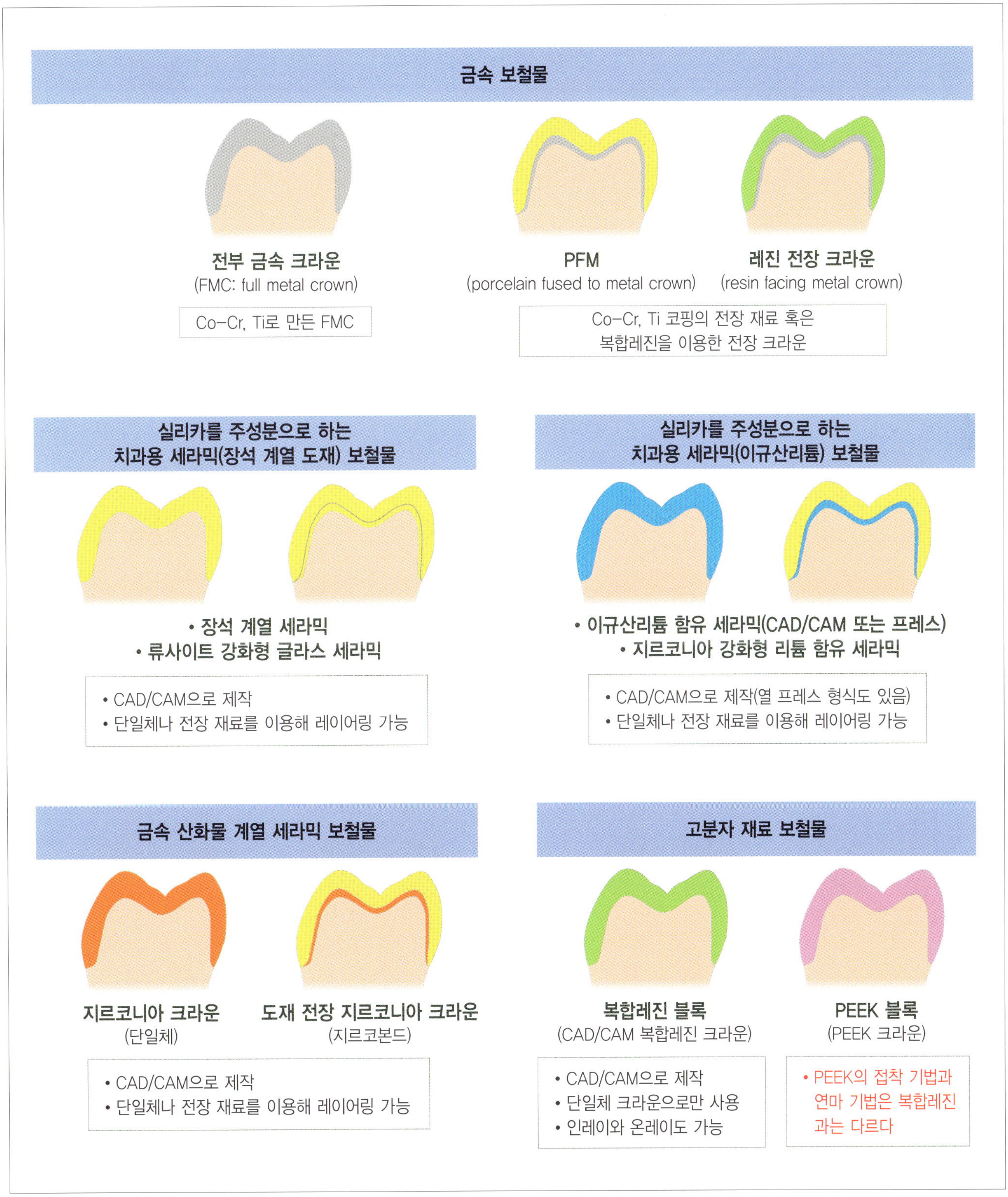
금속 보철물
전부 금속 크라운
(FMC: full metal crown)
Co-Cr, Ti로 만든 FMC
PFM
(porcelain fused to metal crown)
레진 전장 크라운
(resin facing metal crown)
Co-Cr, Ti 코핑의 전장 재료 혹은
복합레진을 이용한 전장 크라운
실리카를 주성분으로 하는
치과용 세라믹(장석 계열 도재) 보철물
• 장석 계열 세라믹
• 류사이트 강화형 글라스 세라믹
• CAD/CAM으로 제작
• 단일체나 전장 재료를 이용해 레이어링 가능
실리카를 주성분으로 하는
치과용 세라믹(이규산리튬) 보철물
• 이규산리튬 함유 세라믹(CAD/CAM 또는 프레스)
• 지르코니아 강화형 리튬 함유 세라믹
• CAD/CAM으로 제작(열 프레스 형식도 있음)
• 단일체나 전장 재료를 이용해 레이어링 가능
금속 산화물 계열 세라믹 보철물
지르코니아 크라운
(단일체)
도재 전장 지르코니아 크라운
(지르코본드)
• CAD/CAM으로 제작
• 단일체나 전장 재료를 이용해 레이어링 가능
고분자 재료 보철물
복합레진 블록
(CAD/CAM 복합레진 크라운)
PEEK 블록
(PEEK 크라운)
• CAD/CAM으로 제작
• 단일체 크라운으로만 사용
• 인레이와 온레이도 가능
• PEEK의 접착 기법과
연마 기법은 복합레진
과는 다르다

그림 2. CAD/CAM을 응용한 보철물의 변형[이 Chapter에서는 단일체와 층 구조의 분류를 제시한다. 전장 크라운은 full bake(완전 커버)의 구조이다].

3. CAD/CAM을 응용한 보철물의 장착(접착 조작)

1) 접착에 관한 기본 개념

보철물 장착에 관여하는 부분은 크게 아래의 3요소로 구성된다(그림 3).

① 지대치 표면의 화학적 처리 층(각종 프라이머 등)

② 접착성 레진 시멘트

③ 보철물 내면의 화학적 처리 층(각종 프라이머 등)

이 중에서 지대치 표면과 보철물 내면에 대한 다양한 전 처리(기계적 처리, 화학적 처리)는 보철물 재질, 사용하는 레진 시멘트, 지대치의 상황(각종 지대 축조 여부)에 따라 다르다. 복잡한 접착 기법을 체계적으로 이해하기 위해 위의 3요소에 관해 설명을 추가한다.

보철물 장착에서 물리적 결합 층과 화학적 결합 층

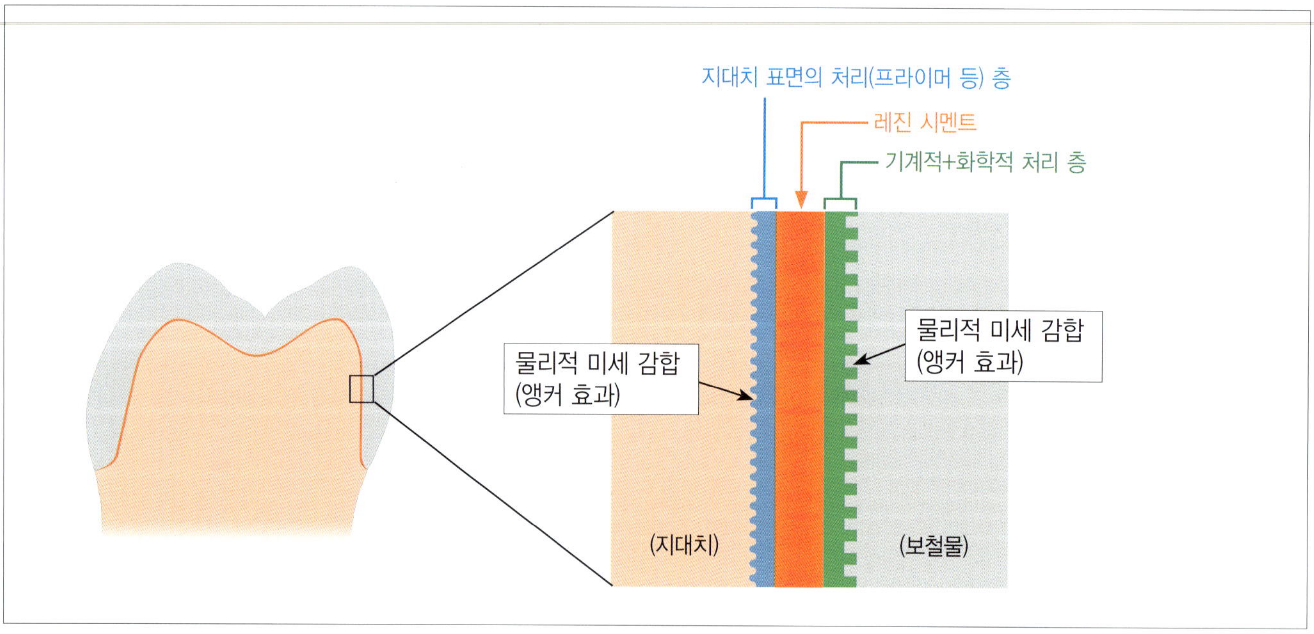

그림 3. 보철물 장착에서 물리적 결합 층과 화학적 결합 층.

2) 접착성 레진 시멘트

접착성 레진 시멘트란, 치질이나 보철 재료에 접착성을 보이는 기능성(접착성) 모노머를 사용함으로써, 화학적으로 견고한 결합을 나타내는 레진 계열 시멘트이다. 표 2에 레진 시멘트의 종류와 세부 사항에 대해 정리했다.

임상 현장에서는 다수의 시멘트를 갖추는 것이 어렵지만, 적어도 자신이 사용하고 있는 시멘트의 종류와 특성을 이해해 두는 것은 중요하다. 게다가 보철물의 종류와 재료에 가장 적합한 시멘트를 선택하는 것이 무엇보다 중요하다.

CAD/CAM을 응용한 보철물에 사용하는 레진 시멘트

시멘트의 종류		성분, 특징 등	대표적인 레진 시멘트
MMA 계열 레진 시멘트		• 분말: PMMA(필러가 함유되지 않음※) • 액체: MMA(4-META, MAC-10를 함유) • 중합개시제(TBB)	SuperBond(Sun medical) Tokuyama MULTIBOND(Tokuyama dental)※
복합레진 계열 레진 시멘트	프라이머 병용형 레진 시멘트	• 형성 수복용 복합레진과 거의 같은 조성(실리카 필러, 유기 필러, Bis-GMA, UDMA의 다기성 모노머) • 2중 중합(dual cure)형이 많다 • 접착성 모노머(MDP, MAC-10, 4-META 등을 함유)에 의해 중합이 촉진되어 견고한 접착을 기대할 수 있다	Panavia V5(Kuraray noritake dental, Morita) ResiCem(Shofu) ESTECEM(Tokuyama dental) Variolink II(Ivoclar Vivadent)
	자가 접착형 레진 시멘트	• 성분은 프라이머 병용형 레진 시멘트와 거의 같음(기존형보다 산성 접착성 모노머의 함량이 많고 pH가 낮음) [기본 특성] • 치질에 대한 전 처리가 불필요 • 치질을 탈회하는 전 처리제는 좋지 않음 • 상아질에 대한 접착 강도는 기존형보다 떨어진다는 보고가 있다 → 치면 처리제(접착성 모노머)의 병용이 바람직하다	[Hand mixing] G-CEM CERASMART(GC) G-CEM ONE(GC) BeautiCem SA Hand mixing type(Shofu) SA luting plus(Kuraray noritake dental, Morita) [Auto mixing] SA cement auto mix(Kuraray noritake dental, Morita) G-CEM LinkAce(GC) BeautiCem SA Auto mixing type(Shofu) SpeedCEM Plus(Ivoclar Vivadent)

표 2. CAD/CAM을 응용한 보철물에 사용하는 레진 시멘트.
※Tokuyama MULTIBOND는 분말에 지르코니아 필러가 함유되어 있다.

3) 보철 재료와 크라운 내면 처리 및 사용 시멘트

CAD/CAM을 응용한 보철물을 장착할 때 충분한 장착 강도를 얻기 위해서는 시멘트의 선택과 적절한 내면 처리가 필수이다. 표 3에 보철물의 재료에 따라 시행해야 하는 내면 처리와 사용하는 시멘트의 선택에 관해서 정리했다.

보철 재료의 종류에 관계없이 크라운 내면의 처리는 ① 기계적 처리(표면을 거칠게, 미세 감합을 위한 요철), ② 화학적 처리[사용 시멘트에 적합한 표면 처리(프라이머)]가 있다.

CAD/CAM을 응용한 보철물의 기본적인 내면 처리와 사용하는 시멘트

		금속	실리카 계열 세라믹	
			장석 계열 세라믹	이규산리튬
크라운 내면 처리	기계적 처리	샌드 블라스트	불화수소산◎ 샌드 블라스트○/△ (재료의 기계적 강도 저하가 우려됨)	불화수소산◎ 샌드 블라스트○/△ (재료의 기계적 강도 저하가 우려됨)
	화학적 처리	금속 접착 프라이머 ① 귀금속: 유기 황 화합물[VBATDT(VTD), MDP+VTD, MDDT] 함유 모노머 ② 비귀금속: 산성 기능성 모노머(MDP, 4-META, MHPA) 함유 모노머	실란 처리 (실란 커플링제)	실란 처리 (실란 커플링제)
사용하는 시멘트		• MMA 계열 레진 시멘트 • 복합레진 계열 레진 시멘트	• MMA 계열 레진 시멘트 • 복합레진 계열 레진 시멘트	• MMA 계열 레진 시멘트 • 복합레진 계열 레진 시멘트

표 3. CAD/CAM을 응용한 보철물의 기본적인 내면 처리와 사용하는 시멘트.

샌드 블라스터

그림 4a~c. 접착과 샌드 블라스트 처리. CAD/CAM 응용 보철물에서는 접착을 위해 보철물 내면의 샌드 블라스트 처리는 필수적이다. 그러나 일반 치과의원에서는 대형 샌드 블라스터를 설치하기 어렵다. 그러므로 디지털 시대의 치과의원은 진료실에서 사용할 수 있는 소형 샌드 블라스터의 설치가 필수적이다. 구강 내 사용의 가능 여부 및 분사 공기압 조절 장치의 유무 등 제품에 따라 특징이 있다는 것을 이해하고 도입해야 한다.

기공실에서 사용하는 샌드 블라스터

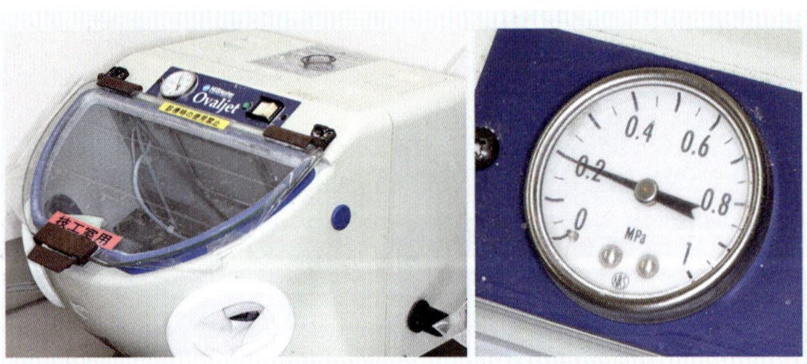

그림 4a. 기공실에서 사용하는 샌드 블라스터. Hi blaster Ovaljet (LED 사양)(Shofu). 치과기공소가 CAD/CAM을 응용한 보철물을 납품할 때에는 반드시 내면을 거칠게 처리한다. 실리카 계열 세라믹의 경우는 불화수소산 처리가 바람직하지만 지르코니아, CAD/CAM 복합레진 크라운, PPEK 크라운은 샌드 블라스트 처리가 이루어진다. 대형 샌드 블라스터는 공기압을 조절할 수 있어, CAD/CAM을 응용한 보철물에서는 0.2MPa 정도의 분사압으로 설정한다.

기계적 처리에는 알루미나 샌드 블라스트(그림 4)를 이용하는 경우가 많은데, 실리카 계열 세라믹 재료에서는 표면을 거칠게 만들기 위해 불화수소산 처리를 하는 것이 좋고, 특히 이규산리튬은 불화수소산 처리가 효과적이라고 알려져 있다(재료의 위약화 예방+높은 접착 강도). 그러나 불화수소산 처리는 치과의원 내에서 취급하기 위험하므로 보통은 보철물을 납품할 때 치과기공소에서 처리하는 경우가 많다.

금속 산화물 계열 세라믹	고분자 재료	
지르코니아	복합레진 (CAD/CAM 복합레진 크라운)	PEEK, PEKK
샌드 블라스트(0.2~0.3MPa 정도) [금지] 인산을 이용한 세정은 기능성 모노머의 접착을 저해한다	샌드 블라스트(0.1~0.2MPa) 시적 후 오염(타액 등)이 있는 경우는 다시 샌드 블라스트 처리를 하는 것이 바람직하다	샌드 블라스트(0.1~0.2MPa)
기능성 모노머(MDP 함유) [금지] 실란 처리는 좋지 않다	인상 세정 후에 실란 처리(실란 커플링제+MDP가 바람직함)	전용 프라이머※(CAD/CAM 레진용 접착제)+광조사 [금지] 실란 처리는 좋지 않다 자가접착 시멘트의 경우에도 반드시 프라이머를 사용한다
• MMA 계열 레진 시멘트 • 복합레진 계열 레진 시멘트	• MMA 계열 레진 시멘트 • 복합레진 계열 레진 시멘트	• MMA 계열 레진 시멘트 • 복합레진 계열 레진 시멘트 주) 화학 중합형이나 2중 중합형을 사용(PEEK에는 광투과성이 없으므로 광중합형은 불가)

※PEEK의 접착에는 반드시 제조사 지시의 전용 프라이머를 사용한다.

진료실에서 사용하는 샌드 블라스터 ①

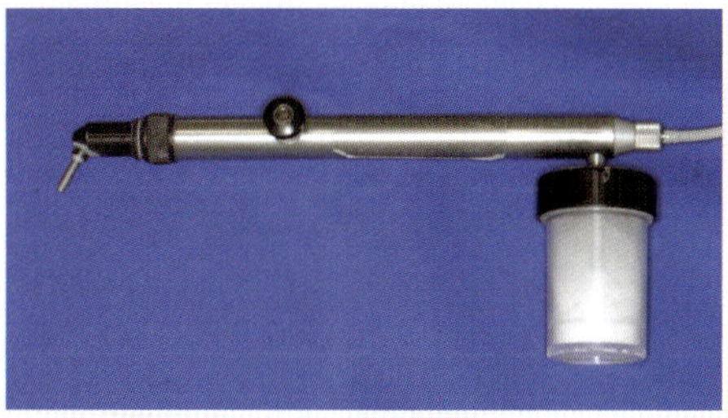

그림 4b. 진료실에서 사용하는 샌드 블라스터 ①. Micro etcher II(ZES ANCHORS, Morimura). 노즐과 핸드피스가 모두 오토클레이브 멸균이 가능한 소형 샌드 플라스터. 특징: 구강 내와 구강 외에서 모두 사용 가능. 공기압 조절 기능 없음.

진료실에서 사용하는 샌드 블라스터 ②

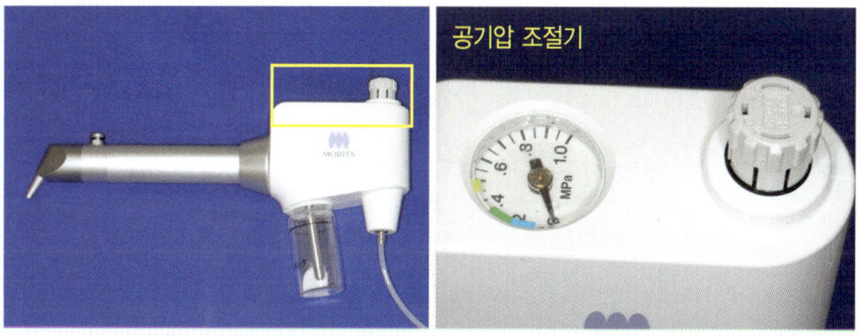

그림 4c. 진료실에서 사용하는 샌드 블라스터 ②. AD prep(Morita). 진료실에서 보철물 내면에 접착 전 처리를 위한 샌드 블라스트 처리가 가능하며, 공기압(분사압) 조절기가 내장되어 있다. 특징: 구강 내 사용은 불가. 공기압 조절 기능 있음.

4) 시적할 때 타액 등으로 오염된 크라운 내면의 청소와 기계적 처리, 화학적 처리

보철물을 시적할 때 크라운 내면은 지대치 표면 혹은 주위 연조직 유래의 타액과 삼출액 등으로 오염될 위험성이 높다. 크라운 내면에 부착된 타액 등의 오염물은 쓰리웨이 시린지를 이용해 수세하는 경우가 많으나, 이후의 내면 처리가 생략되는 경우가 적지 않다. 오염된 크라운 내면을 그대로 두면 접착력이 저하할 수 있으므로 크라운 내면의 기계적 처리, 화학적 처리를 적절하게 하는 것은 접착력을 높이는 데 필수이다.

표 4에 보철 재료별 오염 후 내면 처리에 대해 정리했다. 금을 제외하고 세라믹과 고분자 재료는 타액 등의 영향을 받는데, 청소 방법(오염 표면의 기계적 청소와 화학적 청소)에 관해서는 보철 재료와 사용하는 시멘트에 따라 다르다. 보철 재료별 크라운 내면의 청소에 관한 주의사항은 아래와 같은데, 자세한 내용은 표 4를 참조하기 바란다.

① 실리카 계열 세라믹은 화학적 청소를 하는데, 그 후의 기계적 처리는 샌드 블라스트보다 불화수소산 처리가 바람직하다. 그러나 진료실에서 불화수소산 처리를 할 수 없는 경우에는 0.2MPa 정도의 약한 압력으로 샌드 블라스트를 하는 경우도 있다.

② 지르코니아에서는 오염물의 화학적 청소 후에 샌드 블라스트 처리를 한다.

③ 고분자 재료(복합레진, PEEK)에서는 타액의 오염이 접착을 저해할 우려가 많다. 적절한 화학적 처리 후에 샌드 블라스트를 하는 것을 권장한다.

보철물을 시적할 때 크라운 내면이 타액 등으로 오염된 경우의 대응

	금속	실리카 계열 세라믹: 장석 계열 세라믹	실리카 계열 세라믹: 이규산리튬
오염 표면의 청소와 처리 방법	① 인산으로 청소 +수세, 건조	① 차아염소산으로 청소(AD Gel, Kuraray noritake dental, Morita)+수세, 건조 (주: 시적 전에 불화수소산 처리가 끝난 경우) ② 클리닝 제재※+수세, 건조 (주: 시적 전에 불화수소산 처리가 끝난 경우)	① 차아염소산으로 청소(AD Gel)+수세, 건조 (주: 시적 전에 불화수소산 처리가 끝난 경우) ② 클리닝 제재※+수세, 건조 (주: 시적 전에 불화수소산 처리가 끝난 경우)
기계적 재처리	–	③ 불화수소산◎ 샌드 블라스트○/△	③ 불화수소산◎ 샌드 블라스트○/△ 주) [실리콘 적합 확인용 재료를 사용했을 때] →불화수소산 재처리가 필수
장착 전의 화학적 처리	② 금속접착성 모노머	④ 실란 처리	④ 실란 처리
오염되었을 때의 대응 패턴	①+②	①+③+④ ②+③+④ (②+④도 가능···불화수소산 처리가 불가능한 경우)	①+③+④ ②+③+④ (②+④도 가능···불화수소산 처리가 불가능한 경우)

표 4. 보철물을 시적할 때 크라운 내면이 타액 등으로 오염된 경우의 대응.
※Katana cleaner, Kuraray noritake dental, Morita: MDP–Ca salt 함유 클리너(그림 5).

또한, 오염된 크라운 내면의 화학적 청소에 사용하는 대표적인 약제는 다음과 같다(표 4).

① 인산[K Etchant GEL, Clearfil etching agent(모두 Kuraray noritake dental, Morita)]
→ 타액과 혈액 등의 단백질을 제거.

② 차아염소산나트륨(농도 약 10~15%)(AD Gel, Kuraray noritake dental, Morita)
→ 타액과 혈액 등의 단백질을 제거.

③ MDP-Ca salt 함유 약산성 클리너[Katana cleaner, Kuraray noritake dental, Morita(그림 5)]
→ MDP-Ca salt의 계면활성 작용으로 오염물을 청소.

참고로, 표 4의 시적할 때 크라운 내면 오염에 대한 대응은 보철물을 납품할 때 내면에 적절한 기계적 처리(샌드 블라스트, 불화수소산 처리)가 한 번 실시되어 있는 것을 가정한다.

MDP-Ca salt 함유 클리너

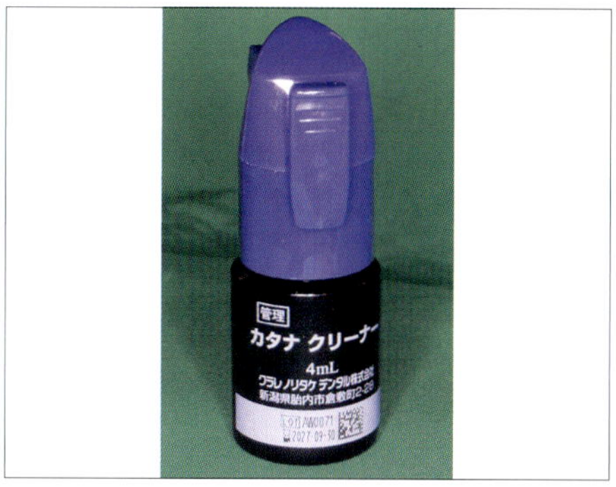

그림 5. MDP-Ca salt 함유 클리너(Katana cleaner, Kuraray noritake dental, Morita).

금속 산화물 계열 세라믹	고분자 재료	
지르코니아	복합레진 (CAD/CAM 복합레진 크라운)	PEEK, PEKK
① 차아염소산으로 청소(AD Gel)+수세, 건조	① 인산으로 청소	① 인산으로 청소
② 클리닝 세새*+수세, 건소	② 클리닝 세새*+수세, 건조	
③ 샌드 블라스트 재처리(0.2MPa 정도)	③ 샌드 블라스트 재처리(0.2MPa 정도)	② 샌드 블라스트 재처리(0.2MPa 정도)
④ 산성 기능성 모노머(MDP 함유)	④ 실란 처리	③ 전용 프라이머(CAD/CAM 레진용 접착제, Shofu)+광조사
①+③+④ ②+③+④ (②+④도 가능) *시적 후의 오염(타액 등) 제거는 샌드 블라스트 처리가 효과적	①+③+④ ②+③+④ (②+④도 가능) *시적 후의 오염(타액 등) 제거는 샌드 블라스트 처리가 효과적	①+②+③ *시적 후의 오염(타액 등) 제거는 샌드 블라스트 처리가 효과적

4. 지대치 치면 청소와 지대치 처리

1) 치면 청소의 중요성

CAD/CAM을 응용한 보철물의 접착에서는 크라운 내면에 대한 처리와 프라이머 바르기에 관한 주의사항이 많이 보인다. 반면, 지대치에 대한 청소와 처리에 관해서는 소홀하기 쉽다.

지대치와 관련된 접착 저해 인자는 타액, 치은열구 삼출액, 혈액, 잔류 가착재 등 다양하다. 이들은 보철물을 장착할 때 뿐만 아니라 시적할 때도 크라운 내면의 오염물이 되기 때문에 충분한 주의가 필요하다.

접착 저해 인자의 영향을 최소화하기 위해

① 수분 조절(타액, 치은열구 삼출액, 날숨, 혈액)
② 유분 조절(핸드피스, 콘트라 앵글 등의 회전 삭제 기구)
③ 화학적 요소의 조절(지대치 표면의 가착재 제거, 크라운 내면 처리, 시멘트 혼합 부족과 중합 부족 등)

에 배려할 필요가 있다.

구강 내 스캐너(IOS)의 보급으로 보철물의 당일 장착도 가능해졌지만, 많은 증례에서는 임시 수복물을 가착하므로 그것이 크라운 내면의 오염과 접착력 저하의 원인이 된다. 따라서 가착재 제거와 치면 청소는 철저하게 할 필요가 있다.

일반적으로 가착재는 에어 스케일러, 초음파 스케일러 등을 이용해 기계적으로 제거하지만, 지대치 표면에 붙은 가착재의 가는 알갱이는 완전히 제거할 수 없다. 따라서 초음파 스케일러 등을 사용한 후에 회전 브러시 또는 러버 컵에 불소를 함유하지 않은 치면 청소용 재료를 이용할 필요가 있다. 기계적 청소 후에 치면에 약제를 사용하여 화학적으로 지대치를 청소하는 경우도 있지만, 사용하는 시멘트의 종류에 따라서는 접착력을 저하시킬 수도 있으므로 주의가 필요하다.

그림 6~11에 임시 수복물의 철거와 지대치 청소의 실제를 제시한다.

지대치의 가착재 제거와 치면 청소

	MMA 계열 레진 시멘트	복합레진 계열 레진 시멘트	
		프라이머 병용형 레진 시멘트	자가 접착형 레진 시멘트
기계적 청소	① 에어 스케일러, 초음파 스케일러(제거가 불충분할 때가 많음) ② 회전 브러시 또는 러버 컵+불소를 함유하지 않은 치면 청소용 재료		
화학적 청소	• MDP-Ca salt 함유 클리너(Katana cleaner) • 인산 계열 청소 재료 [금지] 차아염소산 나트륨 함유 젤(AD gel) → 접착 강도가 저하한다	• 차아염소산 나트륨 함유 젤(AD gel) • MDP-Ca salt 함유 클리너(Katana cleaner) • 인산 계열 청소 재료(탈회 과다에 주의)	• 차아염소산 나트륨 함유 젤(AD gel) • MDP-Ca salt 함유 클리너(Katana cleaner) • 인산 계열 청소 재료(탈회 과다에 주의)
주) 화학적 청소는 사용하는 시멘트와 프라이머의 종류에 주의한다.			

표 5. 지대치의 가착재 제거와 치면 청소.

1) 임시 수복물의 철거

철거에 사용하는 기구

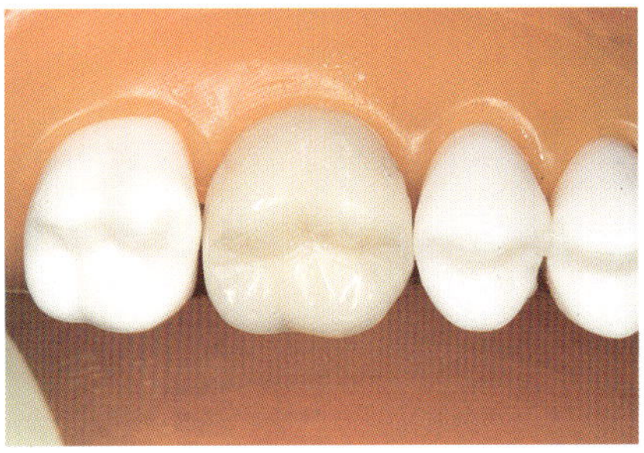

그림 6. 임시 수복물의 철거와 지대치의 청소에 대해 #16을 예로 들어 설명한다.

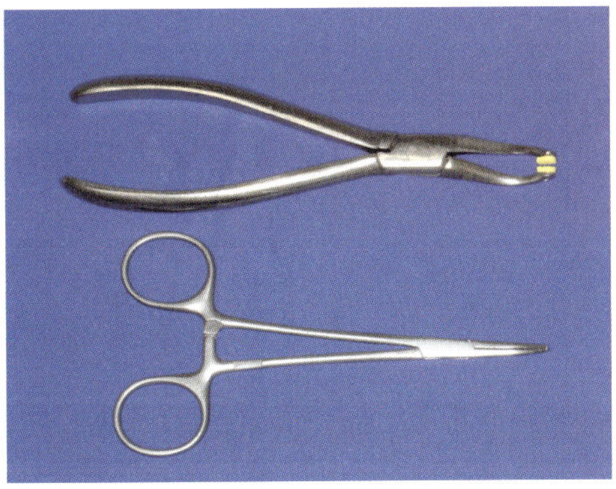

그림 7a. 철거에 사용하는 기구. 위: 겸자 모양의 크라운 리무버, 아래: 지혈 겸자.

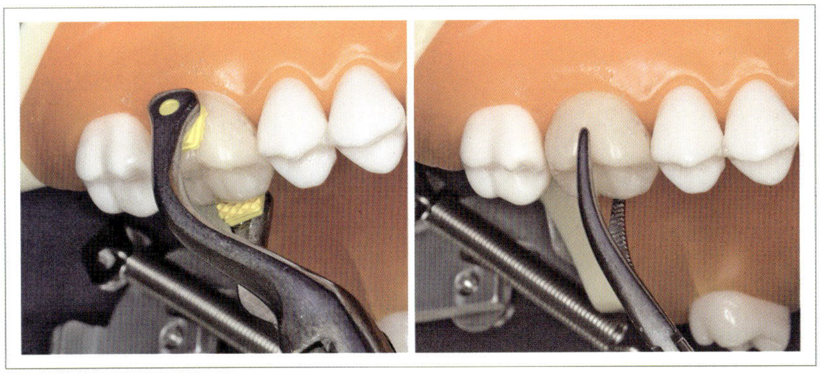

그림 7b. 임시 수복물의 철거. 왼쪽: 겸자 모양의 크라운 리무버를 사용. 오른쪽: 지혈 겸자를 응용.

크라운 리무버를 사용한 철거 방법

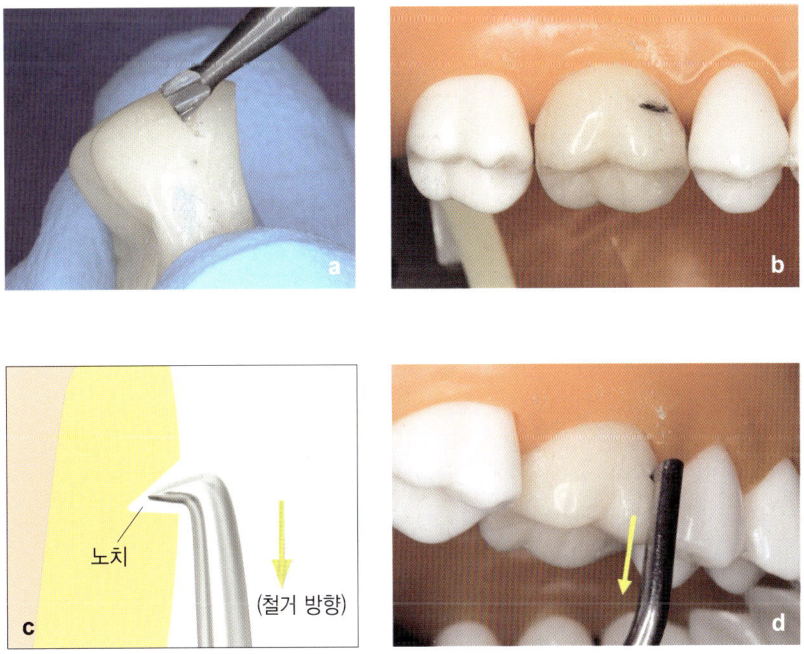

그림 8a~d. 크라운 리무버를 사용하여 철거할 때, 환자에게 통증을 느끼게 하지 않으면서도 가능하면 치은을 손상시키지 않는 방법을 소개한다.

a, b: 임시 수복물을 제작할 때 원반형 카보런덤 포인트나 인버티드 콘 버를 사용해 노치(notch)를 부여한다. 이는 임시 수복물을 철거할 때 크라운 리무버의 끝(tip)을 걸기 위한 것으로, 장착 후 설감에 영향을 주기 때문에 협측 부분이 바람직하다.
c: 임시 수복물의 철거 방향을 고려하여, 노치의 형태는 크라운 리무버의 끝이 미끄러지지 않고 탈락 방향으로 힘이 실리기 쉬운 형태(직각 삼각형 모양)로 부여한다.
d: 노치에 크라운 리무버의 끝을 걸고 철거 방향으로 충격을 주어 임시 수복물을 철거한다.

2) 지대치 청소

잔류 시멘트 제거

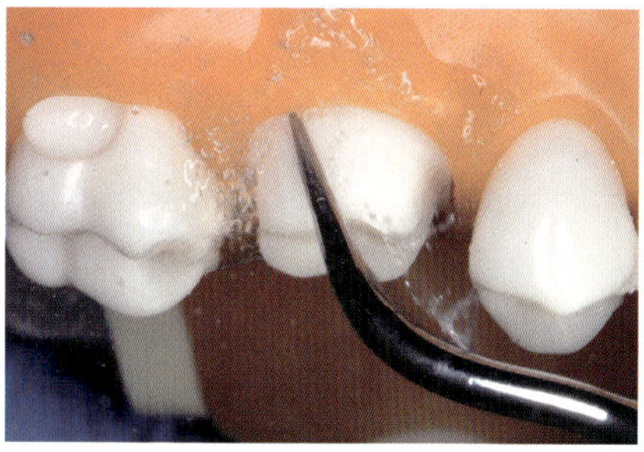

그림 9. 임시 수복물을 철거한 후 잔류 시멘트를 초음파 스케일러 등으로 정성스럽게 제거한다.

PMTC

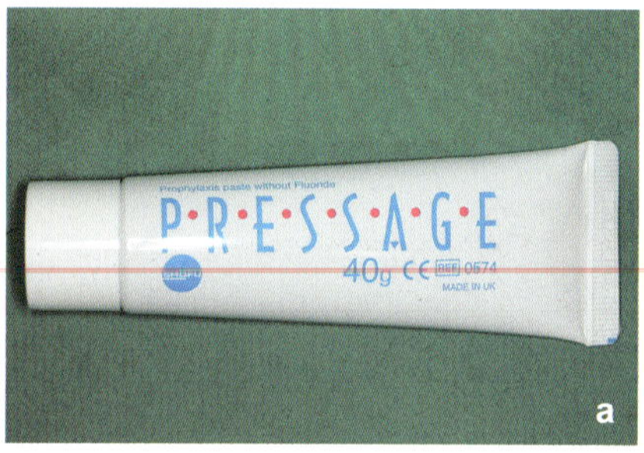

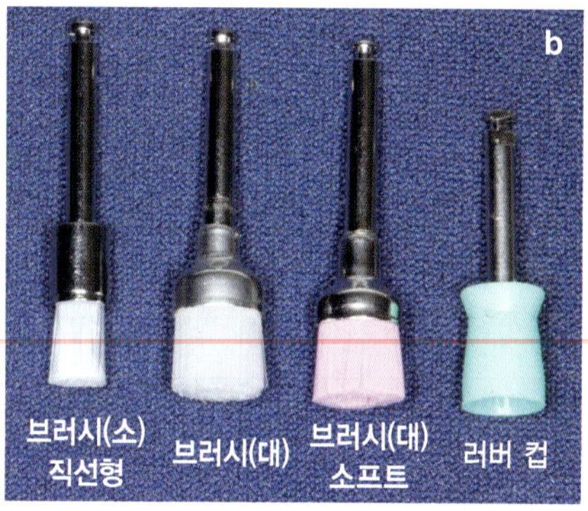

그림 10a. 불소를 함유하지 않은 치면 연마 페이스트(PRESSAGE, Shofu). 초음파 스케일러만으로는 잔류 시멘트를 완전히 제거할 수 없으므로 불소를 함유하지 않은 연마 페이스트와 폴리싱 브러시 또는 러버 컵으로 청소한다.

그림 10b. PMTC 등에 사용하는 폴리싱 브러시 또는 러버 컵은 모양이나 딱딱함이 다른 여러 종류가 있다. 용도와 청소 부위에 맞춰 가려 사용한다.

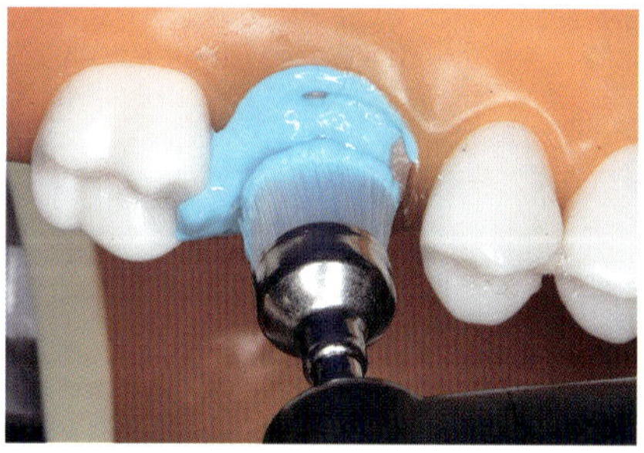

그림 10c. 교합면과 축면 등은 폴리싱 브러시(대)를 사용한다.

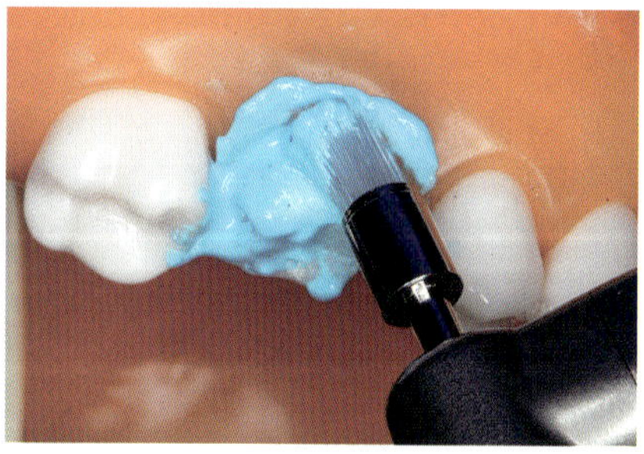

그림 10d. 인접면과 피니시라인은 직선형 폴리싱 브러시(소)가 사용하기 쉽다. 부위에 따라서는 테이퍼 형태의 브러시를 사용해도 좋다.

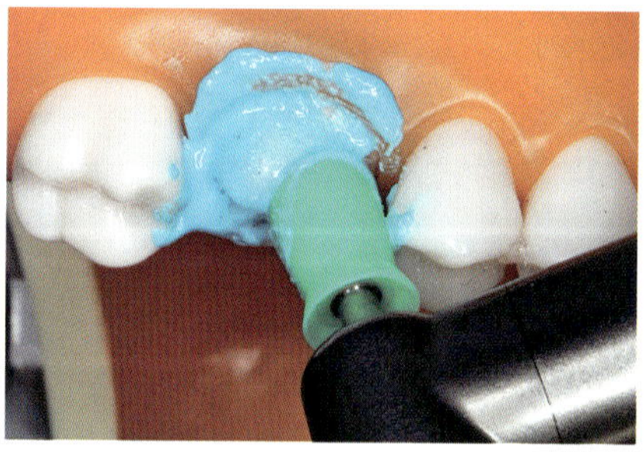

그림 10e. 마지막으로 러버 컵을 이용하여 우각 부위와 선각을 포함하여 전체적으로 꼼꼼하게 청소한다.

MDP-Ca salt 함유 전용 클리너

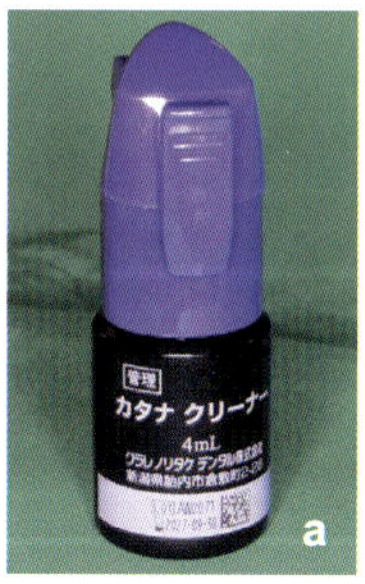

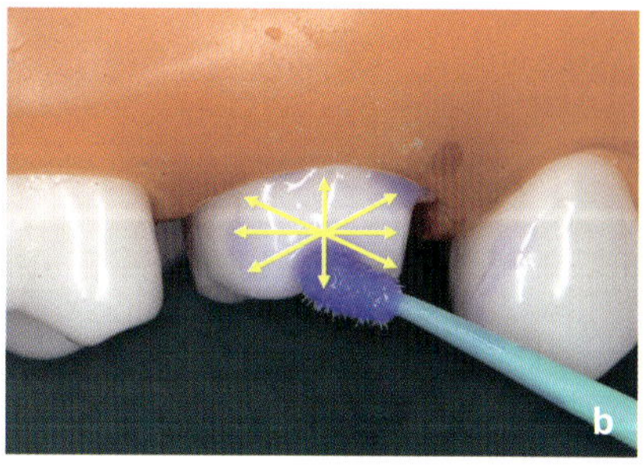

그림 11a, b. 지대치 청소에 MDP-Ca salt 함유 클리너[Katana cleaner(**a**)]를 사용해도 된다. 이 제품은 지대치에 전체적으로 10초 이상 '문질러 바른'(**b**) 후에 수세하고 건조한다. 사용할 때는 크라운의 재질과 사용 시멘트의 종류에 주의한다.

2) 치질과 각종 지대 축조 재료에 대한 치면 청소와 표면 처리

지대치는 자연치 치질뿐만 아니라 복합레진과 금속 등 다양한 축조 재료가 혼재한 경우가 적지 않다. 지대치의 재질에 따라 기계적 청소 효율은 다르며, 사용하는 레진 시멘트의 종류에 따라서도 화학적 청소 방법이 다르다.

레진 시멘트의 접착 강도를 높이기 위해 지대치의 재질과 사용 시멘트에 대응한 표면 청소와 프라이머 처리에 대해 표 6에 정리했다.

지대치에 대한 접착 전 처리(치면과 지대 축조 재료의 차이와 사용 시멘트)

	MMA 계열 레진 시멘트	복합레진 계열 레진 시멘트	
		프라이머 병용형 레진 시멘트	자가 접착형 레진 시멘트 주) 기본적으로는 치면 처리제(프라이머)는 필요 없음. 프라이머를 사용하는 편이 접착 강도가 높은 경우가 있다
자연치 치면	• 법랑질(인산 에칭) • 상아질(구연산, 염화 제2철 에칭) • 셀프에칭프라이머(법랑질과 상아질 겸용: 4-META 등 함유)	• 치질 접착성 프라이머(MDP, MAC-10, 4-META 등 함유)	• 치질 접착성 프라이머(MDP, MAC-10, 4-META 등 함유)
금속 지대 축조 부분	• 샌드 블라스트 • 금속 프라이머(MDP, 치오린산 에스테르 계열 모노머-'MDTP') ↓ ※사용 시멘트에 따라 치면처리제의 종류와 상품명이 다르다	• 샌드 블라스트 • 금속 프라이머(MDP, 치오린산 에스테르 계열 모노머-'MDTP') ↓ ※사용 시멘트에 따라 치면처리제의 종류와 상품명이 다르다	• 샌드 블라스트 • 금속 프라이머(MDP, 치오린산 에스테르 계열 모노머-'MDTP') ↓ ※사용 시멘트에 따라 치면처리제의 종류와 상품명이 다르다
복합레진 지대 축조 부분	• 샌드 블라스트 • 실란 커플링제 함유 프라이머 • 2액 혼합 프라이머(MDP, 실란 화합물, MMA: PZ 프라이머)	• 샌드 블라스트 • 실란 커플링제 함유 프라이머 • 2액 혼합 프라이머(MDP, 실란 화합물, MMA 등) ☞ 유니버셜 타입 ↓ ※사용 시멘트에 따라 치면처리제의 종류와 상품명이 다르다	• 샌드 블라스트 • 실란 커플링제 함유 프라이머 • 2액 혼합 프라이머(MDP, 실란 화합물, MMA 등) ☞ 유니버셜 타입 ↓ ※사용 시멘트에 따라 치면처리제의 종류와 상품명이 다르다
주) 지대 축조가 된 지대치는 자연치 치질과 지대 축조 재료가 혼재하므로 각각의 조합에 따라 전 처리를 생각해 높은 접착 강도를 기대한다.			

표 6. 지대치의 재질과 사용 시멘트에 대응한 표면 청소와 프라이머 처리.

3) 사용 시멘트 별 대응: 재질이 다른 축조 재료가 혼재하는 지대치의 전 처리

여기서는 접착 조작에 앞서 지대치의 전 처리 중 치질 이외에 재질이 다른 축조 재료가 혼재하는 경우에 대해 설명한다. 임시 수복물 철거 후의 지대치 청소는 그림 9~11을 참조하기 바란다.

1) 금속과 복합레진 축조에 대한 기본 처리

샌드 블라스트와 표면 세척

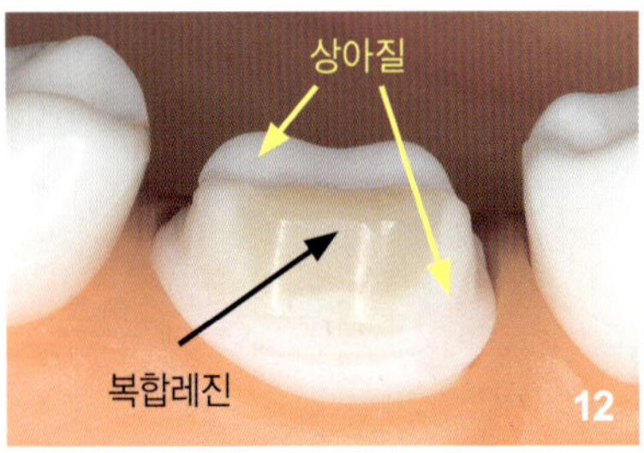

그림 12. 일상 임상에서는 치질 이외에 재질이 다른 축조 재료(금속, 복합레진)가 혼재한 지대치에 보철물을 장착하는 경우가 적지 않다. 여기서는 치질의 일부 결손을 복합레진으로 축조한 예에 관해 설명한다.

그림 13. 복합레진 부분에 0.2MPa 정도의 분사압으로 구강 내에서 샌드 블라스트를 한다. 이는 레진 표면의 오염을 제거할 뿐만 아니라, 표면에 미세 요철을 부여하고 여기에 실란 처리를 병용함으로써 장착할 때 레진 시멘트와의 화학적 결합력 증가를 기대할 수 있다. 이 단계는 금속 지대 축조에서도 마찬가지이다(이때는 MDP 등을 함유한 금속 프라이머를 병용함). 구강 내의 샌드 블라스트 처리는 이후의 모든 지대치 처리제를 사용하는 경우에도 공통하는 작업이다.

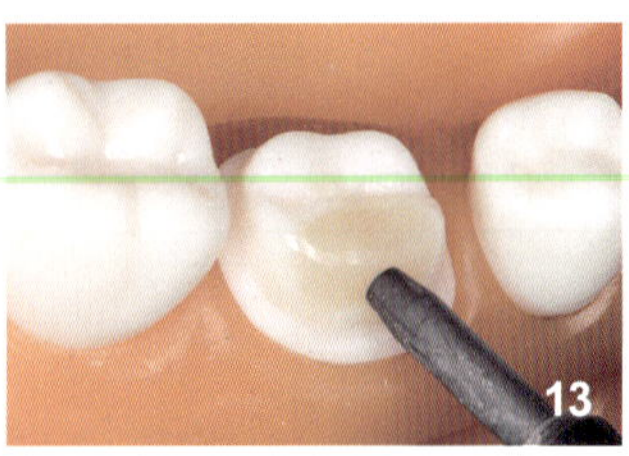

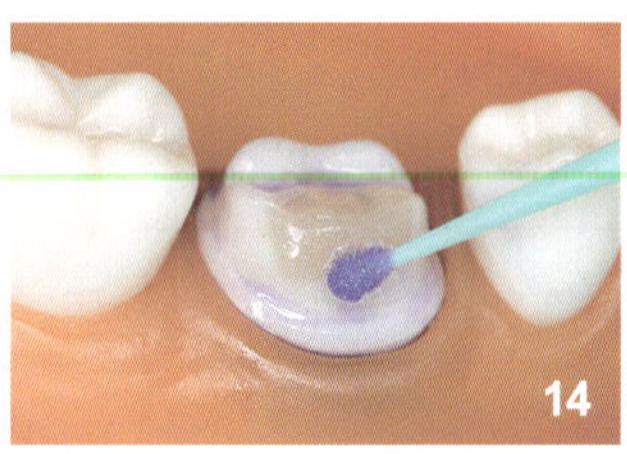

그림 14. 금속과 복합레진은 가착재가 잘 떨어지지 않는 경우가 있기 때문에 초음파 스케일러와 회전 기구를 이용한 청소 후에 MDP-Ca salt 함유 클리너(Katana cleaner)를 사용하는 것이 유익하다. 샌드 블라스트 후에 사용해도 된다.

2) MMA 계열 레진 시멘트를 사용하는 경우

전용 표면 처리제와 프라이머의 선택적 사용 예

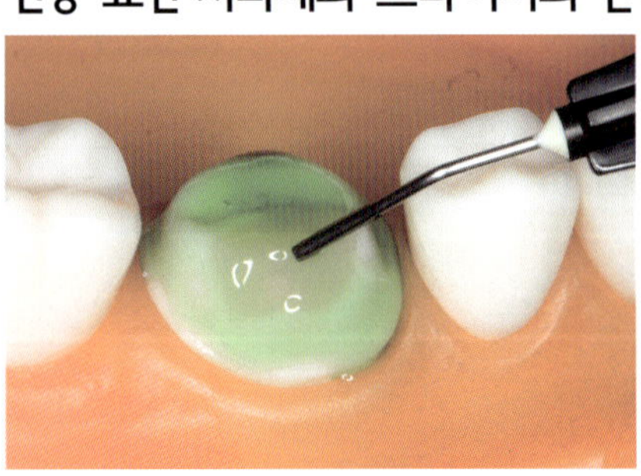

그림 15a. 여기서는 MMA 계열 레진 시멘트로 SuperBond(Sun medical)를 사용하여 크라운을 장착하는 경우의 지대치 전 처리(상아질을 가정함)이다. 구연산과 염화 제2철(표면처리제 그린, Sun medical)로 5~10초 정도의 표면 처리를 하고 그 후 수세, 건조한다.

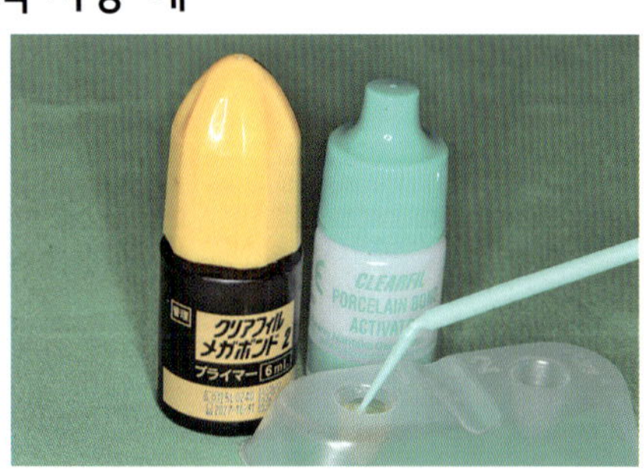

그림 15b. 지대치의 복합레진 부분에 실란 처리를 하면 접착성 레진과 화학적 결합을 기대할 수 있다. 여기서는 Clearfil Porcelain Bond Activator(오른쪽)를 사용했다. 이 제품은 복합레진용 프라이머인 Clearfil Megabond 2 프라이머(왼쪽)와 혼합해 사용한다(모두 Kuraray noritake, Morita).

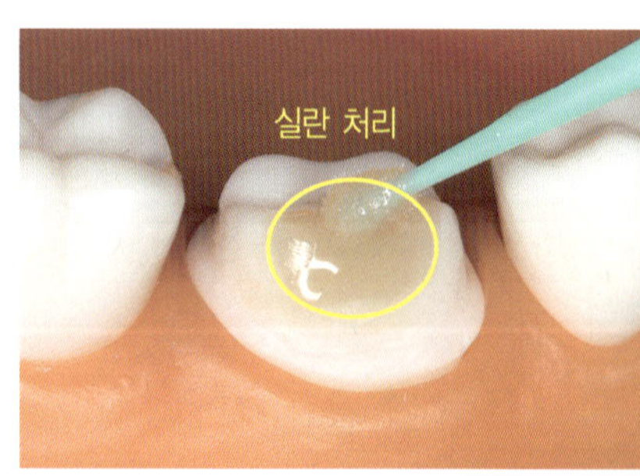

그림 15c. 지대치 치질 부분은 구연산과 연화 제2철로 치면 처리가 되어 있으므로 복합레진 부분만 선택적으로 실란 처리제를 바른다. 실란 처리제가 치질까지 번지지 않도록 주의할 필요가 있다.

3) 복합레진 계열(프라이머 병용형) 레진 시멘트를 사용하는 경우

1: 전용 프라이머의 선택적 사용 예

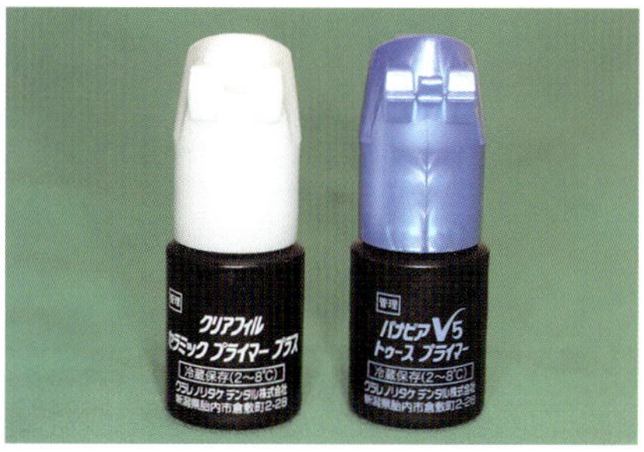

그림 16a. 여기서는 접착성 레진 시멘트로서 Panavia V5(Kuraray noritake dental, Morita)의 사용을 전제로 설명한다. MMA 계열 레진 시멘트를 사용할 때도 마찬가지이지만, 치질과 레진(혹은 금속) 각각에 전용 프라이머(처리제)를 나누어 바르는 것이 바람직하다. 여기서는 크라운을 접착할 때 지대치의 전 처리로 Panavia V5 tooth 프라이머(셀프에칭프라이머)[오른쪽]와 Clearfil Ceramic Primer Plus(실란 처리제)[왼쪽](모두 Kuraray noritake dental, Morita)를 사용한다.

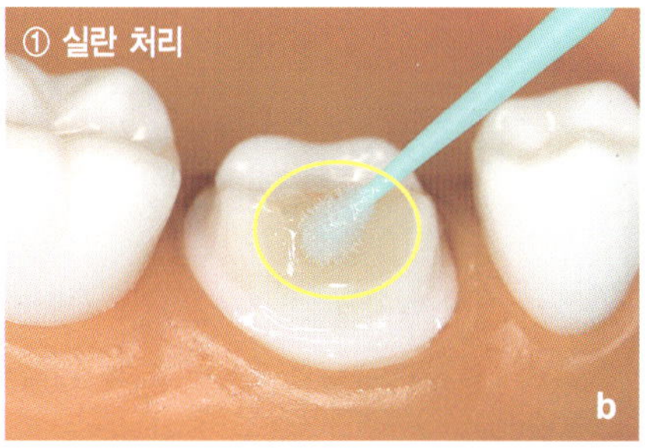

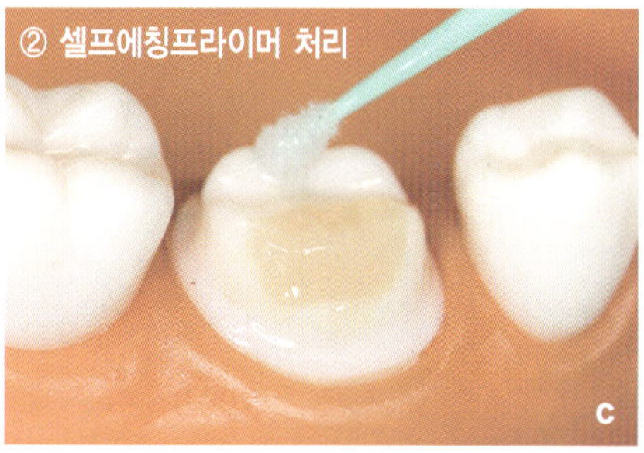

그림 16b, c. Panavia V5 tooth 프라이머는 귀금속이나 레진의 접착에도 효과가 있다고 되어 있다. 그 때문에 레진 부분에는 실란 처리(귀금속의 경우에는 MDP 함유 금속 프라이머)를 먼저 하고(**b**), 그 다음 Panavia V5 tooth 프라이머를 이용하여 치면 처리를 하는(**c**) 것을 권장한다.

2: 유니버셜 프라이머의 사용 예

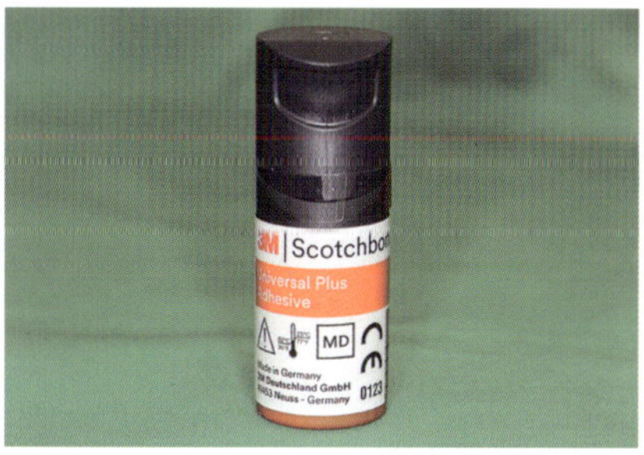

그림 17a. 여기서는 접착성 레진 시멘트로서 RelyX Universal 레진 시멘트(3M ESPE Japan innovation)의 사용을 전제로 설명한다. 크라운을 접착할 때 지대치 청소 후의 전 처치로서 1액성의 Universal 프라이머인 Scotchbond Universal Plus Adhesive(3M ESPE Japan innovation)를 사용한다. Universal 프라이머는 치질과 각종 보철물과의 접착에 사용할 수 있는 광경화형 adhesive이다. 이 제품은 상아질과 법랑질에 대한 접착성 및 MDP와 실란 커플링제의 함유로 지대치 전 처리와 크라운 내면 처리에 사용할 수 있다.

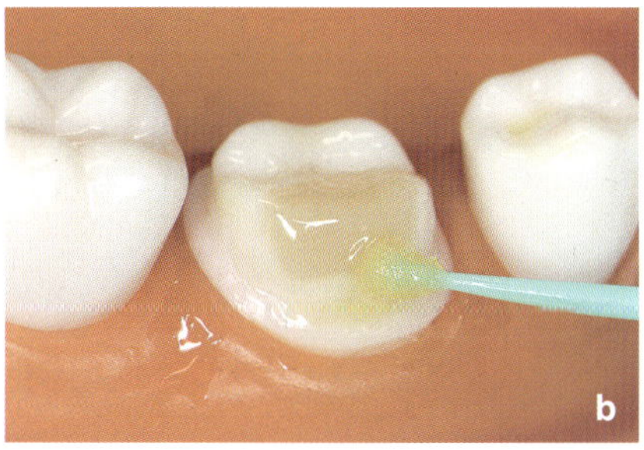

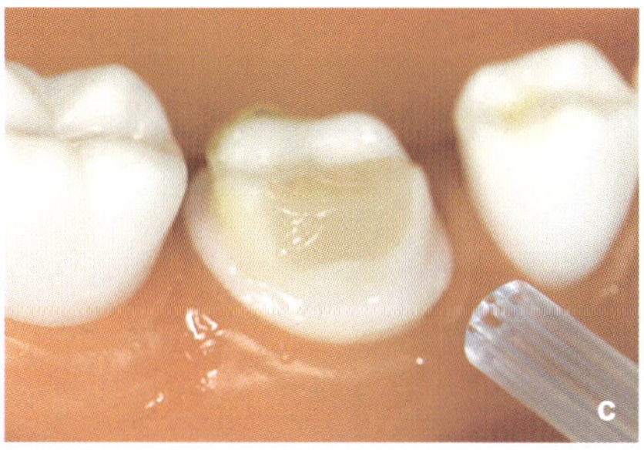

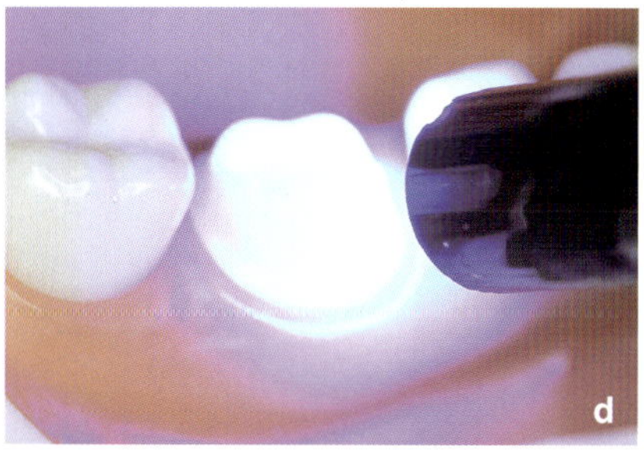

그림 17b~d. 지대치에 바른(**b**) 후, 약 5초 동안 에어 블로우를 통해 건조[액고임 방지와 가능하면 얇게 바르기 위함(**c**)]한 후에 10초 정도 광조사를 한다(**d**). 그 후 내면 처리가 된 크라운을 시멘팅한다. 이 제품은 앞에서 설명한 바와 같이 접착 대상을 가리지 않기 때문에 자연치 이외에 각종 지대 축조 재료가 혼재한 지대치에도 하나만으로 대응할 수 있다.

5. 지르코니아 크라운 접착 과정의 실제

여기서는 지르코니아 크라운의 접착 과정을 설명한다. 크라운 시적에서 장착에 이르는 과정에서, 임시 수복물을 철거한 후의 지대치 청소에 관해서는 그림 9~11을 참조하기 바란다.

1) 크라운 시적

인접면 접촉, 적합, 교합 상태 확인

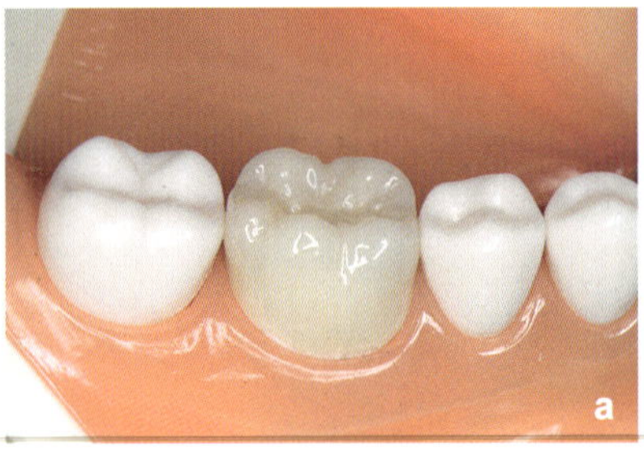

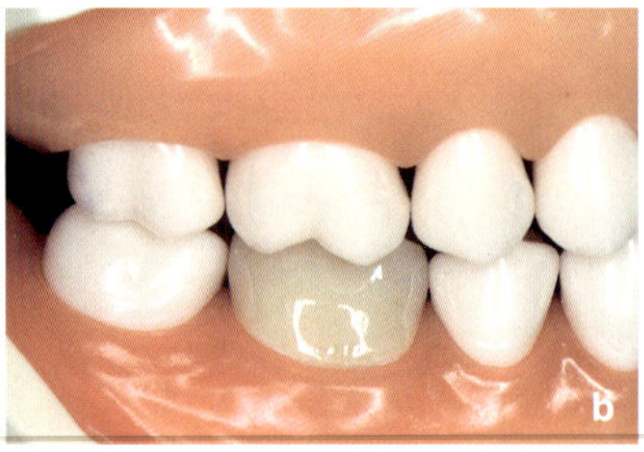

그림 18a, b. 치과기공소에서 납품한 지르코니아 크라운은 연마와 내면의 샌드 블라스트 처리가 이미 이루어진 상태이다. 구강 내에서 인접면 접촉, 적합, 교합 상태를 확인한다.

2) 크라운 내면의 오염과 대응(표 4 참조)

크라운 내면의 샌드 블라스트 처리

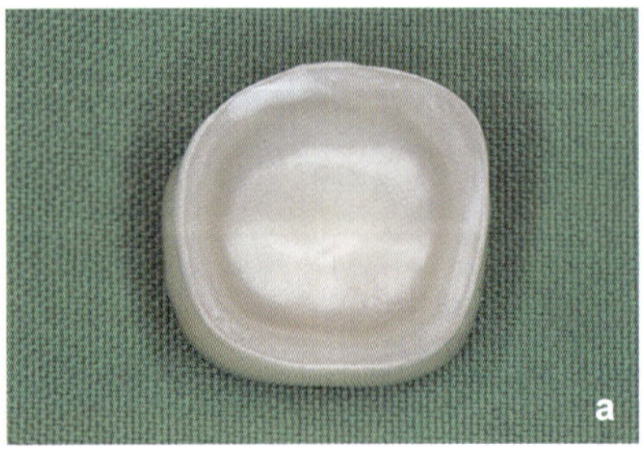

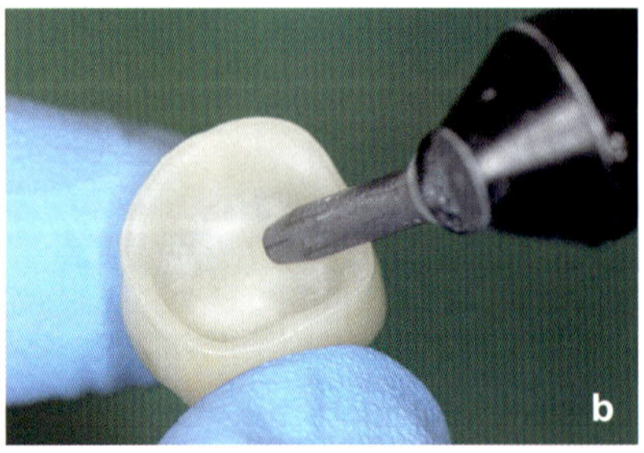

그림 19a. 시적할 때는 되도록 방습에 유의하지만, 타액(경우에 따라서는 삼출액이나 혈액) 등에 의한 오염은 피할 수 없다.
그림 19b. 샌드 블라스트 처리. 0.2MPa 정도의 분사압으로 골고루 시행한다.

크라운 내면 청소

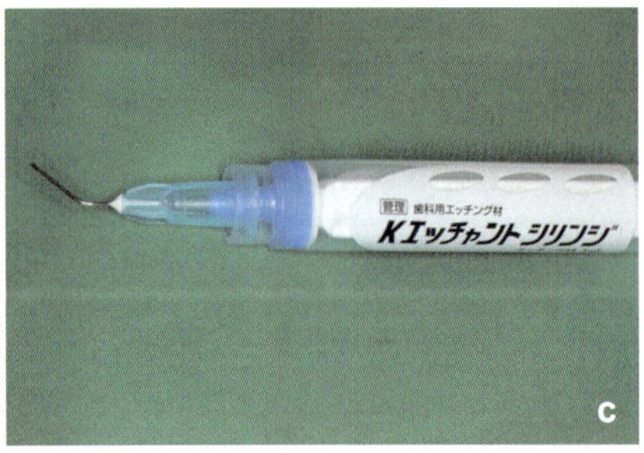

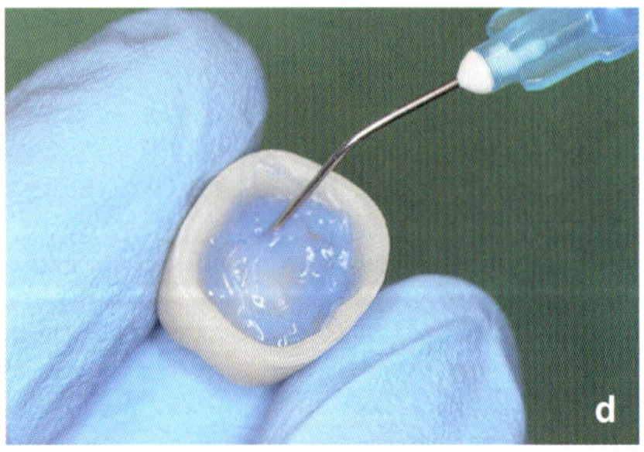

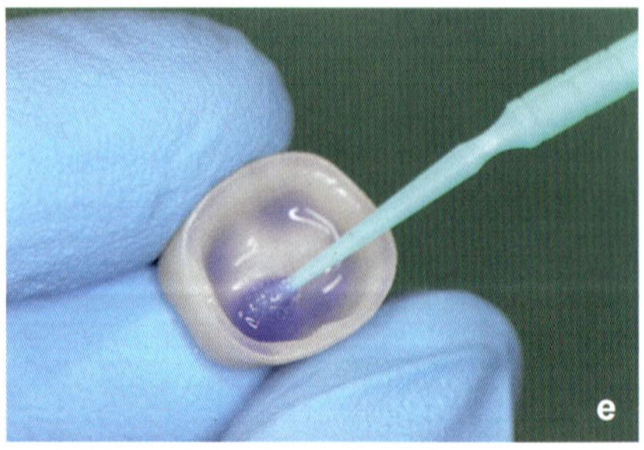

그림 19c~e. 지르코니아 크라운의 경우는 인산[K etchant syringe(**c, d**)] 혹은 MDP-Ca salt 함유 클리너[Katana cleaner(**e**)](모두 Kuraray noritake dental, Morita)로 청소하고 나서 수세, 건조한다.

3) MMA 계열 레진 시멘트를 사용하는 경우

크라운 내면 처리

그림 20a, b. 지르코니아 크라운은 금속 산화물 계열 세라믹으로, 실리카를 함유하지 않아 도재나 CAD/CAM 복합레진 크라운과 같은 실란 처리는 효과가 없다. 그 때문에서 지르코니아의 내면 처리는 기본적으로 MDP를 함유한 처리제를 사용한다. 여기서는 2액성의 Tokuyama Universal 프라이머를 사용했다. 이 프라이머는 A액과 B액을 혼합해 사용하는데, 각각에 각종 치관수복 재료(금속, 지르코니아, 도재, CAD/CAM 복합레진 크라운)의 접착에 필요한 성분(MDP, 실란 커플링제 등)이 포함되어 있어 다양한 목적으로 사용할 수 있다. 프라이머를 바른 후 충분한 에어 블로우를 하여 액고임이 없도록 주의한다.

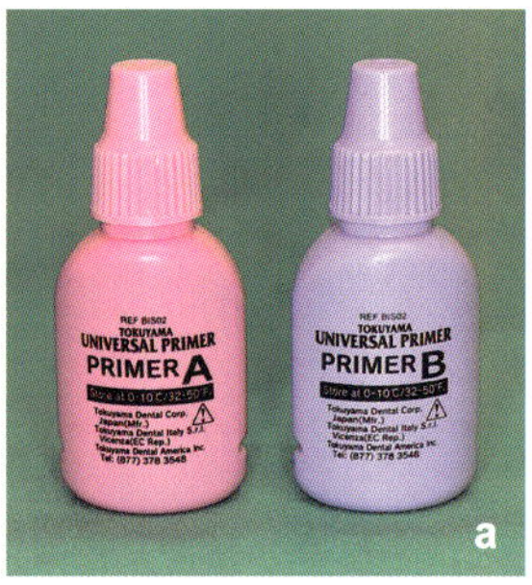

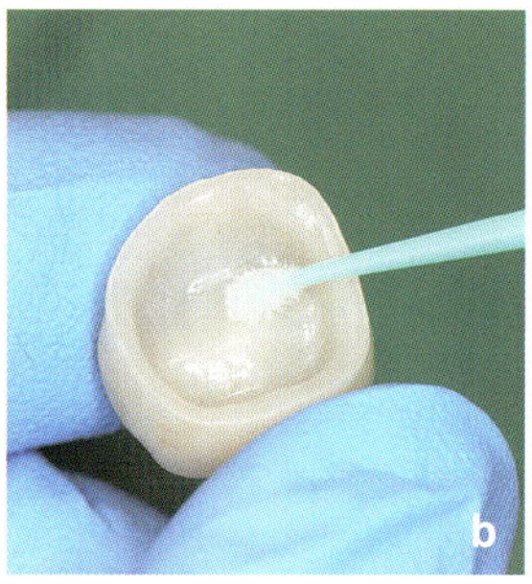

지대치의 전 처리

그림 20c, d. 지르코니아 크라운을 접착할 때 지대치의 전 처리(상아질을 가정함)로서 구연산과 염화 제2철(표면 처리제 그린)을 이용해 5~10초 정도 표면 처리를 하고 나서 수세, 건조한다.

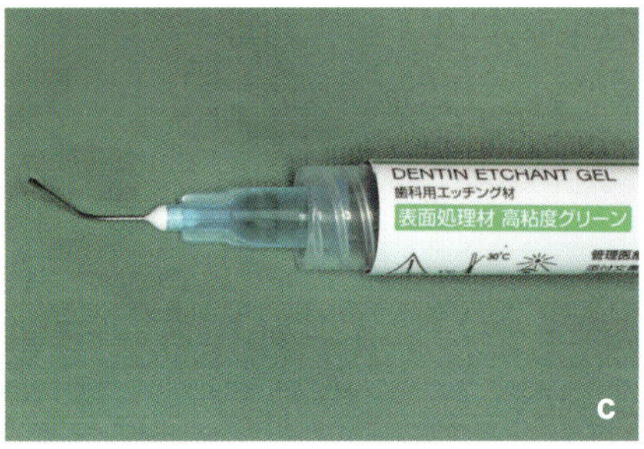

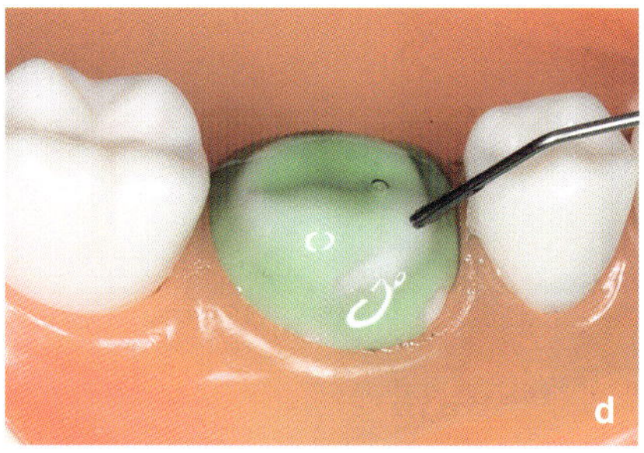

시멘팅

그림 20e. 화학 중합형 MMA 계열 치과용 접착 시멘트인 SuperBond를 사용했다. 여기서는 brush dip법을 이용하여 시멘팅했다.
그림 20f. 치관 색 파우더를 사용하였으며, brush dip법으로 크라운 내면에 시멘트를 적당량 발랐다.

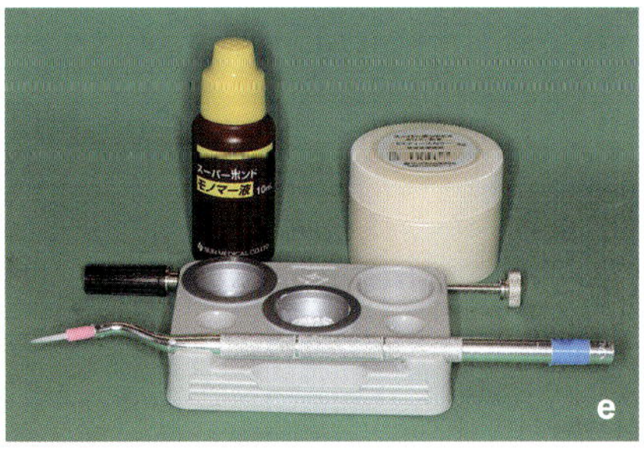

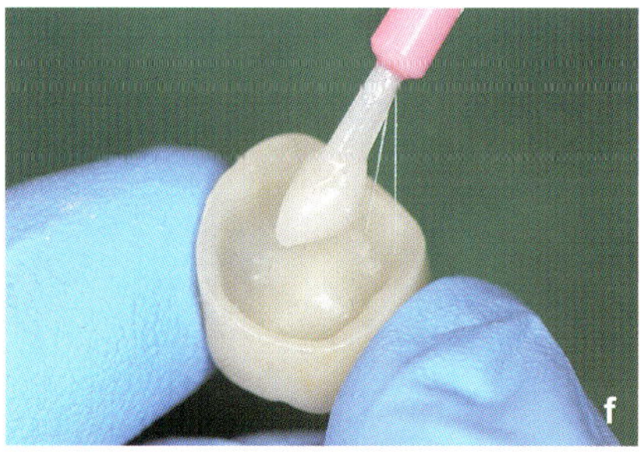

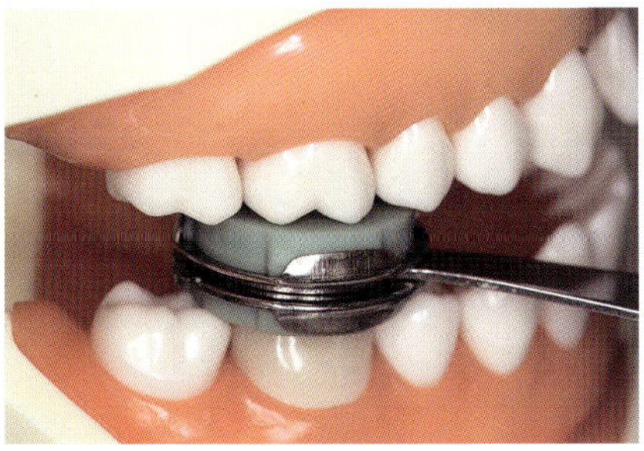

그림 20g. 지대치에 장착하고 인레이·크라운 세터(YDM) 혹은 코튼 롤로 충분히 압접한다.

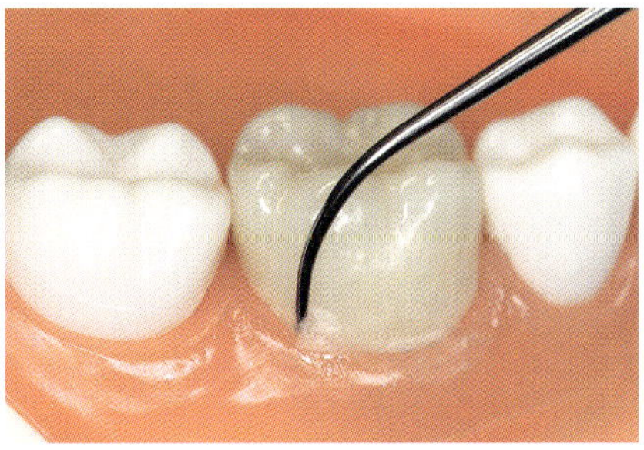

그림 20h. 잉여 시멘트를 탐침으로 제거하고 시멘트의 화학 중합이 완전히 끝나기를 기다린다(분액비에 따라 다르지만, 7~8분 이상 기다리는 것이 확실함).

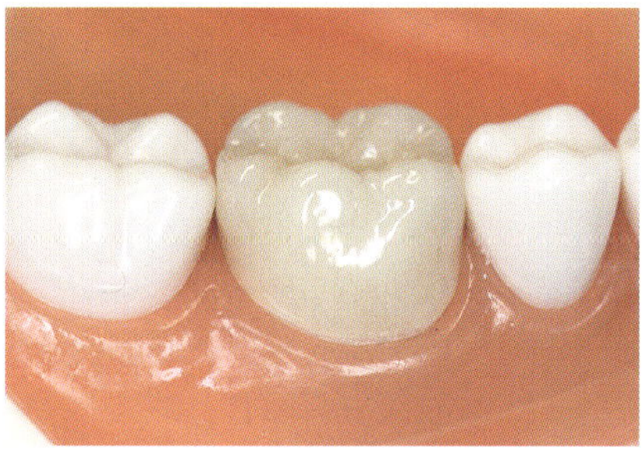

그림 20i. 시멘팅이 끝난 지르코니아 크라운.

4) 복합레진 계열 레진 시멘트를 사용하는 경우

1: 전용 프라이머의 사용 예

크라운 내면 처리

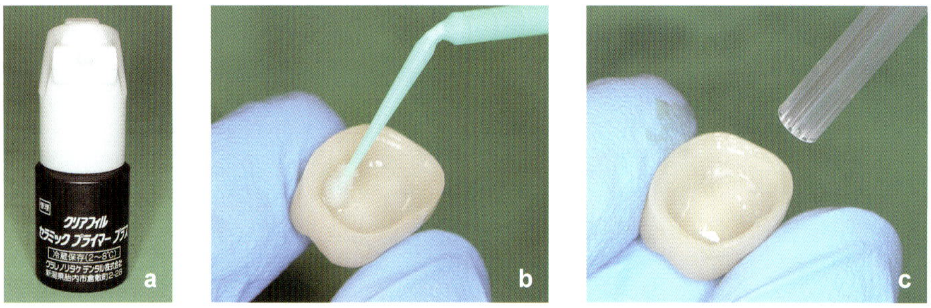

그림 21a~c. 여기서는 지르코니아 크라운 내면 처리에 1액성 프라이머(Clearfil Ceramic Primer Plus(a)를 사용했다. 명칭을 보면 실란 처리제라는 인상을 받지만, 실란 커플링제에 추가로 MDP도 함유했으므로 도재, 지르코니아, CAD/CAM 복합레진 크라운의 접착 전 처리에 사용할 수 있다. 통법대로 프라이머를 바른(b) 후에 충분히 에어 블로우를 하여(c) 액고임이 없도록 주의한다.

지대치 전 처리

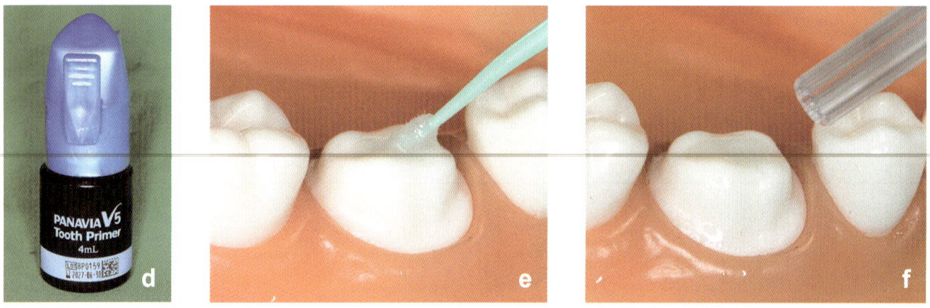

그림 21d~f. 지르코니아 크라운을 접착할 때 지대치의 전 처리로서, 셀프에칭프라이머인 Panavia V5 tooth 프라이머를 치면에 바른다(d, e). 여기에는 HEMA, MDP 메타크릴산 계열 모노머가 함유되어 있다. 프라이머를 바를 때는 충분히 방습하고 약 20초 후에 에어 블로우를 한다(f).

시멘팅

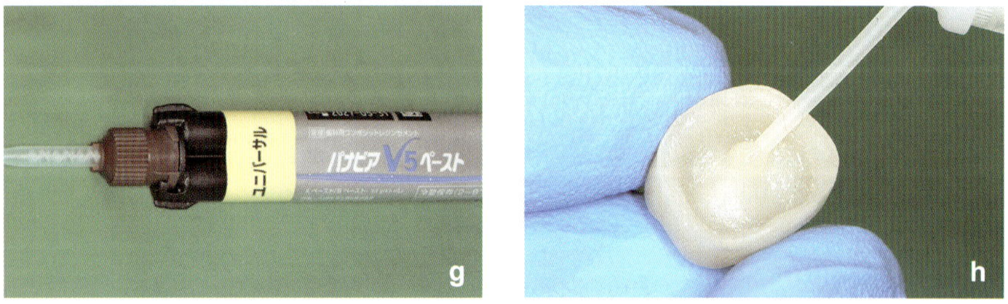

그림 21g, h. 여기서는 복합레진 계열 레진 시멘트(Panavia V5)를 사용하여 크라운 내면에 넘치거나 부족하지 않게 시멘트를 발랐다.

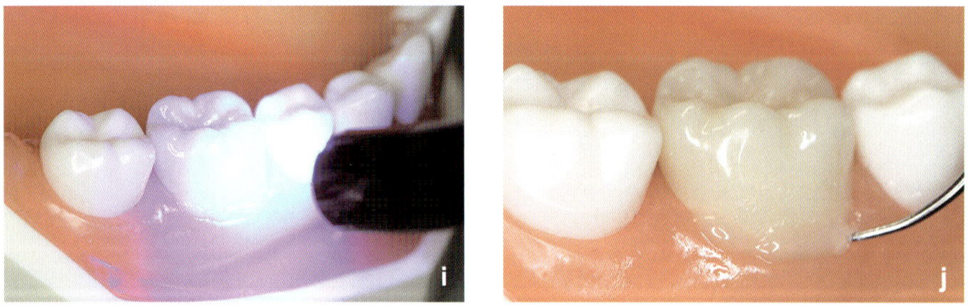

그림 21i, j. 지대치에 장착하고 인레이·크라운 세터 혹은 코튼 롤 등으로 충분히 압접한 후에, 마진 부분을 3~5초 동안 가경화(tack cure)하고(i) 잉여 시멘트를 탐침으로 제거한다(j). 특히 완전 중합 후에는 인접면에 파고든 시멘트를 제거하기 어려우므로 경우에 따라서는 치실 등을 이용한다. 그 후 10초 정도의 광조사를 골고루 실시한다. 화학적으로 완전히 중합하는 경우는 3분이 기준이다.

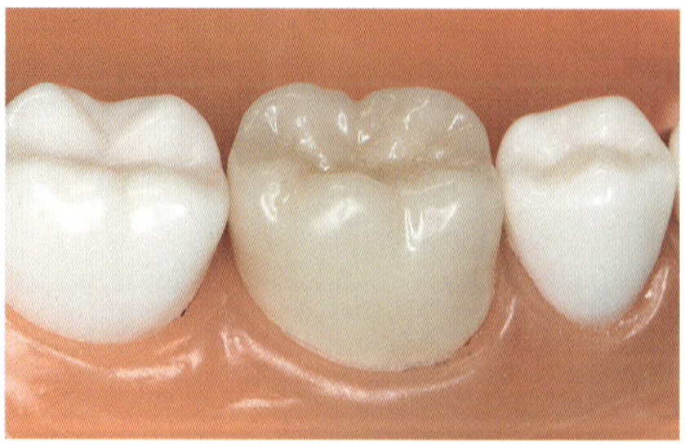

그림 21k. 시멘팅이 끝난 지르코니아 크라운.

2: 유니버셜 프라이머의 사용 예

크라운 내면 처리

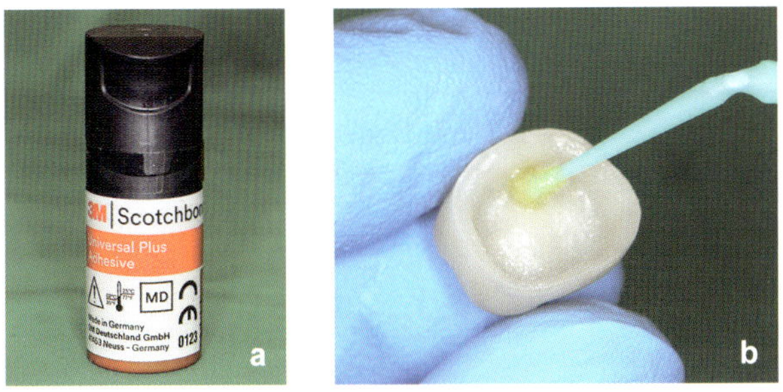

그림 22a, b. 여기서는 지르코니아 크라운의 내면 처리에 1액성 프라이머(Scotchbond Universal Plus Adhesive)를 사용했다. 이 제품은 상아질과 법랑질에 대한 접착성 및 MDP 실란 커플링제의 함유로 지대치 전 처리와 크라운 내면 처리에 사용할 수 있다.

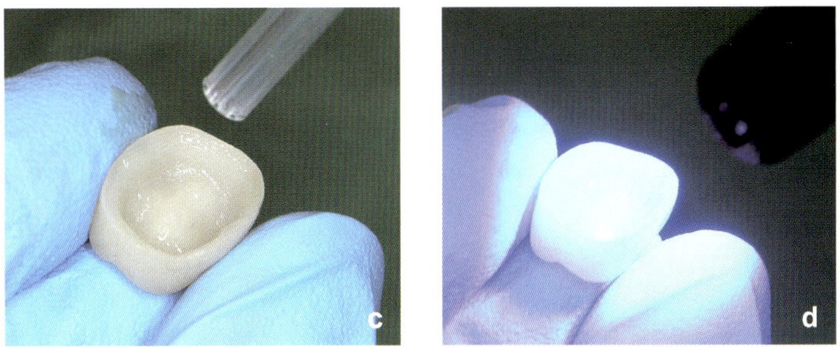

그림 22c, d. 프라이머를 바른(20초 정도) 후, 약 5초 동안 에어 블로우를 통해 건조[액고임 방지와 가능하면 얇게 바르기 위함(**c**)]한 후에 10초 정도 광조사를 한다(**d**).

지대치 전 처리

그림 22e~g. 지대치에 20초 정도 바른(**e**) 후, 약 5초 동안 에어 블로우를 통해 건조[액고임 방지와 가능하면 얇게 바르기 위함(**f**)]한 후에 10초 정도 광조사를 한다(**g**).

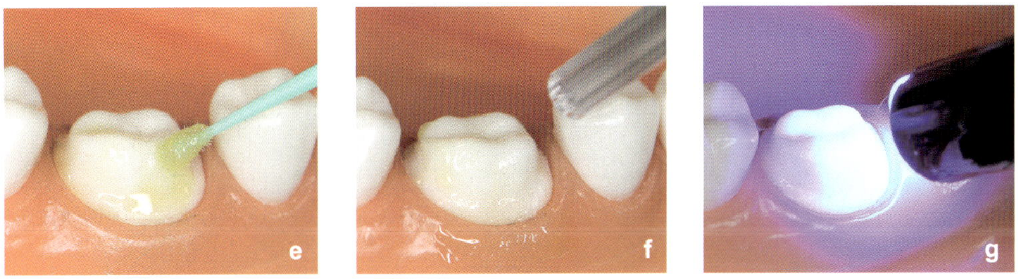

시멘팅

그림 22h, i. 여기서는 복합레진 계열 레진 시멘트(RelyX Universal 레진 시멘트)를 사용하여 크라운 내면에 넘치거나 부족하지 않게 시멘트를 발랐다.

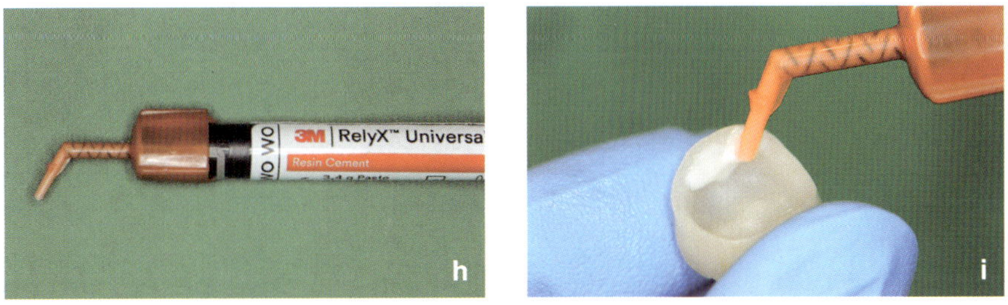

그림 22j. 지대치에 장착하고 인레이·크라운 세터 혹은 코튼 롤 등으로 충분히 압접한 후에, 마진 부분에 2~3초 동안 가경화를 하고 잉여 시멘트를 탐침으로 제거한다. 특히 완전 중합 후에는 인접면에 파고든 시멘트를 제거하기 어려우므로 경우에 따라서는 치실 등을 이용한다. 그 후 각각의 면을 10초 정도를 기준으로 광조사를 골고루 실시한다.

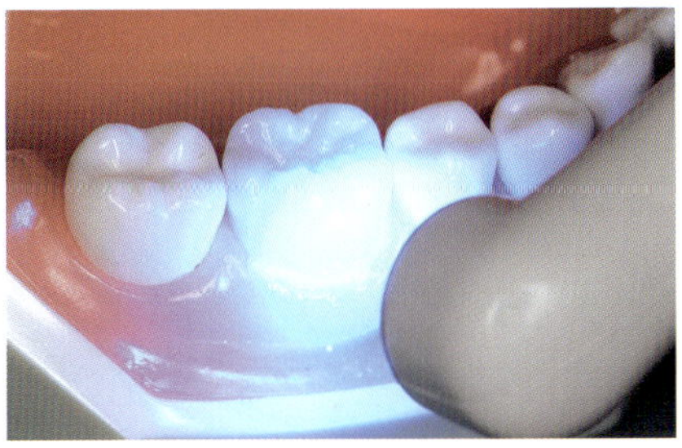

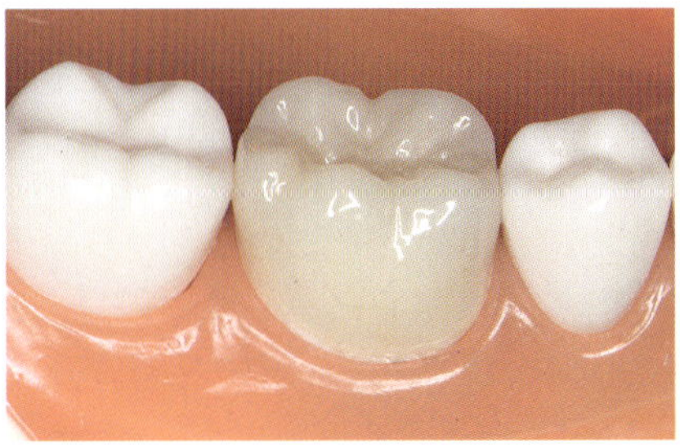

그림 22k, 시멘팅이 끝난 지르코니아 크라운.

5) 지르코니아 크라운의 교합 조정, 형태 수정, 연마

지르코니아 크라운의 교합 조정, 형태 수정, 연마에는 전용 기구를 사용한다. 여기서는 Shofu 사의 지르코니아 연마 시스템을 예로 들어 설명한다.

지르코니아 크라운의 교합 조정, 형태 수정, 연마: 치과기공소, 구강 외

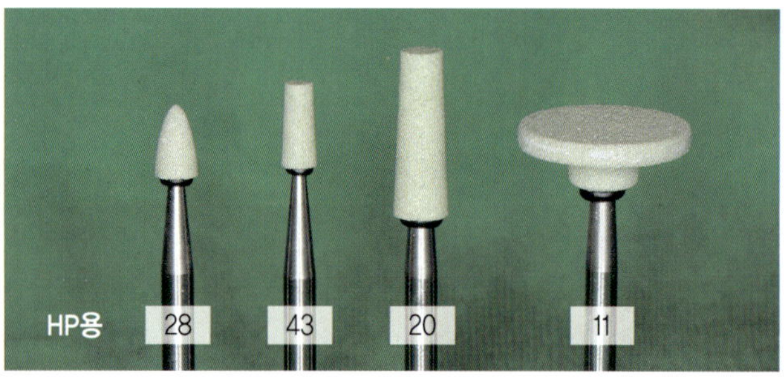

그림 23a. 교합 조정과 형태 수정에는 VITRIFIED DIA를 사용한다. 콘트라 앵글용으로 다양한 형태가 준비되어 있지만, 비교적 사용 빈도가 높은 것을 소개한다. 포인트의 모양은 사용 목적에 맞게 드레싱한다. VITRIFIED DIA는 다이아몬드의 연마입자를 'glass binder'로 결합한 삭제 연마 기구로, 다이아몬드 입자에 의한 삭제력과 카보런덤 포인트와 같은 부드러운 삭제감을 겸비하고 있다. 한편, 다이아몬드 포인트는 다이아몬드 연마입자를 'metal binder'로 결합하고 있어서, 도재나 지르코니아 표면에 치핑이나 striation이 생길 수 있으므로 사용에 주의가 필요하다(그림 24d 참조).

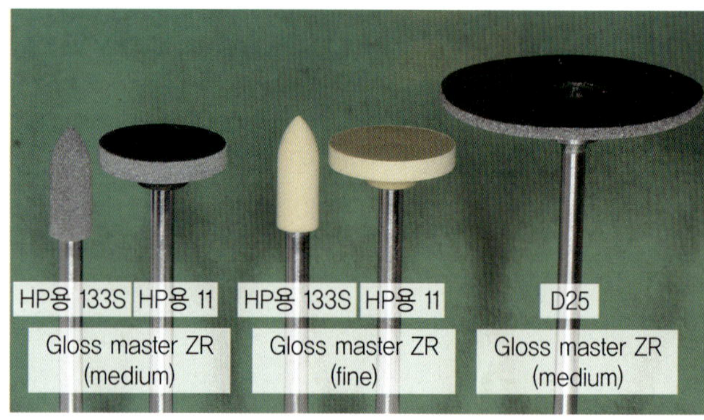

그림 23b. VITRIFIED DIA를 이용한 교합 조정과 형태 수정 후의 중간 연마와 마무리 연마에는 치과용 고무 연마재인 Gloss master ZR(medium과 fine)을 사용함으로써 연마 단계를 간략화할 수 있다. 연마 용도에 따라 포탄 모양(133S)과 휠 모양(11) 및 디스크 모양(D25: 주로 하부 고형 공극과 연결부에 사용)을 가려 사용한다.

교합 조정과 형태 수정

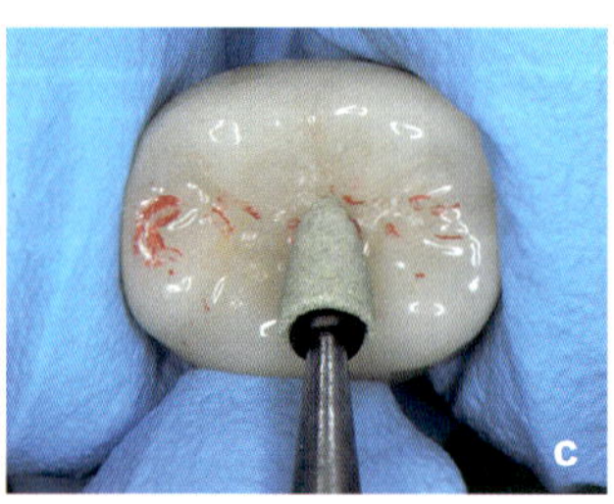

중간 연마

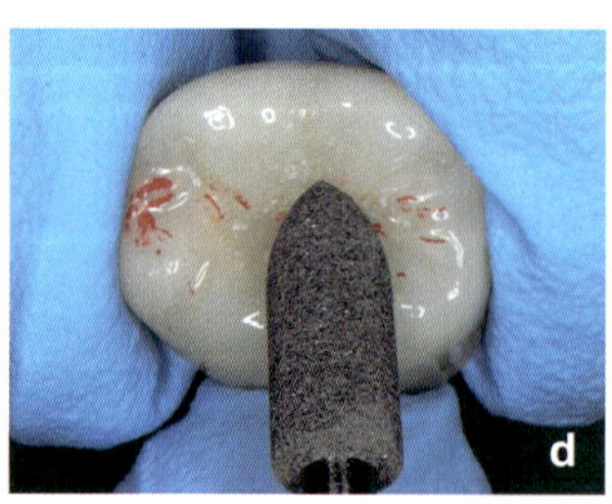

그림 23c, d. 시적을 통해 확인한 교합이 높은 부위와 인접면 접촉점의 구강 외 수정 단계.
c: VITRIFIED DIA를 이용한 교합 조정과 형태 수정[회전수→축면(#43 혹은 #20): 8,000~10,000rpm, 교합면(#28): 5,000~8,000rpm 정도].
d: Gloss master ZR(medium)을 이용한 중간 연마(연마 부위에 따라 다르지만 8,000~12,000rpm).

ZirGloss+브러시를 이용한 마무리 연마

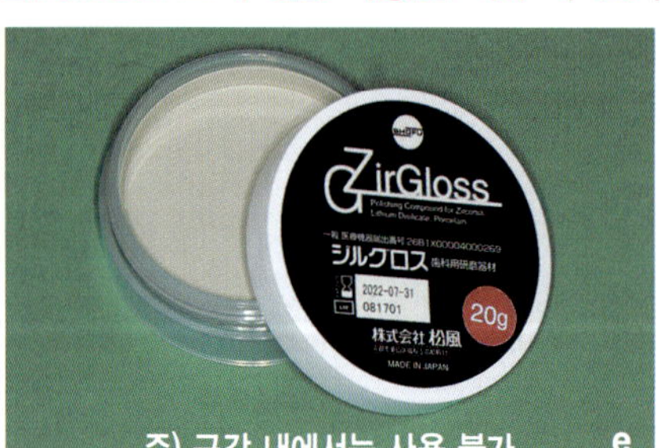

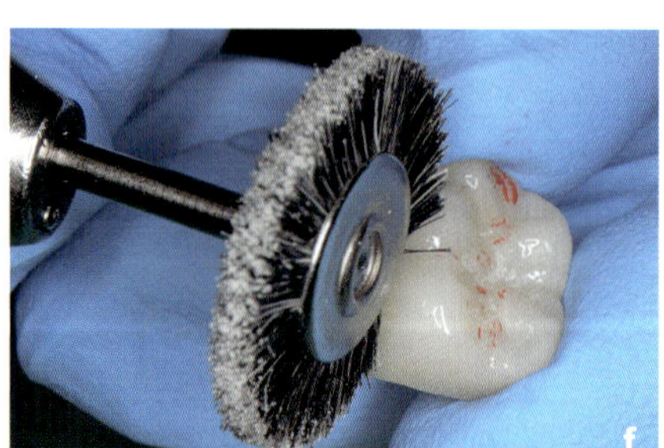

Gloss master ZR를 이용한 마무리 연마

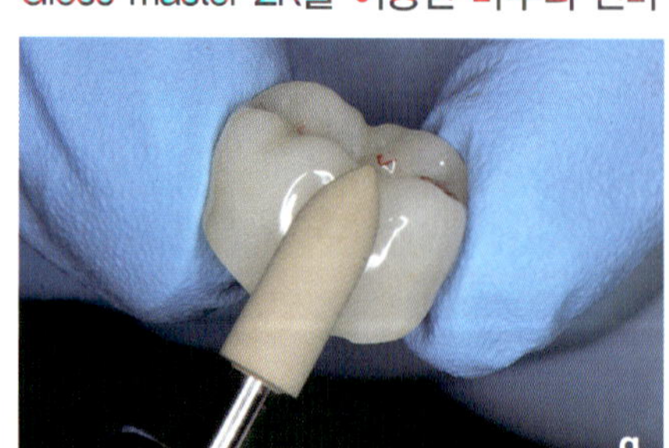

그림 23e~g. 마무리 연마에는 ① 연마재 ZirGloss(**e**)를 브러시에 묻혀 연마[10,000~12,000rpm(**f**)], ② Gloss master ZR[fine: 15,000~20,000rpm 정도(**g**)]의 두 가지를 선택할 수 있지만, ZirGloss를 사용하면(구강 내에서는 사용 불가) 더 빨리 활택한 면으로 마무리 된다.

지르코니아 크라운의 교합 조정과 연마: 구강 내

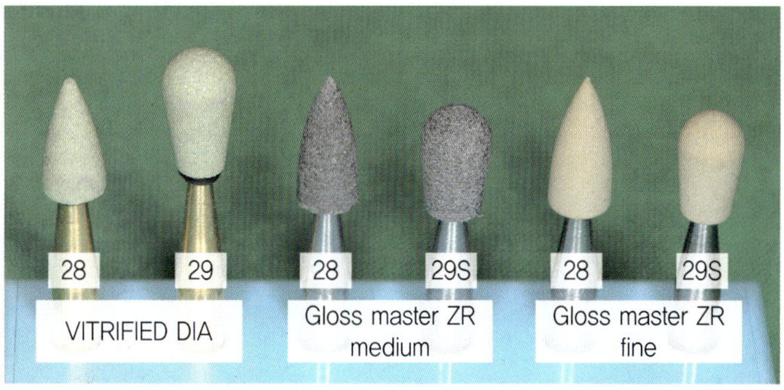

그림 24a. 지르코니아 크라운의 구강 내 교합 조정과 연마에는 각각 콘트라 앵글용 VITRIFIED DIA(28, 29) 또는 Gloss master ZR[medium, fime(28, 29S)]을 사용한다. 각각 2종류의 형태가 있으므로 사용 목적과 부위에 따라 선택한다.

교합 조정

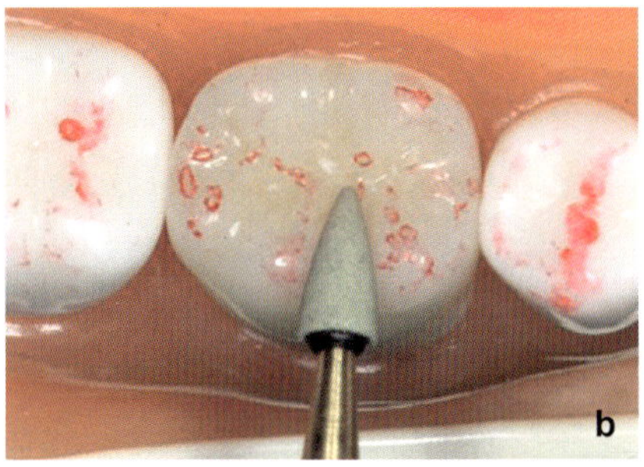

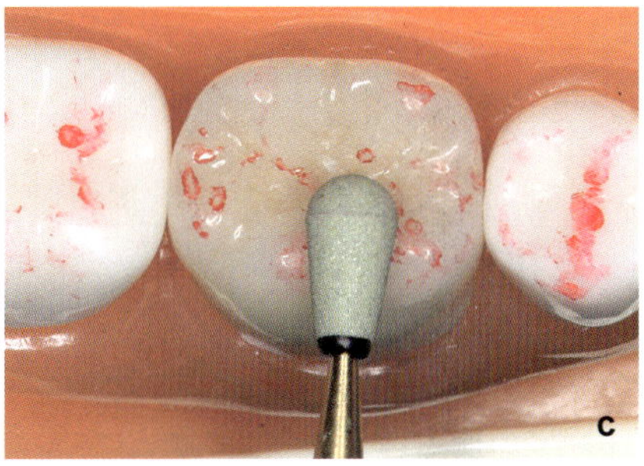

그림 24b, c. 교합면의 조정에는 기본적으로 콘트라 앵글용 VITRIFIED DIA를 사용한다.

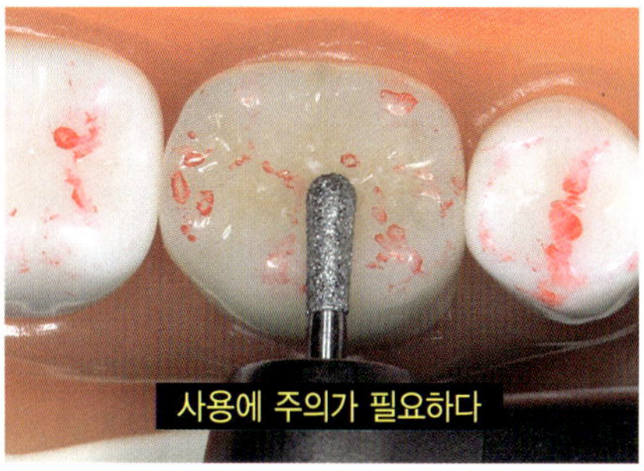

그림 24d. 다이아몬드 포인트는 표면에 치핑이나 striation을 남길 수 있어서 사용 후 삭제와 연마에 주의가 필요하다.

중간 연마

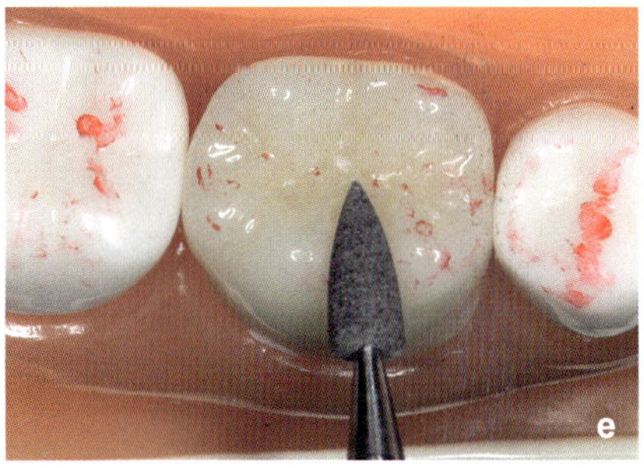

마무리 연마

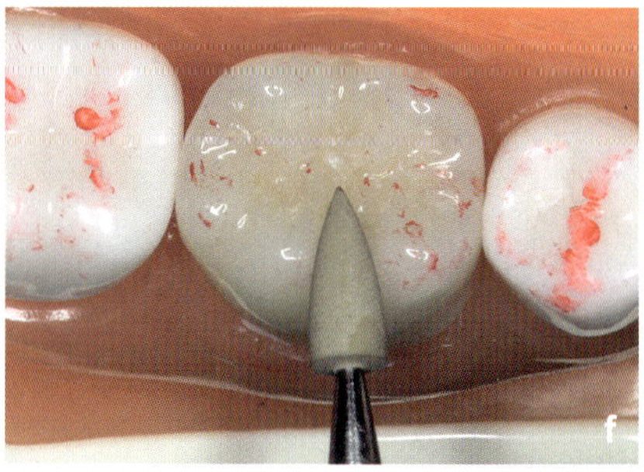

그림 24e, f. 연마는 중간 연마와 마무리 연마의 순서로 각각 Gloss master ZR의 medium [8,000~12,000rpm(**e**)], fine[15,000~20,000 rpm(**f**)]을 사용한다.

6. CAD/CAM 복합레진 크라운 접착 과정의 실제

여기서는 CAD/CAM 복합레진 크라운의 접착 과정을 설명한다. 크라운 시적부터 장착에 이르는 과정에서 임시 수복물을 철거한 후의 지대치 청소에 관해서는 그림 9~11을 참조하기 바란다.

1) 크라운 시적

인접면 접촉, 적합, 교합 상태 확인

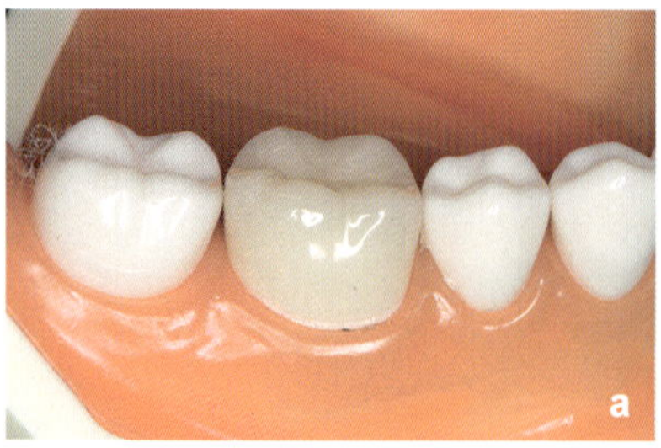

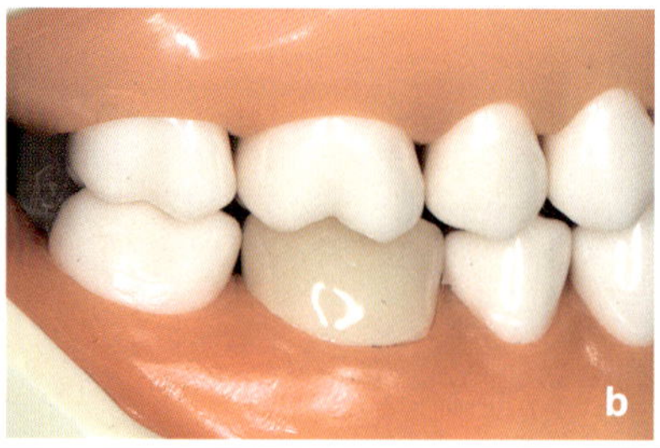

그림 25a, b. 치과기공소에서 납품한 CAD/CAM 복합레진 크라운은 연마와 내면의 샌드 블라스트 처리가 이미 이루어진 상태이다. 구강 내에서 인접면 접촉, 적합, 교합 상태를 확인한다. 이 시점에서 교합이 높은 경우에는 대략적인 교합 조정을 먼저 하는 경우도 있다.

2) MMA 계열 레진 시멘트를 사용하는 경우

크라운 내면의 오염과 대응(표 4 참조)

크라운 내면의 샌드 블라스트 처리

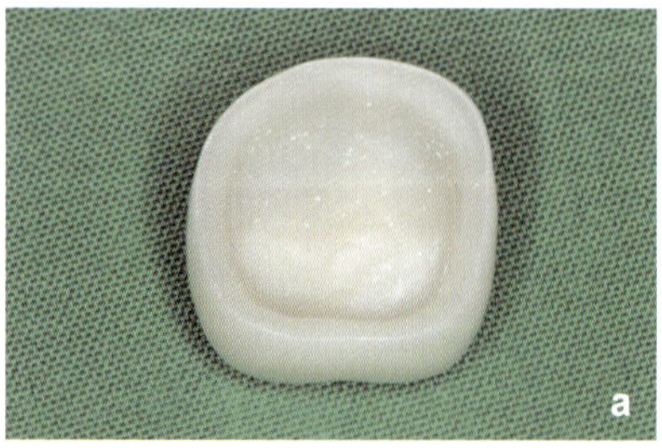

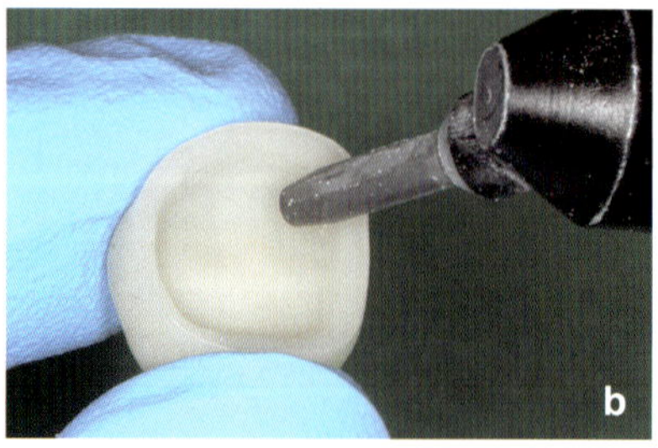

그림 26a. 시적할 때는 되도록 방습에 유의하지만, 타액(경우에 따라서는 삼출액이나 혈액) 등에 의한 오염은 피할 수 없다.
그림 26b. 샌드 블라스트 처리. 0.2MPa 정도의 분사압으로 골고루 시행한다.

크라운 내면 청소

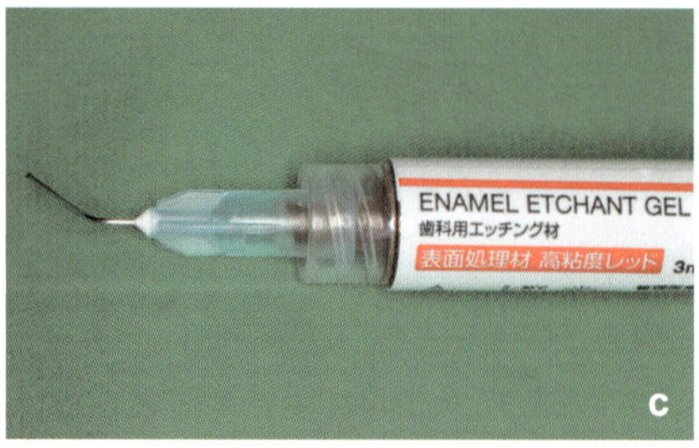

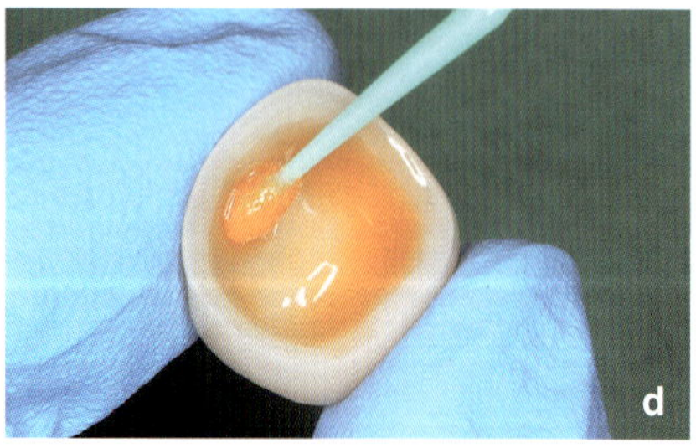

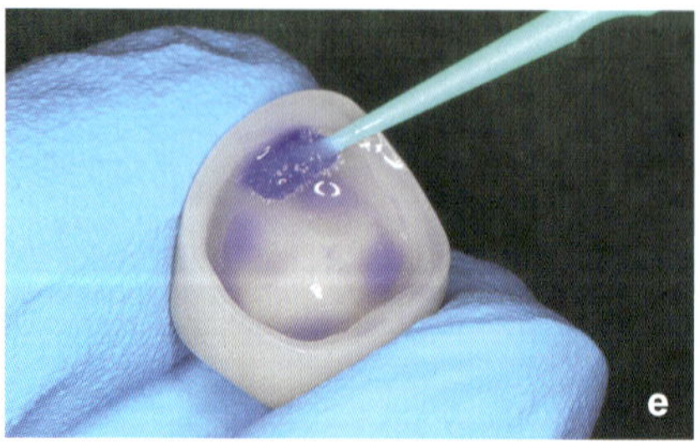

그림 26c~e. CAD/CAM 크라운의 경우는 인산[표면 처리제 레드, Sun Medical(**c, d**) 혹은 MDP-Ca salt 함유 클리너[Katana cleaner(**e**)]로 청소하고 나서 수세, 건조한다.

크라운 내면의 실란 처리

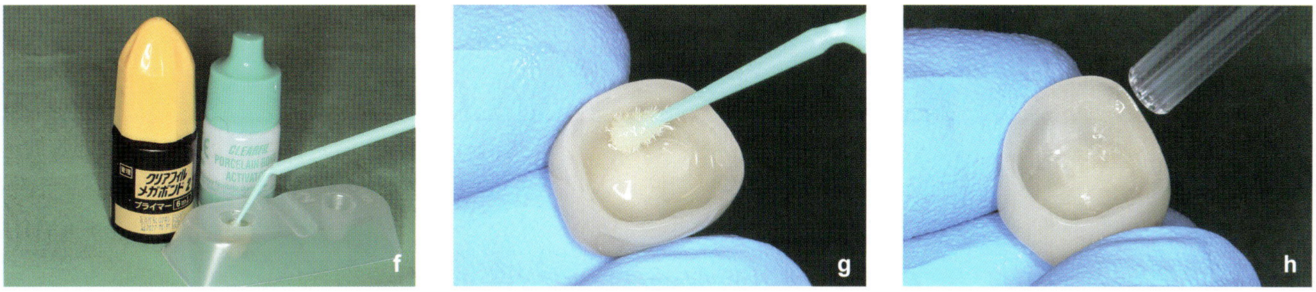

그림 26f. CAD/CAM 복합레진 크라운에서는 시멘팅 전에 크라운 내면에 실란 처리를 해야 한다. 사용하는 시멘트에 따라 실란 처리제가 지정되어 있기도 하지만, 접착에 관한 화학적인 기초 지식이 있으면 재료 선택의 폭이 넓어진다. 여기서는 Clearfil Porcelain bond activator(오른쪽)를 사용했다. 이 제품은 복합레진용 프라이머[Clearfil Megabond 2 프라이머(왼쪽)]와 혼합해 사용한다(모두 Kuraray noritake dental, Morita).
그림 26g, h. 실란 처리제를 바른(**g**) 후 충분히 에어 블로우를 하여(**h**), 액고임이 없도록 주의한다.

지대치에 대한 전 처리

그림 26i, j. CAD/CAM 복합레진 크라운을 접착할 때 지대치에 대한 전 처리(상아질을 가정함)로서 구연산 또는 염화 제2철(표면 처리제 그린)로 5~10초 정도 표면 처리를 하고 나서 수세, 건조한다.

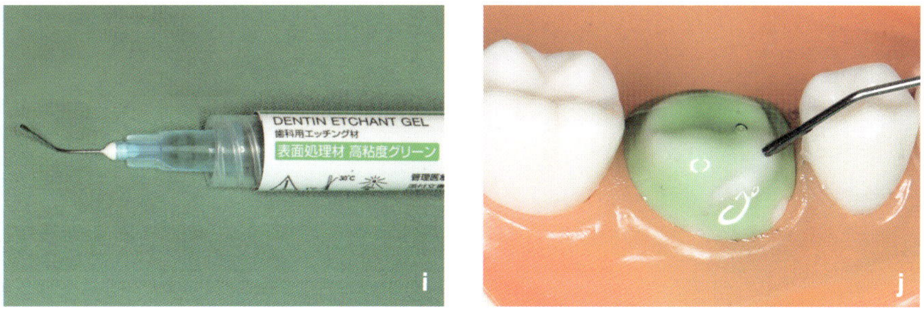

시멘팅

그림 26k. 화학 중합형 MMA 계열 치과용 접착 시멘트인 SuperBond를 사용했다. 여기서는 brush dip법으로 시멘팅했다.
그림 26l. 치관색 파우더를 사용해 brush dip법으로 크라운 내면에 시멘트를 적당량 발랐다.

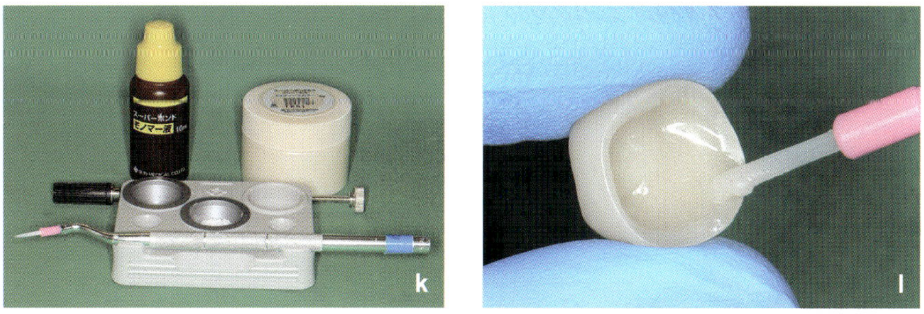

그림 26m, n. 지대치에 장착 후 인레이·크라운 세터(**m**) 혹은 코튼 롤(**n**) 등으로 충분히 압접한다.

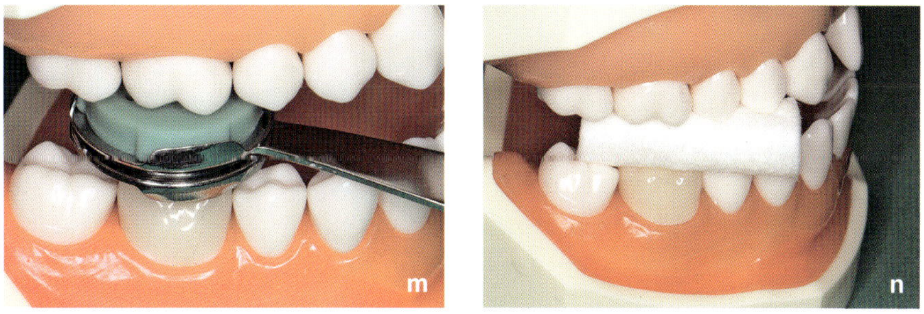

(계속) 시멘팅

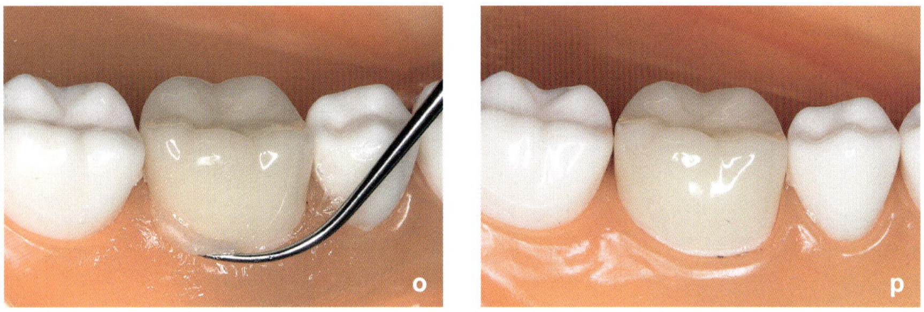

그림 26o. 잉여 시멘트를 탐침으로 제거하고, 시멘트의 화학 중합이 완전히 끝나기를 기다린다(분액비에 따라 다르지만 7~8분 이상이 확실함).
그림 26p. 시멘팅이 끝난 CAD/CAM 크라운.

3) 복합레진 계열 레진 시멘트를 사용하는 경우

크라운 내면의 오염과 대응(표 4 참조)

샌드 블라스트 처리

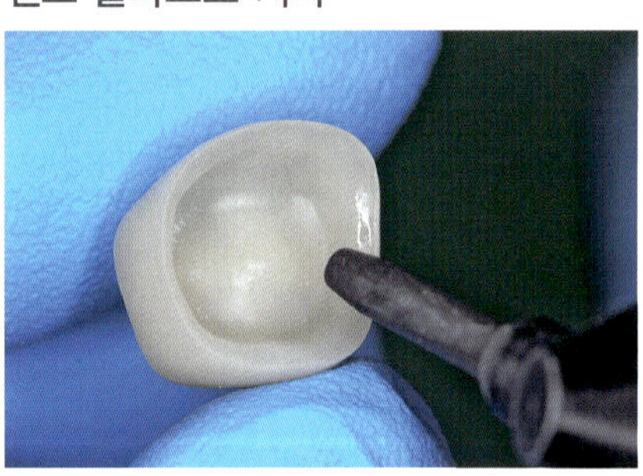

그림 27a. 샌드 블라스트 처리. 0.2MPa 정도의 분사압으로 골고루 시행한다.

크라운 내면 청소

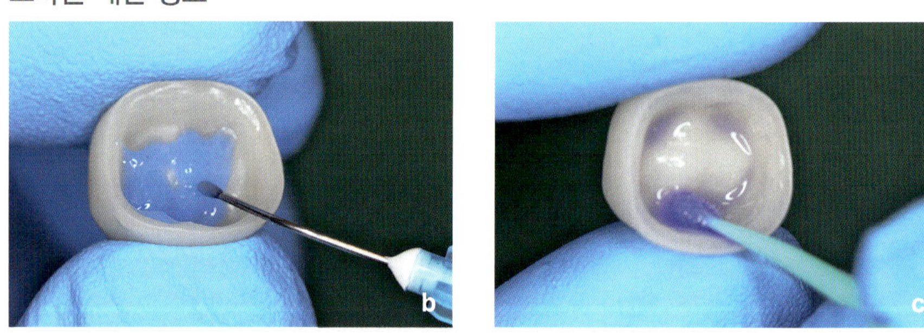

그림 27b, c. 여기서는 인산[K etchant syringe(**b**) 혹은 MDP-Ca salt 함유 클리너[Katana cleaner(**c**)]로 청소하고 나서 수세, 건조한다.

크라운 내면의 실란 처리

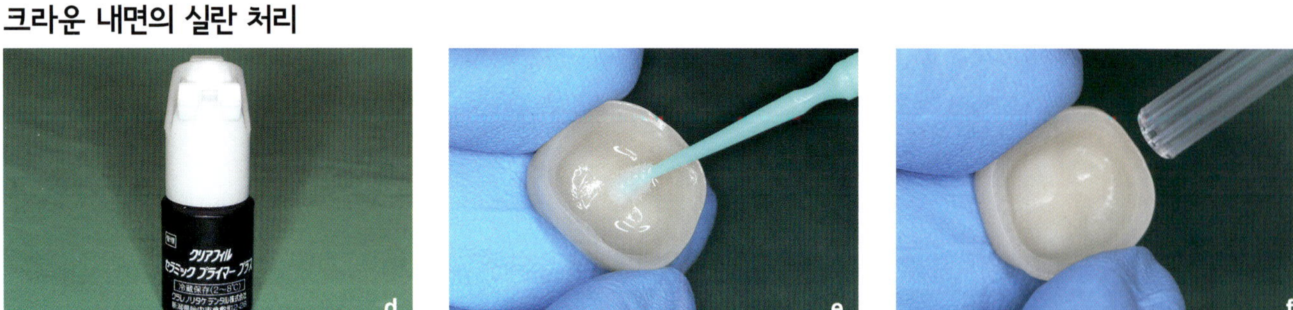

그림 27d~f. CAD/CAM 복합레진 크라운에서는 시멘팅 전에 실란 처리를 해야 한다. 여기서는 레진 시멘트로서 Panavia V5를 사용하기 때문에 전용 1액성 실란 처리제[Clearfil Ceramic Primer Plus(**d**)]를 사용했다. 통법대로 실란 처리제를 바른(**e**) 후 충분히 에어 블로우를 하여 액고임이 없도록 주의한다.

지대치에 대한 전 처리

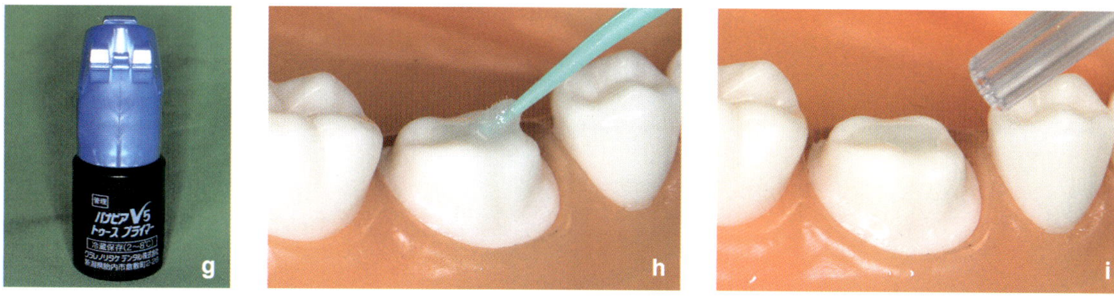

그림 27g~i. CAD/CAM 복합레진 크라운을 접착할 때는 지대치에 대한 전 처리로서 셀프에칭 프라이머인 Panavia V5 Tooth 프라이머를 치면에 바른다(**g, h**). 여기에는 HEMA, MDP 메타크릴산 계열 모노머가 함유되어 있다. 바를 때는 충분히 방습을 하고 약 20초 후에 에어 블로우를 한다(i).

시멘팅

그림 27j, k. 여기서는 복합레진 계열 레진 시멘트(Panavia V5)를 사용하는데, 크라운 내면에 넘치거나 부족하지 않게 시멘트를 바른다.

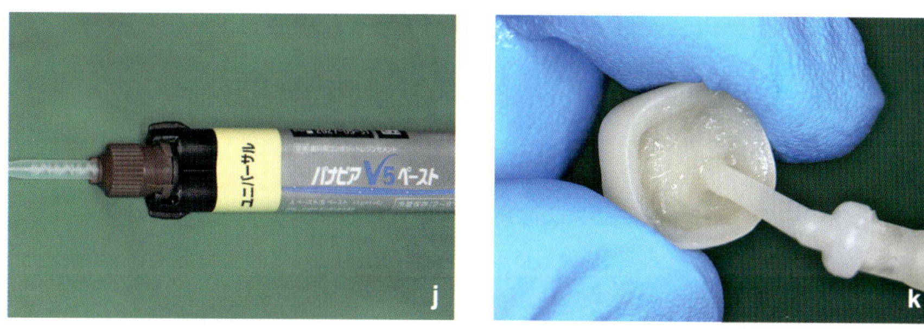

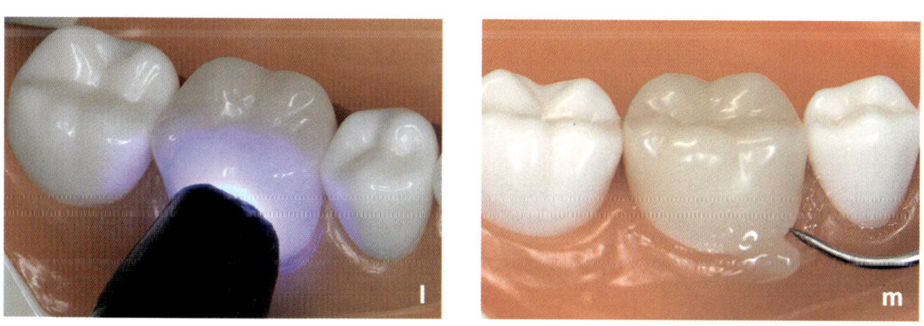

그림 27l, m. 지대치에 장착 후, 인레이·크라운 세터 혹은 코튼 롤 등으로 충분히 압접한 후에, 마진 부분에 3~5초 동안 가경화를 하고(l), 잉여 시멘트를 탐침으로 제거한다(**m**). 특히 인접면에 파고 들어간 시멘트는 완전 중합 후에는 제거가 어려우므로 경우에 따라서는 치실 등을 사용한다. 그 후 10초 정도 골고루 광조사를 한다. 화학적으로 완전히 중합하는 경우는 3분이 기준이다.

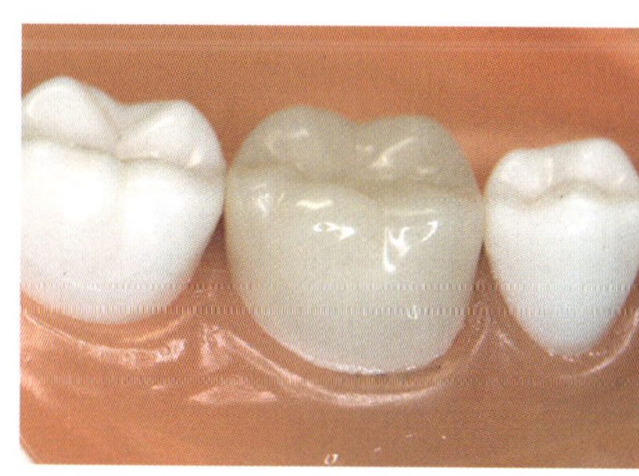

그림 27n. 시멘팅이 끝난 CAD/CAM 복합레진 크라운.

4) CAD/CAM 복합레진 크라운의 교합 조정, 형태 수정, 연마

CAD/CAM 복합레진 크라운에는 무기질 필러가 60~70% 포함되어 있어, 기본적으로는 PFM 크라운 연마와 유사한 개념을 가지는 것이 중요하다. CAD/CAM 복합레진 크라운 연마에 관한 문헌은 적고, 지르코니아 크라운과 비교해도 시판하는 연마 전용 키트의 종류가 적다. 여기서는 GC 사(Meisinger 사를 포함함)의 CAD/CAM 복합레진 크라운 연마 시스템(복합레진용 연마 시스템, 하이브리드 레진용 연마 시스템)을 예로 들어 설명한다.

CAD/CAM 복합레진 크라운의 교합 조정, 형태 수정, 연마(복합레진용 연마 시스템): 치과기공소, 구강 외

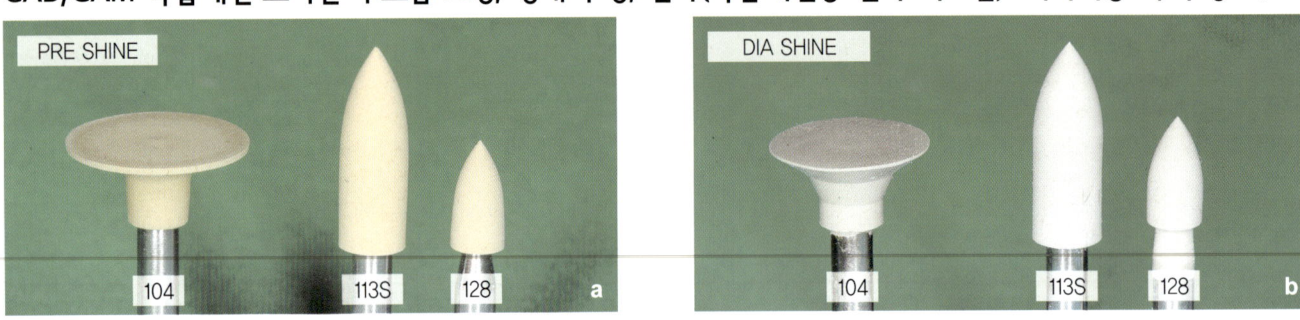

그림 28a, b. CAD/CAM 복합레진 크라운의 교합 조정과 형태 수정은 카보런덤 포인트 또는 기공용 카바이드 버를 사용한 후 마지막으로 초미립자 타입의 다이아몬드 포인트를 이용해 표면의 거칠기를 조정한다.
형태 수정이 끝난 후의 CAD/CAM 복합레진 크라운은
① GC PRE SHINE(GC)[이하 PRE SHINE으로 줄임](**a**)
② GC DIA SHINE(GC)[이하 DIA SHINE으로 줄임](**b**)의 순서로 2단계로 연마한다. 이 제품은 콘트라 앵글용뿐이므로 구강 외와 치과기공소에서 연마할 때는 콘트라 앵글 혹은 스트레이트 앵글 핸드피스에 장착하여 사용한다.
주) ① PRE SHINE은 합성 고무에 입자 지름 10~20㎛의 white alundum※을 배합한 중간 마무리용 러버 포인트.
※알루미나를 전기로에서 용융 환원한 후에 응고→분쇄하고 입자를 정렬한 연마재.
② DIA SHINE은 부드러운 실리콘에 입자 지름이 4~8㎛인 초미립자 다이아몬드를 배합한 광택 연마용 폴리셔.

형태 수정　　중간 연마　　마무리 연마

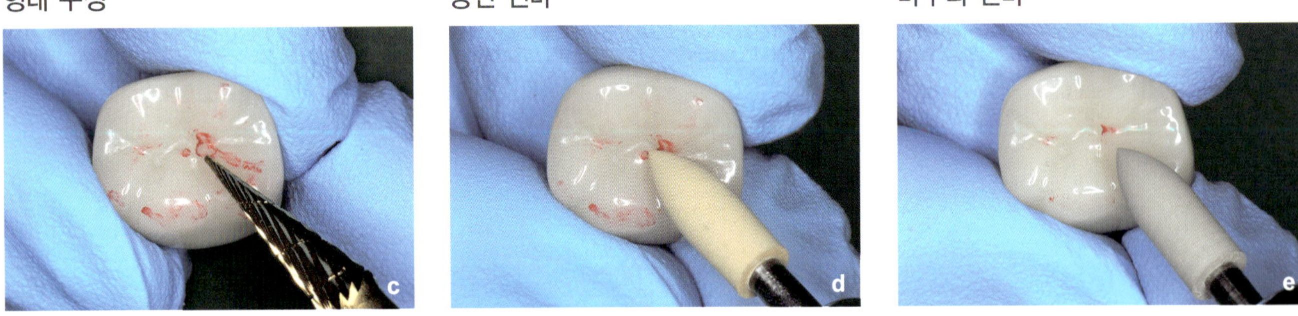

그림 28c~e. 구강 외에서 시행하는 일련의 작업 단계는 먼저, 시적을 통해 확인한 교합이 높은 부위와 인접면 접촉 부위의 형태 수정에 카보런덤 포인트 또는 기공용 카바이드 버(**c**)를 사용한 후, 초음파 타입의 다이아몬드 포인트를 이용하여 표면의 거칠기를 조정한다. 그 후 PRE SHINE을 이용한 중간 마무리 연마(**d**), DIA SHINE을 이용한 마무리 연마(**e**)의 순서로 진행한다.
주) PRE SHINE과 DIA SHINE은 충분한 주수 하 혹은 에어 냉각 하에서, 소프트 터치(feather touch)로 사용한다(제조사 권장: 15,000~25,000rpm).

CAD/CAM 크라운의 교합 조정, 연마(복합레진용 연마 시스템): 구강 내

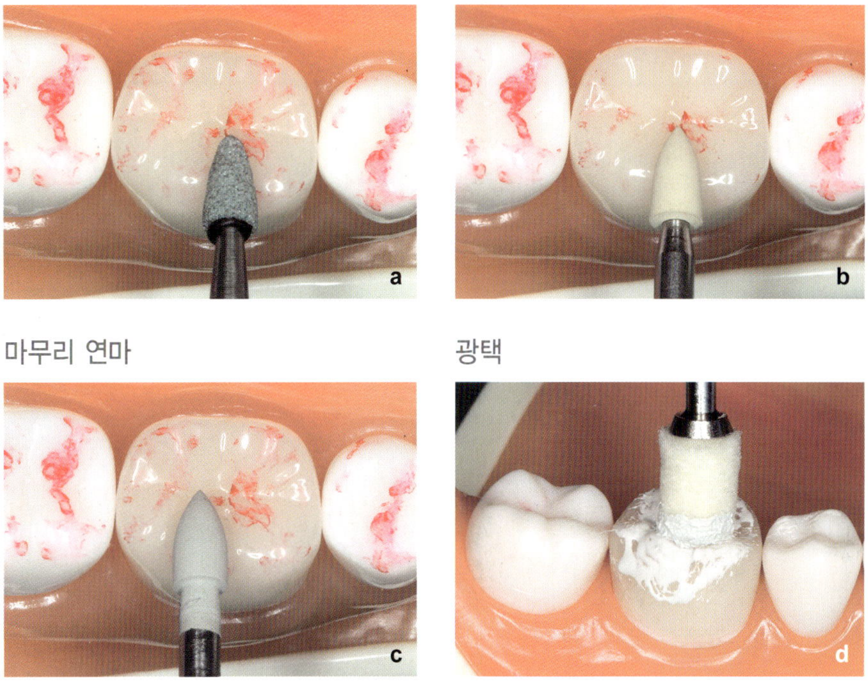

그림 29a~e. CAD/CAM 크라운의 구강 내 교합 조정과 연마. 카보런덤 포인트(**a**) 혹은 초미립자의 다이아몬드 포인트(병용 가능)를 사용한 교합 조정 후에, PRE SHINE을 이용한 중간 마무리 연마(**b**), DIA SHINE을 이용한 마무리 연마(**c**), 광택 마감(**d, e**)의 순서로 진행한다.

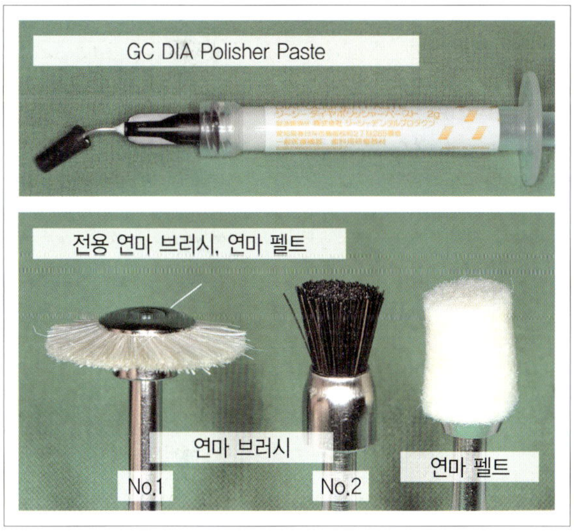

e: 광택 마감은 GC DIA Polisher Paste(GC)(약 1㎛의 다이아몬드 연마 입자를 함유한 페이스트)로, 전용의 연마 브러시나 연마 펠트를 사용해 시행한다(d는 연마 펠트를 사용하는 모습).

CAD/CAM 복합레진 크라운의 연마(하이브리드 레진용 연마 시스템)

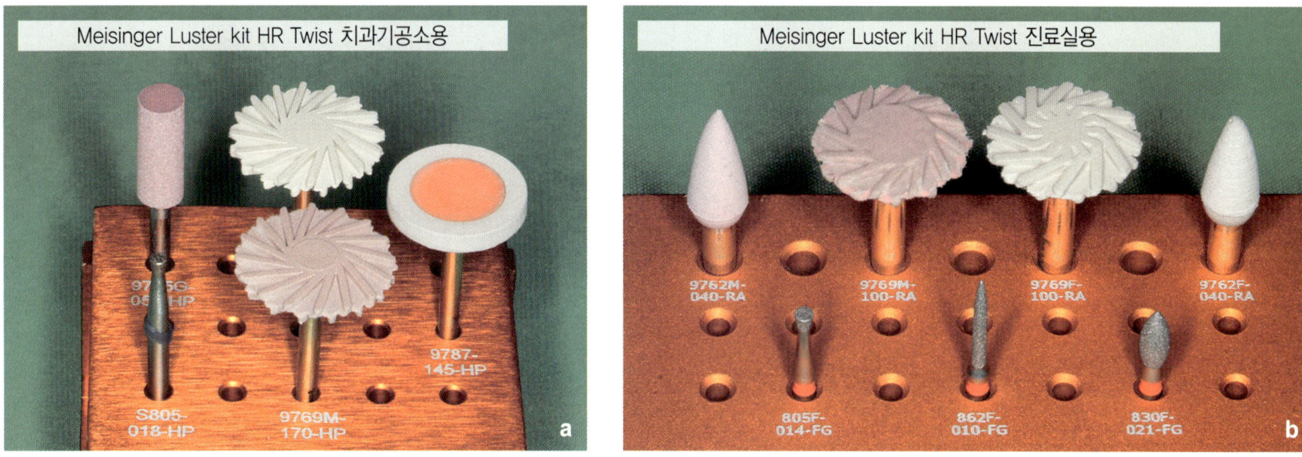

그림 30a, b. Meisinger 사의 하이브리드 레진 삭제, 연마 키트(모두 GC).
a: Meisinger Luster kit HR Twist 치과기공소용. 형태 수정용 다이아몬드 포인트, 산화알루미늄 제재의 삭제 버, 마무리 연마용 폴리셔를 포함한다.
b: Meisinger Luster kit HR Twist 진료실용. 형태 수정용 초미립자의 다이아몬드 포인트와 마무리 연마용의 폴리셔(각각 2가지 형태)를 포함한다.

마무리

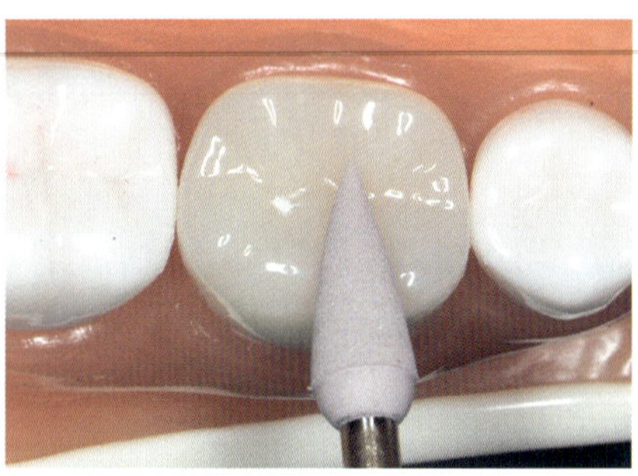

c: Meisinger 폴리셔(마무리용) FP9762M.

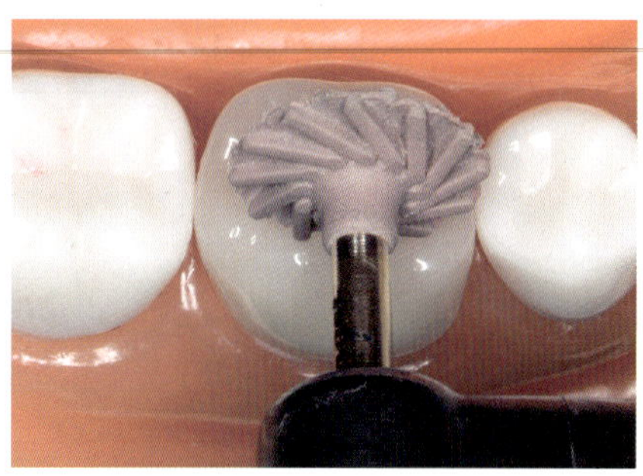

d: Meisinger 폴리셔(마무리용) FP9769M.

광택

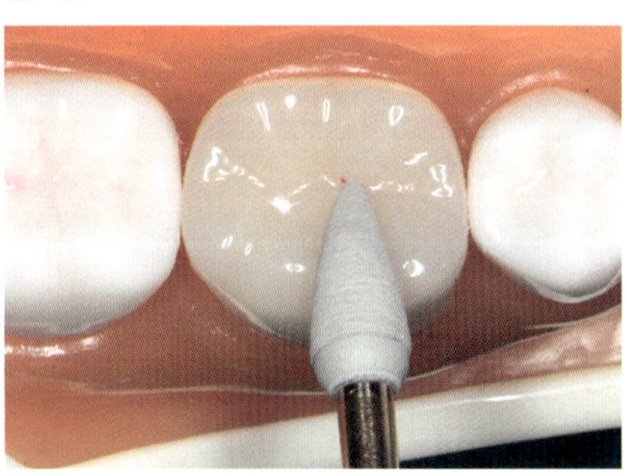

e; Meisinger 폴리셔(광택용) FP9762F.

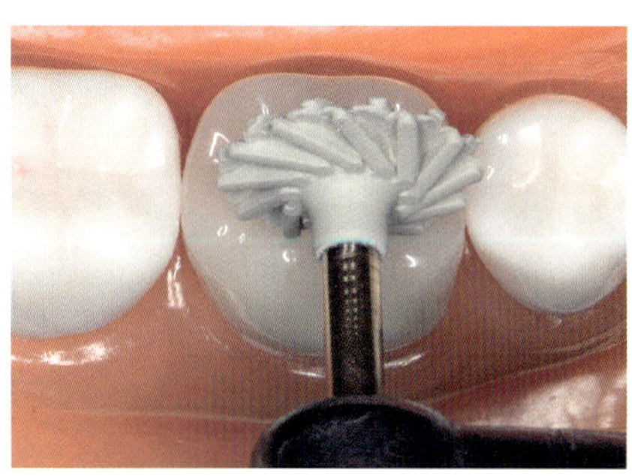

f: Meisinger 폴리셔(광택용) FP9769F.

그림 30c~f. CAD/CAM 복합레진 크라운의 구강 내 연마에 Meisinger Luster kit HR에 포함된 폴리셔(Meisinger 폴리셔)를 사용한 예를 간단히 제시한다. CAD/CAM 복합레진 크라운의 형태 수정과 교합 조정은 그림 28, 29에 제시한 기본 술식과 사용 기구의 기준을 따른다. 마무리(**c, d**)와 광택 연마(**e, f**)에는 우레탄 수지 제재의 폴리셔(작은 불꽃 모양, twist 모양)를 사용한다. 특히 twist 모양 폴리셔는 브러시의 끝이 교합면과 인접부 등의 좁은 곳까지 들어가 효과적인 연마를 할 수 있다.
Meisinger 폴리셔는 물을 뿌리지 않은 상태에서 12,000~15,000rpm 정도로 사용한다. 접촉 압력은 소프트 터치(feather touch)로 연마한다.

7. PEEK 크라운 접착 과정의 실제

여기서는 PEEK 크라운의 접착 과정을 설명한다. 크라운 시적부터 장착에 이르는 과정에서 임시 수복물을 철거한 후의 지대치 청소에 관해서는 그림 9~11을 참조하기 바란다.

1) 크라운 시적

인접면 접촉, 적합, 교합 상태 확인

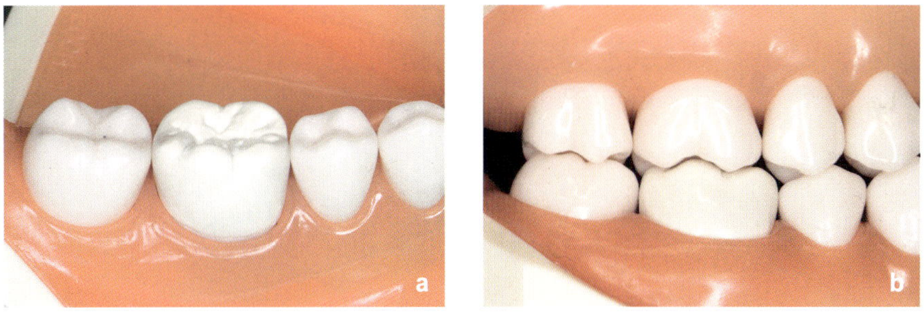

그림 31a, b. 치과기공소에서 납품한 PEEK 크라운은 연마와 내면의 샌드 블라스트 처리가 이미 이루어진 상태이다. 구강 내에서 인접면 접촉, 적합, 교합 상태를 확인한다. 이 시점에서 교합이 높은 경우에는 그림 36, 37에서 제시한 연마용 포인트를 사용하여 미리 대략적인 교합 조정을 하는 경우도 있다.

2) 크라운 내면의 오염과 대응(표 4 참조)

크라운 내면의 샌드 블라스트 처리

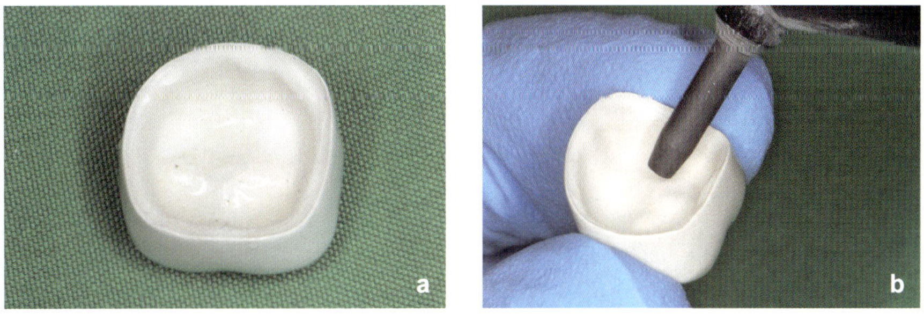

그림 32a. 시적할 때는 되도록 방습에 유의하지만, 타액(경우에 따라서는 삼출액이나 혈액) 등에 의한 오염은 피할 수 없다.
그림 32b. 샌드 블라스트 처리. 0.2MPa 정도의 분사압으로 골고루 시행한다.

크라운 내면 청소

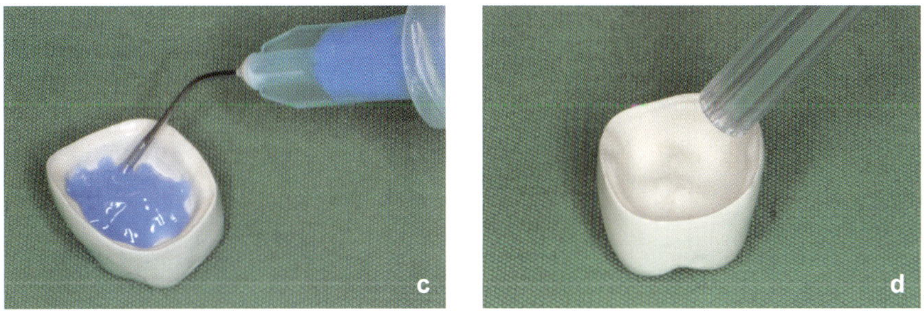

그림 32c, d. PEEK 크라운의 경우는 인산(K etchant syringe)으로 청소하고 나서 수세, 건조한다[주: 2025년 3월 현재, PEEK 크라운 내면 청소에 MDP-Ca salt 함유 클리너(Katana cleaner) 사용을 추천하지 않음].

3) 크라운 내면에 전용 프라이머 바르기

프라이머 바르기

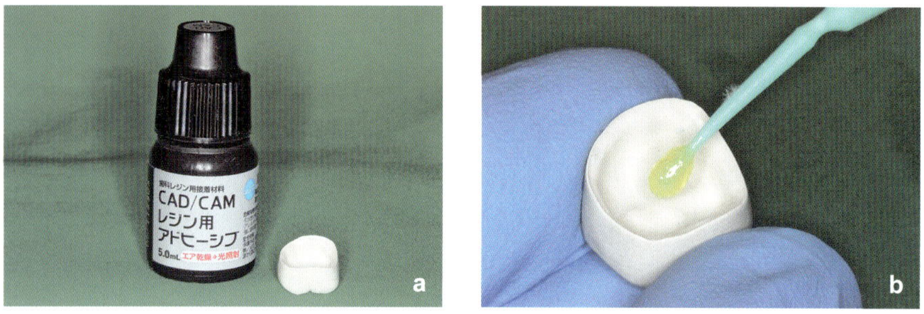

그림 33a, b. PEEK 크라운에서는 시멘팅 전에 크라운 내면에 전용 프라이머를 발라야 한다.

광조사

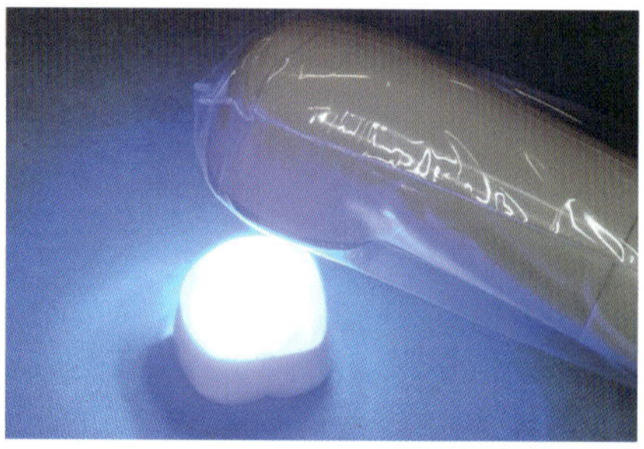

그림 33c. 시멘팅할 때의 들뜸을 방지하기 위해 충분히 에어 블로우를 해 되도록이면 프라이머가 얇게 퍼지도록 주의한 후, 약 10초 광조사를 한다.

4) 지대치에 대한 전 처리

전 처리제 바르기

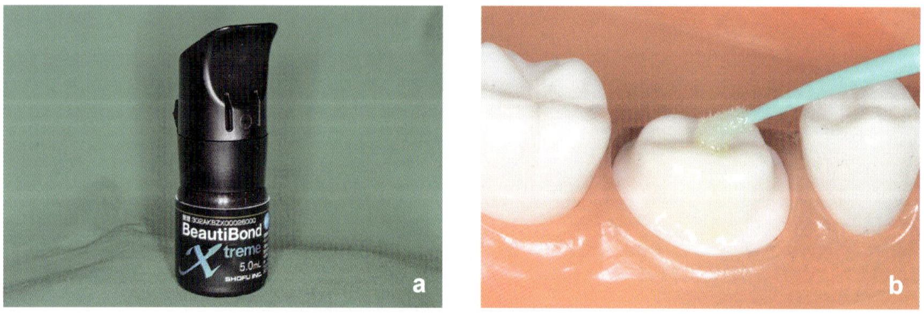

그림 34a, b. PEEK 크라운을 접착할 때 지대치에 대한 전 처리로서 BeutiBond Xtreme (Shofu)을 전체에 바른다.

에어 블로우, 광 조사

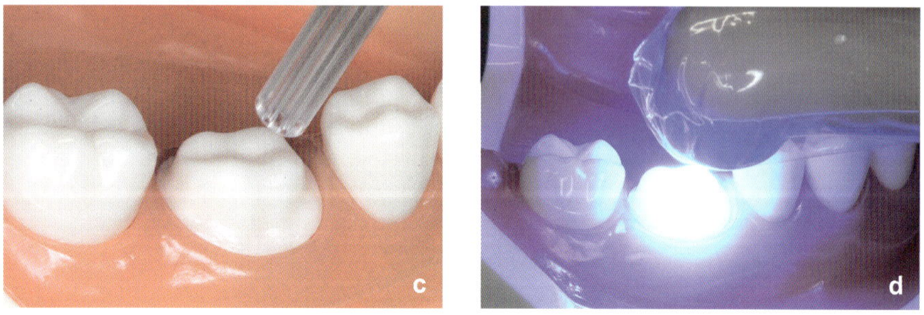

그림 34c, d. 액체 등을 충분히 에어 블로우(c)한 후 광조사를 한다(d). 이때 충분히 방습하는 것을 잊어서는 안 된다.

5) 시멘팅

레진 시멘트 바르기

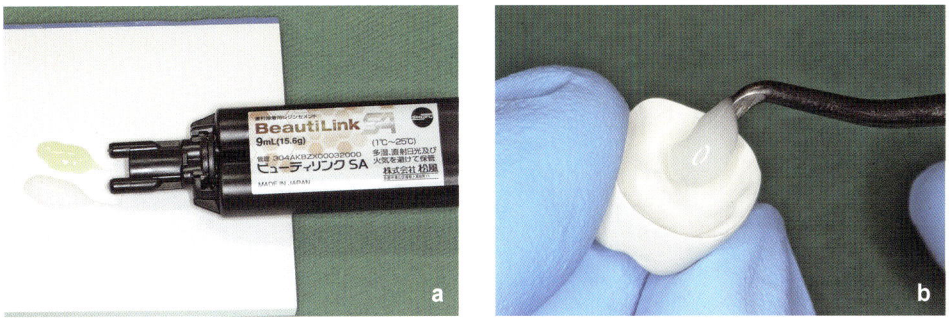

그림 35a, b. 접착성 레진 시멘트로서 BeautiLink SA(Shofu)를 사용한다(오토 믹싱 타입과 핸드 믹싱 타입 중에서 선택 가능. 여기서는 핸드 믹싱 타입을 사용함).

지대치에 압접~잉여 시멘트 제거

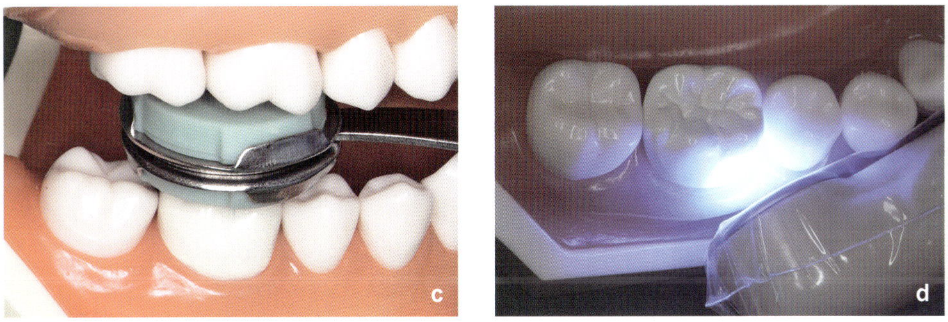

그림 35c, d. 지대치에 장착 후, 인레이·크라운 세터 혹은 코튼 롤 등으로 충분히 압접한다. 그 후, 변연부에 광조사(20초 정도)를 하여 잉여 시멘트를 가경화시킨다(**d**).

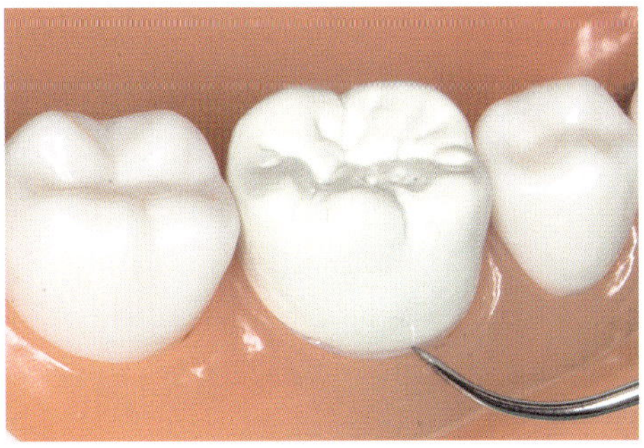

그림 35e. 가경화된 잉여 시멘트를 탐침으로 제거한다. PEEK 크라운은 빛 투과성이 없기 때문에 시멘트가 화학 중합이 완전히 끝나기를 기다린다(5분 이상).

시멘팅 종료

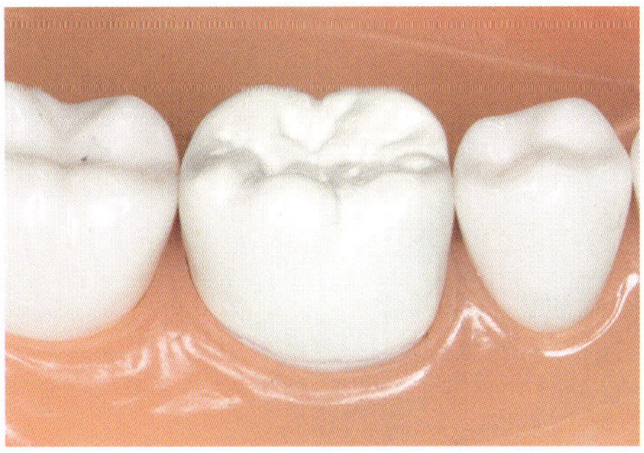

그림 35f. 시멘팅이 끝난 PEEK 크라운.

6) PEEK 크라운의 교합 조정, 연마

PEEK 크라운의 교합 조정, 연마: 치과기공소, 구강 외

중간 마무리

그림 36a~d. PEEK의 재료학적 특성으로부터 각종 포인트는 10,000rpm 이하로 사용한다(그림 38 참조). 교합과 인접면 접촉의 조정에는 카보런덤 포인트를 사용한다.

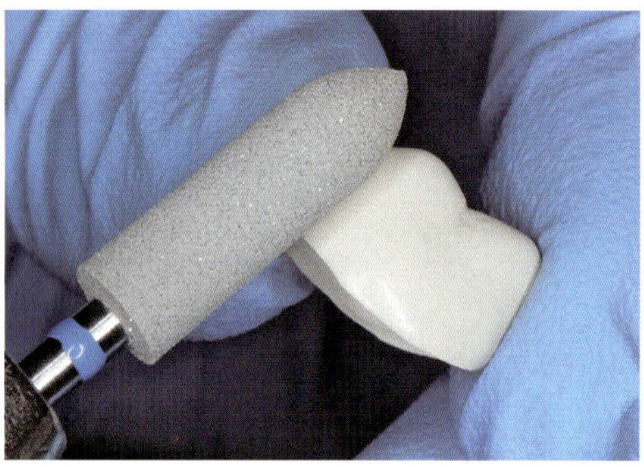

a: 중간 마무리. Shofu 실리콘 포인트 P 타입(Shofu)으로 강한 압력을 가하지 않고 문지르듯이 연마한다.

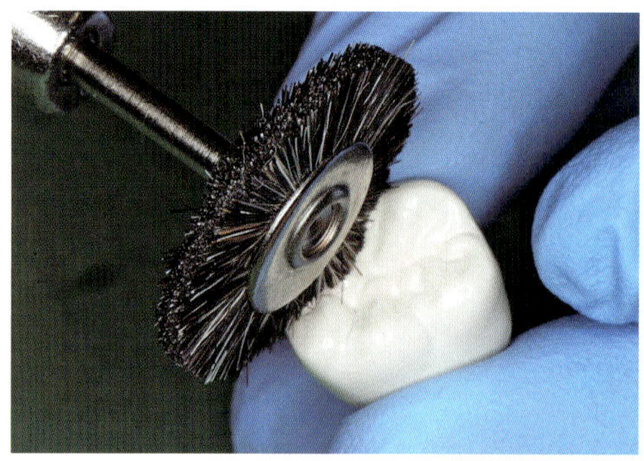

b: 중간 마무리(교합면). 교합면은 구 부분을 Shofu Pivot 브러시(Shofu)를 이용하여 너무 강하게 대지 않고 매우 부드러운 터치로 연마한다.

최종 마무리

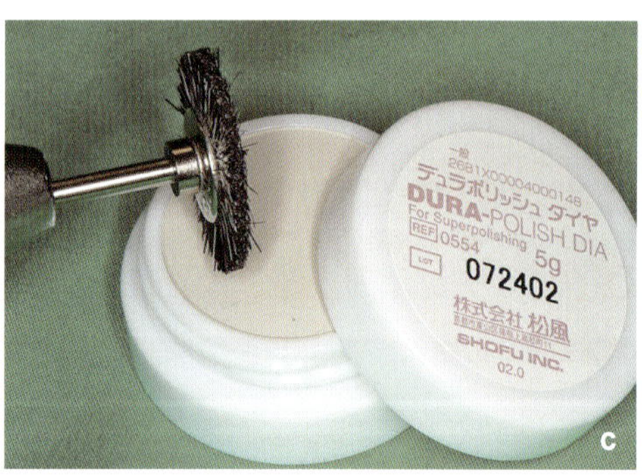

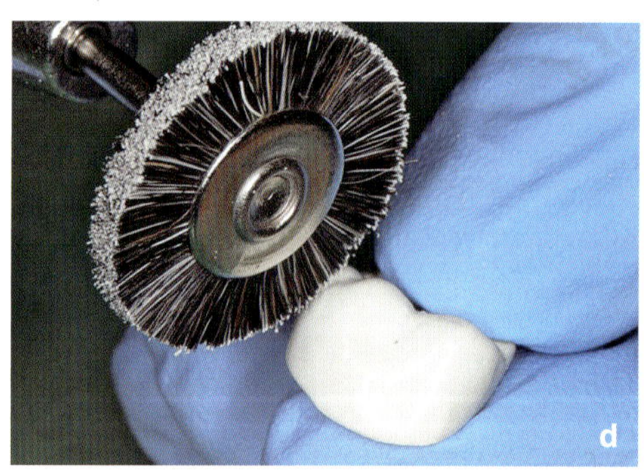

c, d: 최종 마무리. Shofu Pivot 브러시에 DURA-POLISH DIA(Shofu)을 묻혀 연마한다. 연마가 끝난 후에는 펠트 휠로 DURA-POLISH DIA를 철저히 제거한다(DURA-POLISH DIA는 연마 입자에 다이아몬드를 사용한 고밀도 다이아몬드 연마 콤파운드임).

PEEK 크라운의 교합 조정, 연마: 구강 내

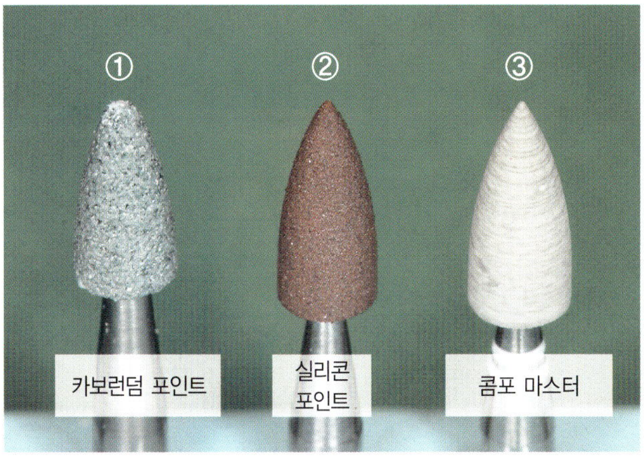

그림 37a. PEEK 크라운의 구강 내 교합 조정과 연마에는 각각 콘트라 앵글용의
① 카보런덤 포인트(교합 조정)(**d**)
② 실리콘 포인트[M2(브라운: 가는 입자)](중간 마무리)(**c**)
③ 콤포 마스터 CA(최종 마무리)(**d**)를 순차적으로 사용하는 것을 권장한다.

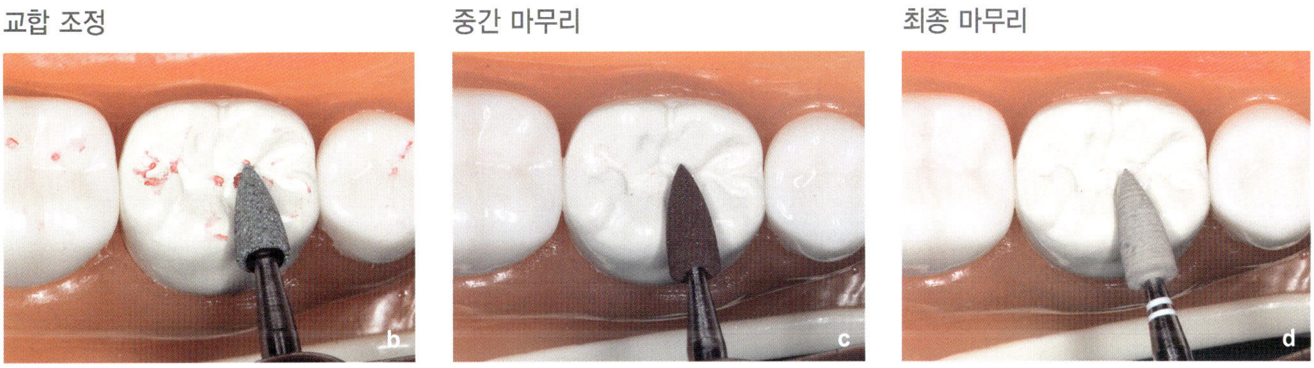

그림 37b~d. 모든 포인트는 10,000rpm 이하로 사용하며, 마찰열로 연마면을 녹이지 않도록 저속에서 부드럽게 연마한다.

교합 조정, 형태 수정, 연마할 때 발생하는 문제

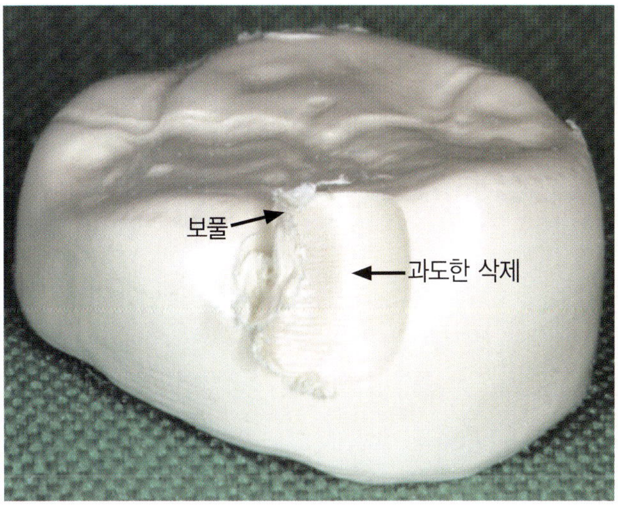

그림 38. PEEK는 적당하지 않은 연마 기구(다이아몬드 포인트 등)의 사용, 포인트 종류의 부적절한 회전수나 접촉압으로 인해 조정면이나 연마면이 지나치게 깎이거나 표면의 용해로 인한 '보풀이 이는 듯 한 거친 면'을 보이는 경우가 있다.

CAD/CAM을 응용한 보철물의 확실한 접착을 위한 체크 리스트

	확인 사항	이 책의 참고 Chapter	체크 ☑
1	적절한 지대치 형태와 와동 형태	Chapter 1~6	☑
2	보철물 내면(접착면)에 대한 기계적 처리(샌드 블라스트, 불화수소화산 처리)	Chapter 8: 표 3	☑
3	지대치에 남은 가착재의 제거와 청소	Chapter 8: 표 5	☑
4	시적 후 보철물 내면의 청소, 타액 등 오염물의 제거	Chapter 8: 표 4	☑
5	보철물 내면(접착면)에 대한 실란 처리, 전용 접착재 처리(PEEK 크라운의 경우)	Chapter 8: 표 3	☑
6	지대치 표면의 재청소와 방습 등	Chapter 8: 표 5	☑
7	지대치 표면의 접착 전 처리와 치면 및 각종 지대 축조 재료에 대한 대응	Chapter 8: 표 6	☑
8	적절한 레진 시멘트 선택의 선택	Chapter 8: 표 2	☑
9	확실한 중합(광조사, 화학 중합 시간)	Chapter 8	☑

표 7. CAD/CAM을 응용한 보철물의 확실한 접착을 위한 체크 리스트.

Chapter 8의 정리

디지털 시대의 치관수복물 접착에서는
1) 사용하는 시멘트의 종류
2) 수복물의 내면 처리
3) 지대치의 표면 처리가 필수 조건이다.

접착조작은 수복물의 예후에 큰 영향을 미치기 때문에 신중하고 확실하게 진행해야 한다. 그러나 접착조작은 복잡하고 작업 단계도 많다.

이 Chapter에서는 수복물의 재료와 사용 시멘트의 종류별로 접착에 관한 요점을 표로 정리하고, 그에 따른 지대치의 표면 처리와 시적 후 수복물의 오염(타액, 삼출액)에 대한 대응에 관해서도 설명을 추가했다. 또한, 임상에서 주로 사용하는 지르코니아 크라운, CAD/CAM 복합레진 크라운과 더불어 신소재인 PEEK 크라운에 관해 구체적인 접착 순서를 제시했다.

치관수복물의 접착에서는 사용 재료가 다양해져 시장에는 수많은 제품이 쏟아지고 있다. 이 Chapter를 통해 '접착의 원리'를 이해하고 목적에 맞는 접착 관련 재료와 제품을 선택함으로써 예지성이 높은 치관수복을 하기를 바란다.

마치며

이 책은 디지털 시대의 치관수복을 염두에 두고, CAD/CAM을 응용한 치관수복물에 대한 지대치 형성(인레이 와동 형성 포함), 임시 수복물, 접착에 관해 설명했다. 이 책은 졸저 "실력 향상 치관수복(상, 하)"를 보충하는 의미의 책이기도 하다. 책머리에서도 이야기했지만 "실력 향상 치관수복"은 출판한 지 벌써 15년 이상이 지났고, 현재는 치관수복물도 전부 주조 크라운과 PFM 크라운에서 CAD/CAM을 응용한 지르코니아 크라운과 CAD/CAM 복합레진 크라운으로 큰 변혁을 이루었다. 학교에서는 아직도 로스트 왁스 법을 이용한 주조 크라운을 가르치고 있지만, 향후 CAD/CAM을 응용한 치관수복물 제작 방법의 비중이 커질 가능성은 부정할 수 없다.

치관수복물의 제작 방법과 재료가 아무리 변화하고 디지털화가 진행되었다고 해도 치관수복 치료는 '수작업(아날로그)'의 개념과 손기술 위에 성립한다. 이를 바탕으로 CAD/CAM 응용 치관수복에서 지대치 형성, 임시 수복물, 접착을 다시 한 번 검토해 주시면 감사하겠다.

2025년 6월

참고문헌

1. 萩原芳幸. 必ず上達 歯冠修復㊤. 東京：クインテッセンス出版, 2009：95-104.
2. 藤田恒太郎. 歯の解剖学 第22版. 東京：金原出版, 1995：87, 104.
3. 藤田恒太郎. 歯の解剖学 第22版. 東京：金原出版, 1995：19.
4. 萩原芳幸. 必ず上達 歯冠修復㊤. 東京：クインテッセンス出版, 2009：109.
5. 藤田恒太郎. 歯の解剖学 第22版. 東京：金原出版, 1995：169.
6. 西川義昌. Clinical Tooth Preparation VISUAL支台歯形成―臼歯部編―. 東京：インターアクション, 2018：12-7.
7. Shillingburg HT, Jacobi R, Brackett SE. Fundamentals of Tooth Preparations for Cast Metal and Porcelain Restorations. Chicago: Quintessence Publishing, 1987：39-40.
8. 桑田正博. 金属焼付ポーセレンの理論と実際 クラウン・ブリッジ製作のために. 東京：医歯薬出版, 1977：20-1, 115-23.
9. Rosenstiel SF, Land MF. Contemporary Fixed Prosthodontics (5th ed). Amsterdam: Elsevier, 2015：261.
10. Scheid RC, Weiss G. Woelfel's Dental Anatomy (9th edition). Massachusetts：Jones & Bartlett Publishers, 2020：96-134.
11. Käyser AF. Shortened dental arches and oral function. J Oral Rehabil. 1981 Sep；8 (5)：457-62.
12. 藤田恒太郎. 歯の解剖学 第22版. 東京：金原出版, 1995：59-78.
13. アールアンドディ (編). 歯科機器・用品年鑑 2022年版. 名古屋：アールアンドディ, 2022.
14. 坪田有史 (編). CAD/CAM冠の適応範囲拡大―大臼歯から前歯まで―. 東京：デンタルダイヤモンド社, 2021：24-41.
15. Mazza LC, Lemos CAA, Pesqueira AA, Pellizzer EP. Survival and complications of monolithic ceramic for tooth-supported fixed dental prostheses: A systematic review and meta-analysis. J Prosthet Dent. 2022 Oct；128 (4)：566-74.
16. 日本補綴歯科学会 (編). 保険診療におけるCAD/CAM冠の診療指針, 2024.
17. 萩原芳幸. 必ず上達 歯冠修復㊤. 東京：クインテッセンス出版, 2009：136.
18. 奈良陽一郎, 柵木寿男. 歯科国試パーフェクトマスター 保存修復学 第2版. 東京：医歯薬出版, 2022：54.
19. ジーシー「セラスマートシリーズ CAD/CAM用高靭性ハイブリッドブロック」パンフレット.
20. 田上順次, 奈良陽一郎, 山本一世, 斎藤隆史 (監). 保存修復学21 第六版. 京都：永末書店, 2022：256.
21. ヤマキン博士会, 一般財団法人ヤマキン学術文化振興財団, 高橋元一 (監), 佐藤雄司, 細川千尋, 山本恭平 (執筆). 歯科用デジタルハンドブック別冊 知っておきたい CAD/CAMインレーのポイント. 高知：一般財団法人ヤマキン学術文化振興財団, 2022：6.
22. 松風「CAD/CAMインレー」パンフレット.
23. 「松風ダイヤモンドポイントFG RDタイプ」パンフレット.
24. 萩原芳幸. 必ず上達 歯冠修復㊦. 東京：クインテッセンス出版, 2010：38-105.

찾아보기

【ㄱ】

가이드 그루브…8, 16–20, 35–38, 56–57, 68–10, 94
가착재 제거…134
가착재…134
간접법…98–99, 106
고분자 재료…124–127, 131–133
광학 인상…114, 118
교두감합위…77
교합 조정…144–146, 150–151, 156–157
교합면 가이드 그루브…18, 35–36, 56
구강 내 스캐너…113–114, 118, 134
금속 산화물 계열 세라믹…124–127, 131, 133
금속 인레이…81, 83–87
기계적 처리…128, 130–132
기능 교두 베벨…8–9, 53
기저 결절 부위…72

【ㄷ】

단일체…2, 10, 14–16, 32–33, 51, 67, 127
단축치열…50
도재 전장 지르코니아 크라운…2, 11, 14, 32, 51, 66–68, 126–27
두께 계측에 사용하는 기구…91, 95, 103, 110
뒤집은 지붕 모양…19, 84

【ㄹ】

류사이트…125–127

【ㅁ】

마이크로 모터…12, 15
메탈 프리 수복…66
물리적 미세 감합…128
밀링…114, 116, 119

【ㅂ】

박스 부위…82, 91, 95
베벨…9, 86
복합레진 계열 레진 시멘트…129–131, 134, 137, 142–143, 148–149
복합레진…2, 108, 116, 124–127, 131–133, 138, 150–150
불소를 함유하지 않은 치면 연마 페이스트…136
불화수소산…130–133
비기능 교두 베벨…11, 53

【ㅅ】

삭제량의 확인…26, 62, 73
산화 알루미나…126
샌드 블라스터…130–131
샌드 블라스트…130–133, 137–138
설측 오목면…72–74
세라믹…2, 124–127, 130–133
소구치…5, 50–56, 60, 86
쉘…106–107, 109
슈퍼 엔지니어링 플라스틱…124, 126
스피만곡…7
슬라이스 컷…23–24, 39–40, 70–71, 85, 89
시상절치로각…73
실란 처리…130–133, 138–139, 147–148
실란 커플링제…130–131, 136, 139, 141–142
실리카 계열 세라믹…118–120, 124–126
실리카…126–127
실리케이트 글라스…120
실리콘 인덱스 제작…12, 29
실리콘 인덱스…12–13, 20, 36, 52, 94–96

【ㅇ】

앵커 효과…128
연마…82, 144–145, 150–152, 156–157
예방 확대…83
예상 지대치 형식…107
오염…131–134, 140, 146, 148, 153
온레이…2, 85, 93–96, 127
올 세라믹 크라운…2–3, 6–7, 11
와동 형성…80–83, 86, 88–89, 93–94
워시…109
윌슨만곡…7
유리 법랑질…6
이규산리튬…2, 51, 124–127, 130–132
인레이…2, 80–93, 127
인접면 와동…81–82, 90
인접면…23–24, 39–40, 70–71, 84–85, 87
임시 수복물 쉘…106
임시 수복물…98–120
임시 온레이 수복물…94–96
임시 인레이 수복물…90–92

【ㅈ】

자가접착형 레진 시멘트…2, 127
잔류 시멘트…136
장석…2, 124–127, 130, 132
전방 가이던스…73, 77
전방 운동…77
전부 주조 크라운…2, 6, 9–10, 33
전부 피복 크라운…2, 7
접착 저해 인자…134
접착 전 처리…137
접착성 레진 시멘트…128–129, 139, 148, 155
즉시 중합 레진…90–91, 113
지대 축조…108, 137
지르코니아…2, 124–127, 131–132, 144
지르코본드…2, 14, 2, 126–127
직접법…98–100
진단용 왁스 업…107

【ㅊ】

축면 형성…8, 20, 38, 76
치면 청소…134, 137
치수 보호…3, 98
치수강…4
치은연…2, 33
치은연상…4–5
치은연하…4–5
치축…7–8, 70

【ㅋ】

크라운 내면 처리…130, 143
클리어런스…26, 28–29, 59, 62, 73–74

【ㅌ】

타액…131–134

【ㅍ】

편심 운동…29, 77
폴리메틸메타크릴레이트…117
풀 지르코니아 크라운…2, 10, 14–16, 32–33, 127
프라이머 병용형 레진 시멘트…129, 134, 137, 139
플레어 형성…81, 84–85, 89
피니시 라인…4–6, 45, 75

【ㅎ】

화학적 처리…130, 132
화학적 처리 층…128
형성량 확인용 기구…26, 41, 62, 75, 89

【기타】

2축…20, 37–39, 76
2면 형성…8
3축…53, 76
3면 형성…8
4–META…129–130, 137

【B】

Bis–GMA…129
Butt joint…84, 86

【C】

CAD/CAM 복합레진 크라운…2, 14, 32, 67
CAD/CAM 응용 인레이…80–81, 82–89, 93
CAD/CAM 응용 임시 수복물…113
CAD/CAM 응용 치관수복물…33, 53
CAD/CAM 치과 삭제 가공용 레진 재료…116
CAD/CAM 크라운…2–3, 6, 10, 32–33, 53–54, 63, 124–127, 146–152
CAD/CAM 크라운용 재료…114
CAD/CAM…3, 5
CAD/CAM용 레진 블록…117
CAD/CAM용 블록과 디스크…124–125
CAD/CAM을 응용…124–130, 158
CAD/CAM을 이용한 임시 수복물 제작…113, 118

【D】

Deep chamfer…6, 82, 87

【F】

FCB…8, 11
Free enamel…6
Functional Cusp Bevel…8

【G】

Glass binder…144

【I】

IOS…134
Isthmus…84-85

【J】

Jumping 마진…6

【M】

MAC-4…129, 137
MHPA…130
MI(minimal intervention)…83
MMA…129, 137
MMA 계열 레진 시멘트…129-131, 134, 137-139, 141, 146

【N】

N-FCB…42-44, 52-53
Non-Functional Cusp Bevel…11

【O】

Occluso-Axial Line Angle…12, 27, 42-43

【P】

PEEK 크라운…2, 32-33, 124, 126-127, 153-157
PEEK…2, 124-127, 131-133
Pekkton…126
PFM 크라운…2, 6, 56, 127
PMMA…2, 113, 117, 129
Poly Ether Ether Ketone…124, 126
Poly Ether Ketone Ketone…126

【R】

Rounded shoulder…6, 82, 87, 94

【S】

Shortened Dental Arch…50

【T】

Three Plane Concept…8
Three Plane Method…8

【U】

UDMA…129

【V】

VBATDT…130
VTD…130